U0225674

武广增 /主编

洪 宝 唐建华 /副主编

实用磨牙推进器
矫治技术图谱

Atlas of Practical Molar
Thruster in Orthodontics

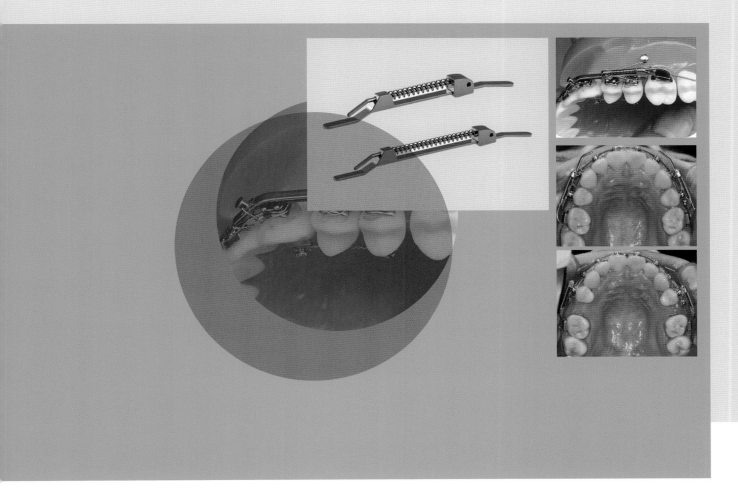

北方联合出版传媒（集团）股份有限公司

辽宁科学技术出版社

沈 阳

图文编辑

杨 帆　刘 娜　张 浩　刘玉卿　肖 艳　刘 菲　康 鹤　王静雅　纪凤薇　杨 洋

图书在版编目（CIP）数据

实用磨牙推进器矫治技术图谱 / 武广增主编. —沈阳：辽宁科学技术出版社，2022.4

ISBN 978-7-5591-2273-5

Ⅰ. ①实…　Ⅱ. ①武…　Ⅲ. ①口腔正畸学—图谱　Ⅳ. ①R783.5-64

中国版本图书馆CIP数据核字（2021）第197650号

出版发行：辽宁科学技术出版社
　　　　　（地址：沈阳市和平区十一纬路25号　邮编：110003）
印 刷 者：凸版艺彩（东莞）印刷有限公司
经 销 者：各地新华书店
幅面尺寸：210mm×285mm
印　　张：20
插　　页：4
字　　数：400千字
出版时间：2022年4月第1版
印刷时间：2022年4月第1次印刷
策划编辑：陈　刚
责任编辑：苏　阳　殷　欣　金　烁　杨晓宇
封面设计：袁　舒
版式设计：袁　舒
责任校对：李　霞

书　　号：ISBN 978-7-5591-2273-5
定　　价：298.00元

投稿热线：024-23280336
邮购热线：024-23280336
E-mail:cyclonechen@126.com
http://www.lnkj.com.cn

Editorial Committee 编委会名单

主　编

武广增

副主编

洪　宝　唐建华

编　委

（按姓氏笔画排序）

吕泽锋　严　晶　杜佩虹　肖　仲

张　茜　陈玉秀　林婷婷　周觉玲

洪　光　祝东波　章伟捷　曾宪璧

Foreword 序

受嘱为武广增教授新书写序，自觉是一位门外汉，才疏学浅、微德能浅、深感惶恐和汗颜！然细思之，这托的是一段情谊，更是一份信任，不可辜负，又倍感荣幸！

我和武广增教授相识20多年了，可谓忘年之交，亦师亦友，他也是我尊敬的偶像。因为一次偶然的机会，我看到了一本推磨牙向后装置的讲义，当即被其新奇的内容深深吸引了，第一次知道了武广增这个名字，后来因为在一起开学术会，便渐渐熟识起来。偶有拜访，总见到武广增教授诊室门庭若市、络绎不绝，全国各地的弟子也是纷至沓来。武广增教授给我的印象总是精力充沛：不是在一线，就是在琢磨模型；不是在发微博路上，就是在写书途中，在业界有"正畸狂人"之称。因为工作原因，我并没能在正畸方面发展；但是出于对正畸的热爱，一直都在学习中；也购买了许多正畸的图书，其中收藏武广增教授的书最多。也经常看他发的微博、朋友圈，见识经典的案例，跨界思维，总是会有茅塞顿开之感，启发我对口腔诊疗方案的制订，被武广增教授戏称为"编外弟子"。

在推磨牙向后矫治器问世之前，临床上对于安氏Ⅱ类错𬌗畸形的矫治方法往往采用拔牙，或者口外弓等方法，部分患者难以接受。武广增教授在长期的实践中，潜心思考、用心研究，在反复实践的基础上研发了推磨牙向后矫治器，有效解决了大量临床常见的安氏Ⅱ类错𬌗畸形案例，真正从临床出发回归临床，得到了同行的高度认可，并得以逐步推广，具有良好的实用性和可操作性。我曾见过许多外地医生慕名奔着磨牙推进器技术找武广增教授进修学习口腔正畸专业，深得其精要并受益终生，使长期困扰他们的疑惑迎刃而解，并解决了大量临床问题。后来通过不断地改进更新，推磨牙向后技术发展到了第三代，其设计更加简洁实用、装配更加方便、适用范围也更加广泛。除此之外，他还独特发明了很多小辅助装置，如小蜜蜂、蝎子摆尾、蛤蟆弓等，也倍受广大正畸医生的喜爱，施惠于无数的正畸需求者。

敬业精学，厚德仁心——这是我对武广增教授的内心评价。40年来，他一直对自己的专业挚爱如初，孜孜以求，潜心钻研，著书立说；申请了数10项专利，并出版10多本专业图书。他从临床出发，深知一线医生需要什么，就设身处地去解决什么。即使现在也退而不休，依然活跃在一线和讲台，传道授业，答疑解惑，可谓敬业精学；任何时候看到他总是精力充沛，激情满满，爱职业、爱后辈、爱广大的患者，可谓厚德仁心！作为后辈，我们不光只看到了他的技术、他的专利、他的著作，我们更应该看到他对事业的热爱和执着、对学问的探究、对患者的仁心，以及对后辈的殷切期望！

刘苏平
中国科学院大学武汉存济口腔医院
2021年8月20日

Preface 前言

　　回顾2000年10月，为推广临床科研成果，我在《临床口腔医学杂志》编辑部的帮助下编写了《实用推磨牙向远中矫治技术》。本书在口腔正畸新技术培训班使用数期，学员们的技术水平均得到意想不到的提升，有的学员多次参加培训班。在当时，广东、福建、重庆等地的医生也时常来电话或信件请教，切磋技艺。在电话和信函里，他们强烈地表现出对推磨牙向后矫治器及其相关实用技术的浓厚兴趣和求知欲。许多同仁认为该书实用，对正畸临床具有较大的指导价值，希望我将这些技术整理成册。

　　2008年，我编写了《临床正畸拓展牙弓方法与技巧》一书，其中用了多个章节、多个视野介绍了推磨牙向远中矫治技术。全国各地许多读者来电话询问磨牙推进器的有关情况，并有相当一部分医生与我交流，经过在我身边进修或参加磨牙推进器矫治技术正畸培训班学习后，回到临床岗位上采用磨牙推进器设计非拔牙治疗方案，矫治安氏Ⅱ类错𬌗畸形获得大量成功的案例，言语中流露出感激之情。许多广东籍医生奔着磨牙推进器技术来我这里进修学习口腔正畸专业，他们对此显示出了极大的兴趣和喜爱。

　　口腔正畸矫治技术发展得很快，目前磨牙推进器装置已经更新换代，进入到第三代磨牙推进器技术时代，磨牙推进器技术已有了新的发展和质量的提高，不可同日而语。不仅能够高效能地推磨牙向远中移动、扩展后牙弓间隙、利用其间隙矫治安氏Ⅱ类错𬌗畸形，还能高效能地推前磨牙段向近中移动、扩展前牙弓长度，使A点（上牙槽座点）前移矫治安氏Ⅲ类轻度、中度骨性错𬌗畸形。单侧推前还能矫治偏𬌗畸形，纠正牙列中线偏斜，不仅用于非拔牙矫治，还可用于拔牙矫治案例；不仅可以安放于牙弓外环（颊侧），还可应用于牙弓内环（腭侧）与唇侧矫治器搭配使用，也可与舌侧托槽固定矫治器配套使用；既可常规应用于上颌牙弓，也可选择性地应用于下颌牙弓。一些原来觉得高难度，甚至不可能想象的矢状向错𬌗畸形案例，经采用磨牙推进器治疗后，矫治起来变得轻松自如、得心应手。以往需要正畸技工制作复杂的支抗装置如Nance托、小联合腭托，变革为1颗小小的微螺钉来代替了；以前需要选配磨牙带环焊接专用配套颊面管的操作步骤，也变革为如同粘接固定矫治器托槽一样简单的操作程序了。

　　第三代磨牙推进器的颊面管附有网底，常规酸蚀处理粘接在磨牙牙冠颊面即可，大大减少了椅旁操作时间，提高了正畸医生的工作效率。磨牙推进器不仅适用于青少年患者，对一些成人患者采用磨牙推进器矫治也得到了同样良好的效果，使见到矫治效果的人们大为叹服。

　　本项新的矫治技术受到许多目睹本技术的进修医生和参加北京、上海、广州等地正畸特色技术系统培训班的学员的垂青与喜爱，他们希望我将第三代磨牙推进器的这些技术变化，以及新近研制的正畸专利配套小装置、小发明等汇集成书，便于他们学习和进行临床指导，造福广大需要正畸的患者。为此，在上海迈植牙学院张黎鹏总经理、杭州富阳华文医疗器械有限公司占贵华总经理及辽宁科学技术出版社副总编辑陈刚老师的鼓励与支持下，我在内部培训手册《实用推磨牙向远中矫治技术》《临床正畸拓展牙弓方法与技巧》《新武氏磨牙推进器矫治技术》的基础上，收集了近几年来上海武广增正畸教学团队临床带教进修医生使用磨牙推进器矫治技术的经验和上海迈植牙学院主办的正畸特色技术系统培训班第四阶段磨牙推进器教学课程中的精彩案例，整理编写了这本《实用磨牙推进器矫治技术图谱》。本书详细介绍了正畸专利第三代磨牙推进器的核心技术、颧突钉支抗磨牙推进器推前矫治技术、颧突钉支抗磨牙推进器推后矫治技术，以及相应的正畸案例解析。

　　本书收集了我在上海从事口腔正畸医疗工作期间，收治的11个使用磨牙推进器矫治案例：推后矫治Ⅱ类错𬌗案例、推前矫治严重骨性反𬌗案例、推前矫治"二手"严重骨性反𬌗案例等。每个案例都有各自的特点，矫治过程中展现的"十八般武艺"，犹如八仙过海各显神通。奇特的矫治方法、良好的矫治效果，令人耳目一新。

　　正畸医生若遇到复杂困惑的错𬌗畸形案例，如何能提纲挈领、如何进行排兵布阵、如何见招拆招，本书中就这些正畸医生普遍关注的问题，进行了剖析与讨论。每个矫治案例都有我的创新思维和配套的特色技术，字里行间从不同视野介绍了我的临床经验与体会。本书是为学习和应用磨牙推进器矫治技术的医生开的特别课程，侧重于临床的实用性和操作技能的指导性。全书图文并茂、结构简单、通俗易懂，并富有一定哲理。相信本书的出版，必将促进正畸临床第三代磨牙推进器矫治技术的普及与推广应用，同时也欢迎有志于研究临床磨牙推进器及其应用技术的同行们切磋技艺、交流体会、共同提高。

　　本书存在的不足和需要完善之处，敬请同行们赐教。

武广增

2021年5月于上海

Contents 目录

Chapter 1 第一章

实用磨牙推进器矫治
技术简介

　　我自1998年6月开始研发推磨牙向后矫治器，至今已经23个春秋了。在正畸临床上大量应用磨牙推进器技术推后矫治Ⅱ类错𬌗、推前矫治Ⅲ类骨性错𬌗、单侧推前矫治偏𬌗畸形。在临床实践中不断创新、不断改进、不断更新换代。

　　2014年9月，我在杭州富阳华文医疗器械有限公司占贵华总经理的支持下，开发出了第三代磨牙推进器产品。我在专注研发磨牙推进器的那段时间，先后获得了8项国家专利，取得了2项临床科研鉴定成果，获得2项武汉市科技进步奖。近些年来，我陆续应邀在北京、上海、广州、香港等许多城市举办过数期正畸培训班上主讲了实用磨牙推进器矫治技术培训课程，先后编写了内部培训手册《实用推磨牙向远中矫治技术》和《新武氏磨牙推进器矫治技术》（图1-1，图1-2），受到与会学员普遍欢迎。

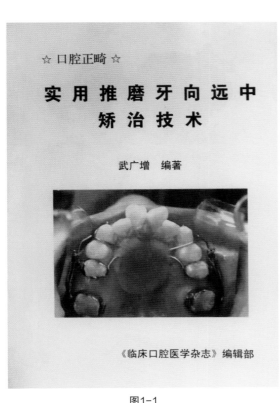

图1-1

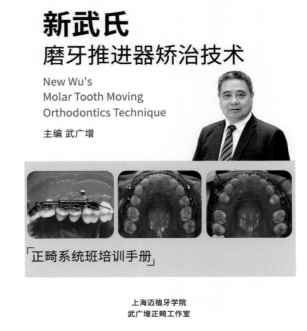

图1-2

推磨牙向后矫治器这项发明获得国家专利（专利号：ZL 99 2 56789.0）。这项科研成果于2000年6月20日通过武汉市科学技术委员会和武汉市卫生局组织的专家鉴定（图1-3）。当年为了推广科研成果，造福广大错殆畸形患者，我们与河南省信阳市华夏天然保健品有限公司密切合作，迅速将此专利开发成正畸产品（图1-4，图1-5），并通过临床应用，其疗效、精确度及可操作性都得到了较大提高。《推磨牙向后矫治器的研制及临床应用》这篇论文于2000年9月8日在第六届全国口腔正畸学术大会上交流，并得到了许多正畸同行及前辈的赞赏（图1-6，图1-7）。

紧接着，我们在临床上又研发了螺旋推磨牙矫治器，这是一个置于腭侧，依据螺旋器的推力矢状向释放矫治力，推移磨牙远移的装置。将其与颊侧施力的推进器联合应用，也取得了良好的矫治效果（图1-8～图1-12）。在武汉口腔医学会、同济医科大学口腔系和《临床口腔医学杂志》编辑部等单位的支持与组织下，举办了数期实用磨牙推进器矫治技术培训班，受到来自全国各个城市与会学员的喜爱（图1-13～图1-16），并推广和普及了磨牙推进器矫治技术。

2014年9月，我们与时俱进，开发出了第三代磨牙推进器，简化了临床操作，将传统的支抗变更为种植钉支抗，较大程度提高了磨牙推进器的效率，并做出了许多经典的案例。这些案例在上海迈植牙学院数届正畸系统班的教学中"吸引了学员的眼球"，给大家带来耳目一新的视觉冲击，掀起了学习与应用磨牙推进器的热情（图1-17～图1-20）。

近些年来，在杭州、银川等地开办了实用磨牙推进器矫治技术培训班及正畸特色技术专题课程（图1-21～图1-26）。

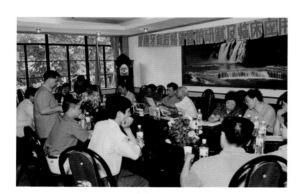

图1-3

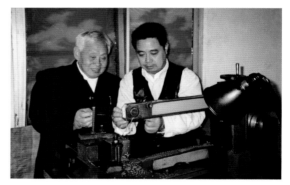

图1-4

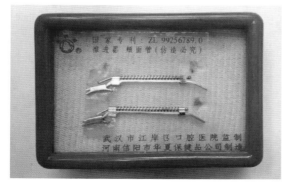

图1-5

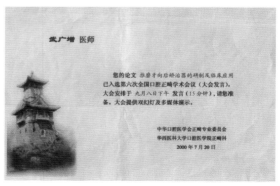

图1-6

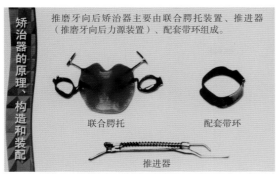

推磨牙向后矫治器主要由联合腭托装置、推进器（推磨牙向后力源装置）、配套带环组成。

矫治器的原理、构造和装配

联合腭托　　　配套带环

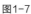
推进器

图1-7

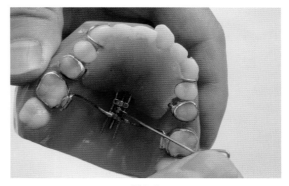

图1-8

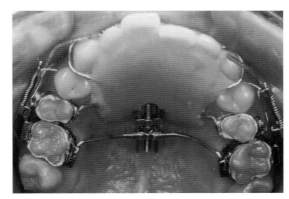

图1-9

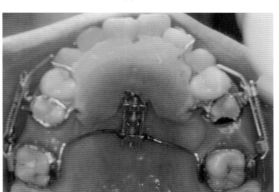

图1-10

X线片显示螺旋推磨牙矫治器与推进器联合应用的矫治结果（图1-11，图1-12）。

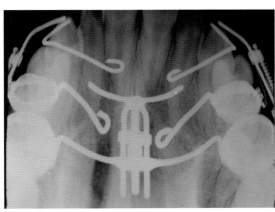

图1-11

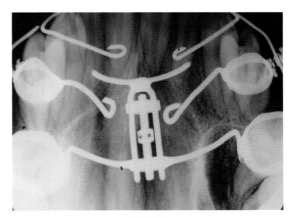

图1-12

　　我应邀在全国多地城市开展实用磨牙推进器矫治技术培训班及讲授培训课程照片，如图1-13～图1-18所示。

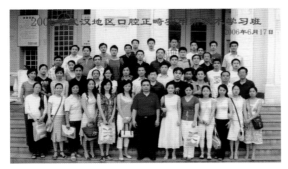

图1-13

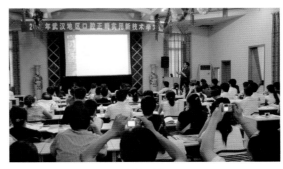

图1-14

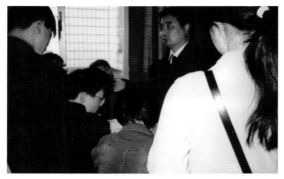

图1-15

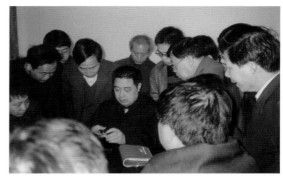

图1-16

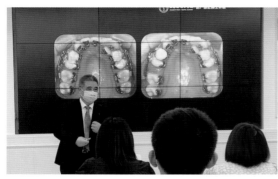

图1-17

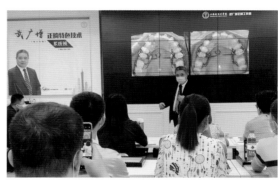

图1-18

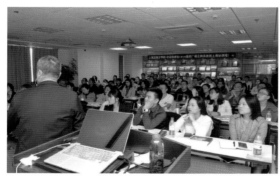

图1-19

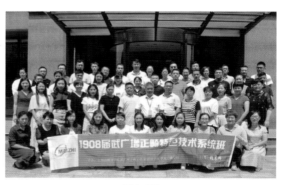

图1-20

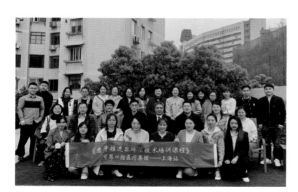

图1-21

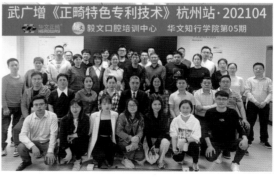

图1-22

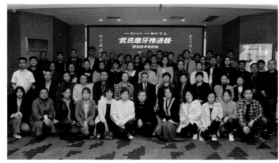

图1-23

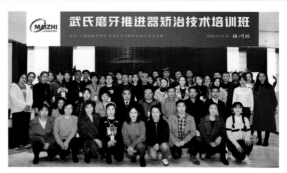

图1-24

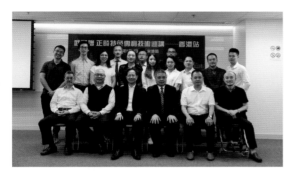

图1-25

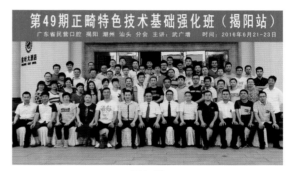

图1-26

磨牙推进器按照其结构、装配特点和矫治功能分为两个矫治器。

（1）磨牙推进器推后矫治器（简称推后）。

（2）磨牙推进器推前矫治器（简称推前）。

磨牙推进器推后矫治器是由最初研发的正畸专利装置推磨牙向后矫治器（专利号：ZL 99 2 56789.0）发展而来，我在1998年6月应用于临床，也是当年我国正畸医生应用最早、最普遍的磨牙远移矫治器之一。

早期研发并应用于正畸临床的推磨牙向后矫治器是我自己动手制作的（图1-27，图1-28）。

1999年底，第一代磨牙推进器产品问世（图1-4）。

单侧推磨牙向后矫治案例（图1-29，图1-30），双侧推磨牙向后矫治案例（图1-31，图1-32），用上了成品磨牙推进器，显而易见，推磨牙向后的支抗装置还是第一代的附有尖牙单臂卡环的Nance托。

牙模展示单侧推磨牙向后矫治器及双侧推磨牙向后矫治器（图1-33，图1-34）。

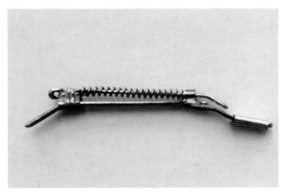

图1-27

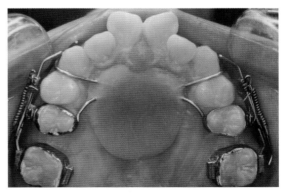

图1-28

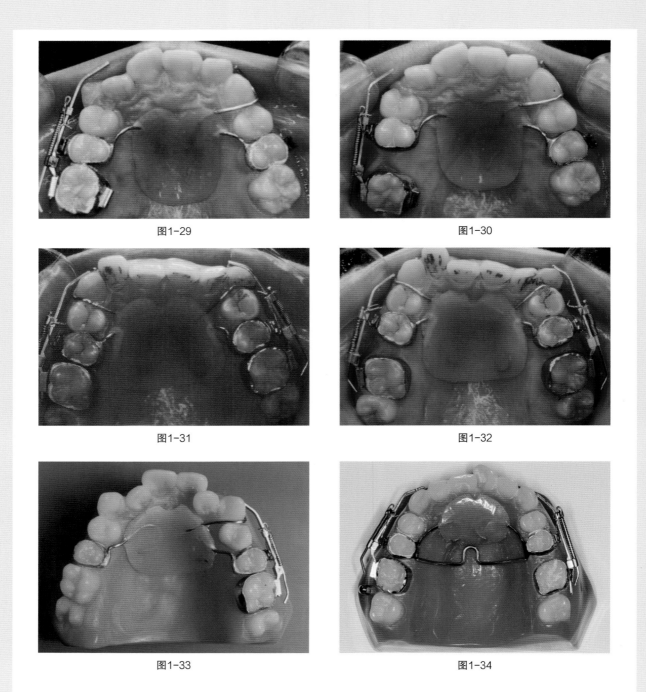

图1-29

图1-30

图1-31

图1-32

图1-33

图1-34

2013年底，随着口腔正畸学的发展、正畸粘接材料学的进步，我们将传统的推磨牙向后矫治器、需要正畸技工制作的小联合腭托装置及需要光面带环点焊焊接固定式颊面管，改进为一颗钉子（颧突支抗钉），将磨牙带环固定式颊面管，创新设计、变革为附有网底的粘接式配套颊面管。

根据改进后的磨牙推进器及其配套附件申请了3项专利。相继获得国家知识产权局颁发的新的专利证书，杭州富阳华文医疗器械有限公司按照发明人的设计生产出了最新产品，推后磨牙推进器（图1-35）、推前磨牙推进器（图1-36）、磨牙推进器推前颊面管（图1-37）、磨牙推进器推后粘接式颊面管（图1-38）以及配套附件前磨牙牵引环（图1-42）。

2008年我编著的《临床正畸拓展牙弓方法与技巧》（清华大学出版社，2008年4月出版）中265～272页介绍了第一代推磨牙向后矫治器与第二代推磨牙向后矫治器及其相关技术（图1-39，图1-40）。

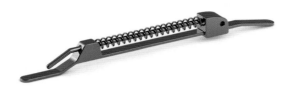

图1-35 推后磨牙推进器

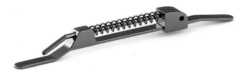

图1-36 推前磨牙推进器

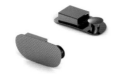

图1-37 磨牙推进器推前颊面管

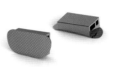

图1-38 磨牙推进器推后粘接式颊面管

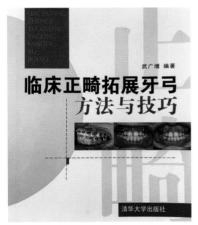

图1-39

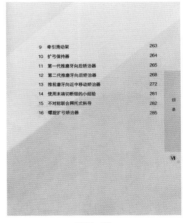

图1-40

　　这样的组建构成了新一代磨牙推进器，我们称之为第三代磨牙推进器（第二代磨牙推进器，采用小联合腭托装置作为支抗，磨牙带环上除了有配套颊面管，还专门设计配置了磨牙平移引导杆）。

　　磨牙推进器推后矫治器，除了常规使用颧突钉作为支抗外，对于青少年患者，上颌窦底低的患者、安氏Ⅱ类2分类的低角案例建议选择使用小联合腭托、小联合平导装置作为推磨牙向后的支抗单位。

　　磨牙推进器推前矫治器，是推前牙向近中移动矫治器，2005年研发（专利号：2005 2 0098491.4）。与推磨牙向后矫治器用的是同一个类型的磨牙推进器。只是推磨牙向后的磨牙推进器比推前的稍微长一点而已。

　　由于要对抗推前磨牙段牙列向近中移动的反作用力，它的支抗设置在上颌牙弓后端，需要的支抗值较大，最初我们临床上采用直径1.2mm的不锈钢粗丝弯制超常规宽度的U形曲横腭杆，焊接在上颌两侧第一磨牙带环的舌侧钢丝，前后跨越第一前磨牙、第一磨牙及第二磨牙3个牙位，需要正畸技工制作（图1-41，图1-42）。因正畸医生制作比较困难，故难以普及推广。

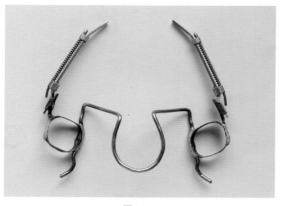

图1-41

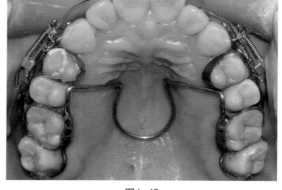

图1-42

伴随着第三代磨牙推进器的问世，我们同步创新设计了推前专用配套粘接式颊面管及其附件牵引环（图1-43）。正畸医生只需要在颧骨下缘植入1颗小小的正畸微螺钉，推前的支抗装置这个难题就迎刃而解，我们把这套矫治装置称之为磨牙推进器推前矫治器，简称推前（图1-44）。

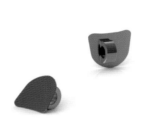

图1-43

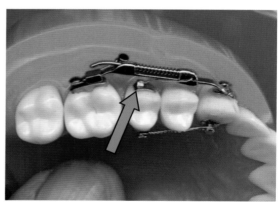

图1-44

注意观察，图1-44牙模展示的磨牙推进器推前的配套附件用的是牵引环（图1-44绿色箭头处），粘接在第二前磨牙即5号牙位上，腭侧5及3的舌侧扣上使用了结扎丝拴系在一起，其目的是防止推前的反作用力导致第二前磨牙的扭转。

现在上海武广增正畸教学团队临床上使用磨牙推进器推前技术，矫治骨性反𬌗案例已经基本上不用牵引环了，而选用了新的正畸专利配套附件前磨牙延伸臂取代了（图1-45，图1-46）。

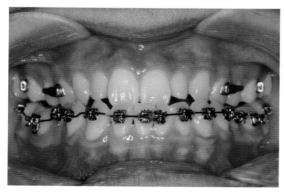

图1-45

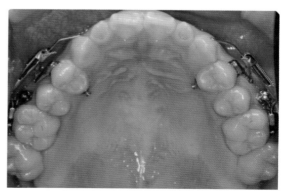

图1-46

磨牙推进器专利证书及获奖证书

　　我研发的磨牙推进器及其配套装置先后获得8项国家专利（图2-1～图2-8）及2项武汉科技进步奖（图2-9，图2-10）。

　　专利分别为：

　　（1）推磨牙向后矫治器（专利号：ZL 99 2 56789.0；图2-1）。

　　（2）螺旋推移磨牙矫治器（专利号：ZL 01 2 50393.2；图2-2）。

　　（3）推前牙向近中移动矫治器（专利号：ZL 2005 2 0098491.4；图2-3）。

　　（4）伸缩式推牙远移支架组件（专利号：ZL 03 2 54010.8；图2-4）。

　　（5）磨牙推进器（专利号：2014 20650 167.8；图2-5）。

　　（6）粘接式磨牙前推颊管（专利号：2014 2 0451783.0；图2-6）。

　　（7）粘接式磨牙推进器后推固定式颊面管（专利号：2014 2 0449949.5；图2-7）。

　　（8）一种前磨牙延伸臂及包括该延伸臂的组合正畸附件（专利号：ZL 2019 2 0318881.X；图2-8）。

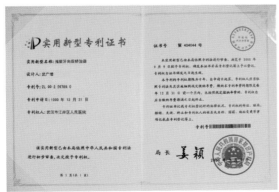

图2-1

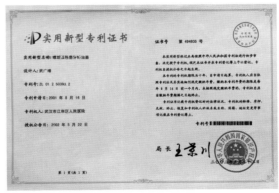

图2-2

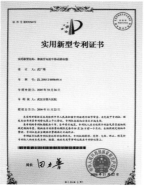

图2-3

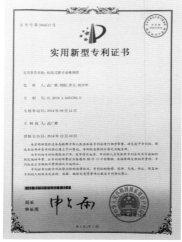

图2-4

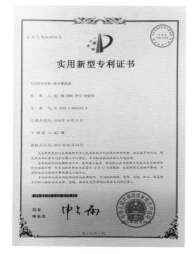

图2-5

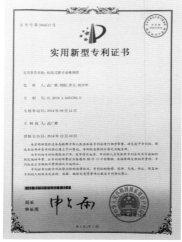

图2-6

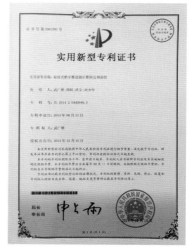

图2-7

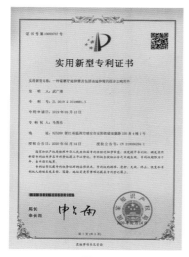

图2-8

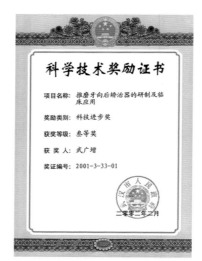

图2-9

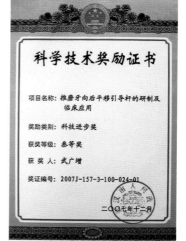

图2-10

Chapter 3 第三章

第三代磨牙推进器的结构

第三代磨牙推进器由两大部件构成：①连体支架；②滑动支架（图3-1）。

连体支架部分是磨牙推进器的主体结构，前端有支撑板、中段为滑动轨道，后段为连体支架，也叫固定支架，其末端为磨牙推进器的插栓。

滑动支架配置推簧部分是磨牙推进器的动力系统，其前端靠近支撑板转折处设置了一个针眼大的牵引孔，上端中间设置一个细小的圆管，焊接了一个杆状的滑针，滑针上套了一个螺旋推簧，推簧的长度介于滑动支架与连体支架之间。

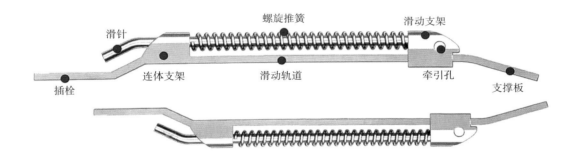

图3-1　第三代磨牙推进器的基本结构示意图

第三代磨牙推进器与下列正畸专利产品——配套颊面管附件，组成了磨牙推进器推后矫治器（推后）、磨牙推进器推前矫治器（推前）。

磨牙推进器推后矫治器（推后），由第三代磨牙推进器与配套粘接式颊面管组成（图3-2）。推后配套颊面管靠龈端有一个小的方管，供插入磨牙平移引导杆使用，其下方设置了一个特制的矩形粗管，供磨牙推进器的插栓插入使用。配套磨牙颊面管与牙面接触的部分均为弧形网底结构，便于正畸附件粘接固定牙面。

磨牙推进器推前矫治器（推前），由第三代磨牙推进器与配套粘接式颊面管和前磨牙延伸臂组成（图3-3）。推前配套粘接式颊面管的远中端设置了一个球形牵引栓，其近中段设置了一个特制的推进器专用颊面管供磨牙推进器的插栓插入使用。在第一前磨牙上设计了一个正畸专利附件叫前磨牙延伸臂（初期设计的是牵引环），配套颊面管和前磨牙延伸臂与牙面接触的部分均为弧形网底结构，便于粘接固定牙面。

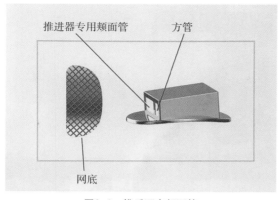

图3-2　推后配套颊面管

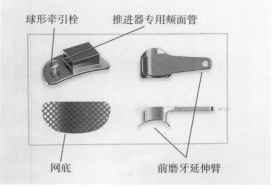

图3-3　推前配套颊面管及前磨牙延伸臂

Chapter 4 第四章

磨牙推进器配套支抗装置的特点

第二代磨牙推进器配套支抗装置，依据矢状方向错殆畸形矫治类型不同，而采用不同的设计。安氏Ⅱ类错殆畸形案例，磨牙推进器需实施推上颌磨牙向后移动，拓展后牙弓长度，支抗装置放置在前腭部，以抵消或对抗推磨牙向后矫治力的反作用力，采用小Nance托或小联合腭托装置。安氏Ⅲ类骨性错殆畸形患者，磨牙推进器需实施推上颌前磨牙段向近中移动，拓展前牙弓长度，矫治器施力方向与推磨牙向后相反，故支抗装置放置在后腭部，初期设计采用粗的直径1.2mm不锈钢丝制作改良横腭杆装置。

目前进入第三代磨牙推进器矫治技术阶段，支抗装置与时俱进，采用颧突钉支抗，推前、推后均采用一颗微螺钉，而且都植入同一个部位。

这种变革给正畸医生带来许多便利，支抗的强度也大于传统支抗，比如小Nance托与小联合腭托装置，患者的舒适度也大为提高。与时俱进，接着我们也相继研发了磨牙推进器推前配套的专用颊面管、牵引环及前磨牙延伸臂。

2019年3月，我和马秀杰一起申请了正畸专利：一种前磨牙延伸臂及包括该延伸臂的组合正畸附件，用前磨牙延伸臂取代了先前使用的牵引环。

下面重点介绍磨牙推进器矫治技术的颧突钉支抗装置。

颧突钉支抗装置——上颌颧突下种植钉植入步骤如下：

（1）在上颌第一磨牙近中颊根附近的膜龈联合上方常规消毒局麻（图4-1）。

（2）用11号手术刀切开软组织一个小口，约2mm大小（图4-2）。

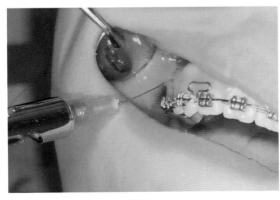
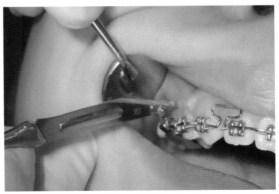

图4-1   图4-2

（3）在临床使用规格2.0mm×10mm不锈钢正畸微螺钉，首先在上颌第一磨牙近中颊根附近的膜龈联合上方，将螺钉垂直骨面钻入1~1.5mm（图4-3，图4-4）。

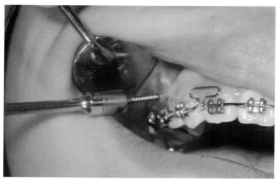

图4-3

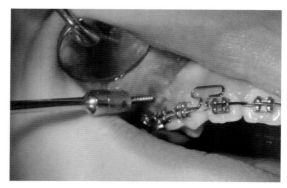

图4-4

（4）然后改变螺钉钻入方向，使之与上颌磨牙𬌗平面成55°～70°角，再将螺钉钻入颧下嵴的骨性区域（图4-5～图4-9）。

（5）种植钉植入颧下嵴骨内的状况（图4-10）。

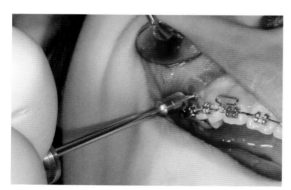

图4-5

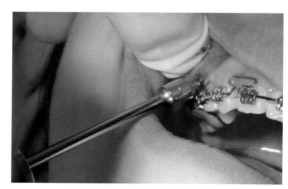

图4-6

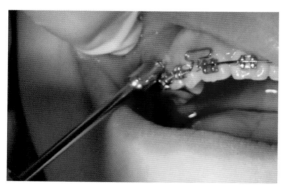

图4-7

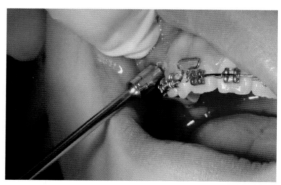

图4-8

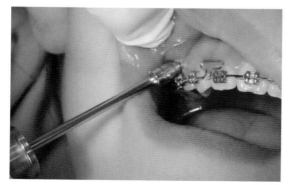

图4-9

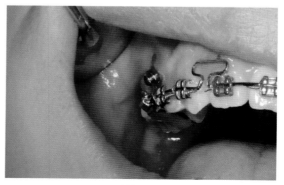

图4-10

复习文献资料：

近年来，从锥体束CT的影像和干颅标本的研究中，观察到上颌第二磨牙近中颊根区域的颊侧骨质比上颌第一磨牙近中颊根区域的颊侧骨质要厚得多（图4-11）。

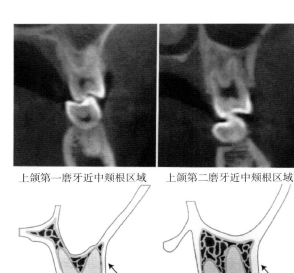

上颌第一磨牙近中颊根区域　　　上颌第二磨牙近中颊根区域

较薄　　　较厚

图4-11

颅骨标本的研究可以观察到，上颌第二磨牙近中颊根区域的颊侧骨质比上颌第一磨牙近中颊根区域的颊侧骨质要厚得多（图4-12，图4-13）。因此，现在选择该部位植入骨钉。

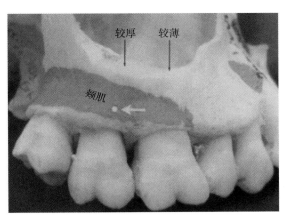

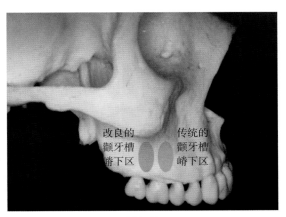

图4-12　　　　　　　　　　　　　　　　图4-13

植入方法：

在临床使用规格2.0mm×10mm不锈钢骨钉，首先在上颌第二磨牙近中颊根附近的膜龈联合上方，将螺钉垂直骨面钻入1~1.5mm，然后改变螺钉钻入方向，使之与上颌磨牙殆平面成55°~70°角，再将螺钉钻入颧下嵴的骨性区域。

由于不锈钢微螺钉具有良好的刚度和锐度，因此不需使用预钻打孔进行助攻，直接旋入骨头即可。

正畸微螺钉植入颧下嵴的骨性区域示意图（图4-14，图4-15）。

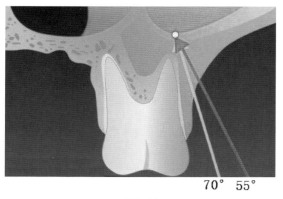

图4-14

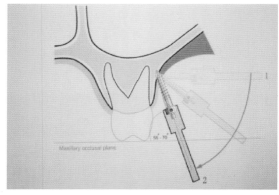

图4-15

　　对于矫治设计需要远中移动整个牙列的正畸支抗而言，在颧下嵴区植入微螺钉的方法要明显优于牙根之间植入的支抗微螺钉。支抗微螺钉常规植入附着龈区非黏膜区。禁忌证包括患者年龄过小，以及上颌窦底过低，位于上颌磨牙牙根之间。使用284～340g的力远中移动整个上颌牙列，施力过大会造成微螺钉松动乃至脱落。

　　正畸微螺钉种类多选用规格2.0mm×10mm不锈钢材质微螺钉，钉过长则可能穿通上颌窦，少数案例也可采用规格2.0mm×12mm微螺钉者，颧下嵴区是正畸临床最常采用的植钉部位。

　　微螺钉植入后可以即刻加力，上颌骨骨质不如下颌骨骨质致密，施力勿超过250g，每次应测量力量大小，注意勿施力过大，否则容易导致微螺钉松动脱落。

　　上颌颧牙槽嵴微螺钉植入过程示意图（图4-16～图4-19）。

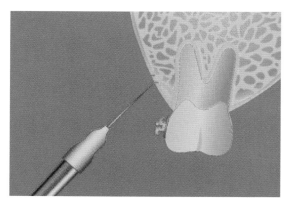

图4-16

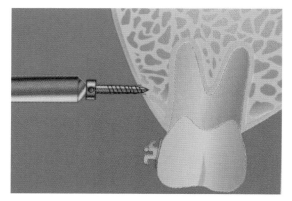

图4-17

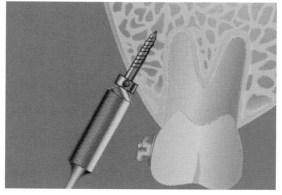

图4-18

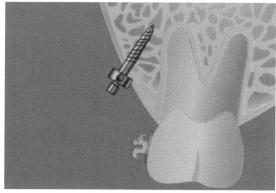

图4-19

使用种植钉磨牙推进器技术，通常使用规格2.0mm×1.0mm的不锈钢微螺钉，只在钉子植入口软组织处做一小切口，不须助攻，直接钻入骨内。我们在临床上通常在第一磨牙上方颧骨下植入正畸微螺钉，这个部位视野暴露清晰，对于置放、装配磨牙推进器及实施推磨牙向远中移动操作比较便利。如果植钉失败，则改变部位在上颌第二磨牙近中颊根上方植入。种植钉植入部位最好安放在附着龈区，而非黏膜区。禁忌证包括患者年龄过小以及患者的上颌窦底过低。

主要作用为颧突钉磨牙推进器矫治技术支抗，实施推后矫治Ⅱ类错𬌗，推前矫治骨性Ⅲ类错𬌗。单侧推前矫治偏𬌗畸形；颊向压低上颌磨牙矫治开𬌗（通常与TPA或腭侧种植钉联合应用）。

适宜案例也可作为强支抗牵引上颌牙列向远中移动矫治Ⅱ类错𬌗。

最初，我们在临床上使用磨牙推进器推前矫治Ⅲ类骨性错𬌗、第一前磨牙颊面粘接的是自己动手弯制的简易延伸臂（图4-20，图4-21）。现在更新为常规应用正畸专利产品前磨牙延伸臂（图4-22，图4-23）。

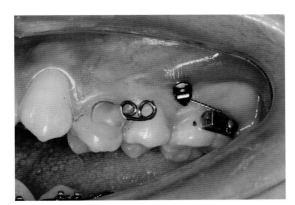

图4-20

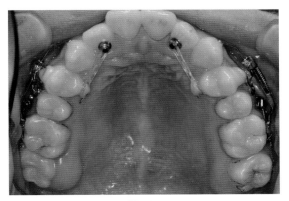

图4-21

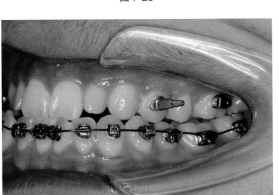

图4-22

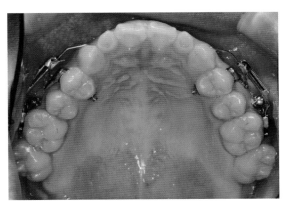

图4-23

Chapter 5 第五章

推磨牙向后矫治器的更新换代

推磨牙向后矫治器的更新换代结构特点：

第一代推磨牙向后矫治器：自制磨牙推进器（或成品磨牙推进器），改良Nance托加尖牙单臂卡环组成支抗单位（图5-1）。

第二代推磨牙向后推进器：使用了小联合腭托支抗，远移磨牙引导杆（磨牙带环焊接引导杆），使用成品磨牙矫治器（图5-2）。

第三代推磨牙向后矫治器：采用颧突钉支抗体系，装配第三代正畸专利产品磨牙推进器、粘接式磨牙颊面管及附件（方丝组装磨牙引导杆），上颌牙列安放固定矫治器托槽，可全口粘接托槽安放固定矫治器（图5-3，图5-4）。

第三代推磨牙向后矫治器也称推后磨牙推进器矫治器。

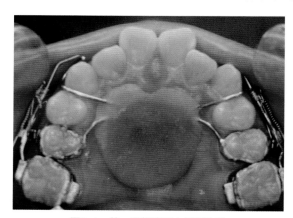

图5-1　第一代推磨牙向后矫治器

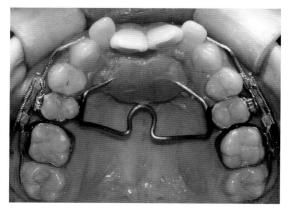

图5-2　第二代推磨牙向后矫治器

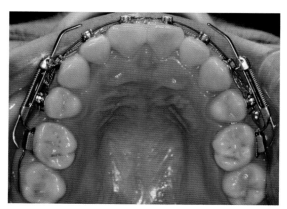

图5-3　第三代双侧推后磨牙矫治器

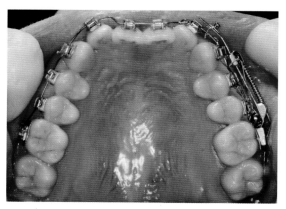

图5-4　第三代单侧推后磨牙矫治器

磨牙推进器推后矫治阶段及矫治前后对比图

本章通过几个具体推磨牙向后临床案例，从不同角度、不同年龄段、唇侧固定矫治器、舌侧托槽固定矫治器等不同类别矫治器讲述传统支抗装置、颧突钉支抗装置与磨牙推进器组合在一起是如何实施推后拓展牙弓后段间隙的，即推磨牙向远中移动，完成初期矫治目标或整个矫治疗程的。

一、恒牙列初期，推双侧磨牙向远中移动案例（图6-1-1~图6-1-4）

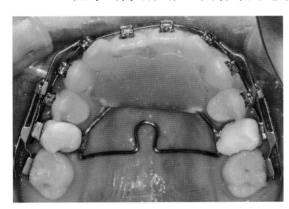

图6-1-1

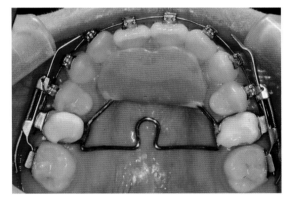

图6-1-2

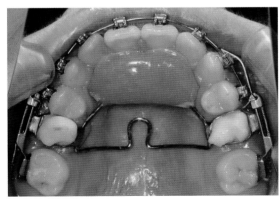

图6-1-3

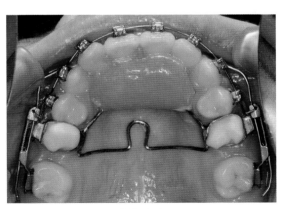

图6-1-4

二、单侧推磨牙向后开展间隙，矫治腭侧错位、前磨牙扭转案例（图6-2-1～图6-2-6）

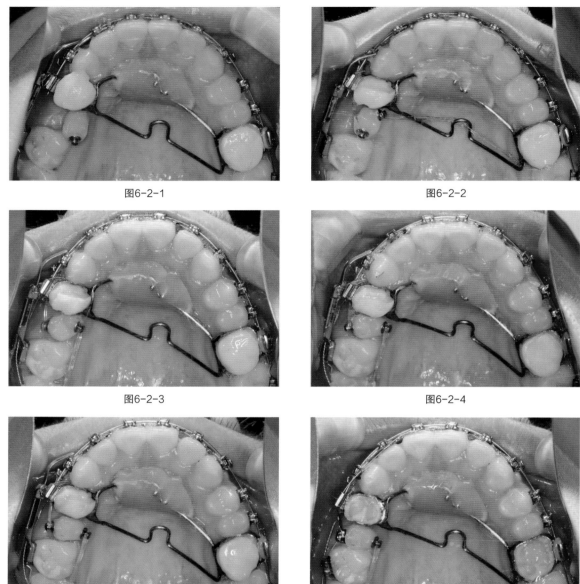

图6-2-1

图6-2-2

图6-2-3

图6-2-4

图6-2-5

图6-2-6

三、单侧推后矫治13扭转易位，12腭侧错位案例（图6-3-1～图6-3-8）

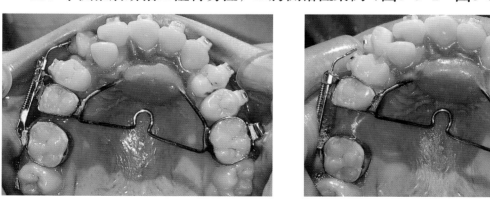

图6-3-1

图6-3-2

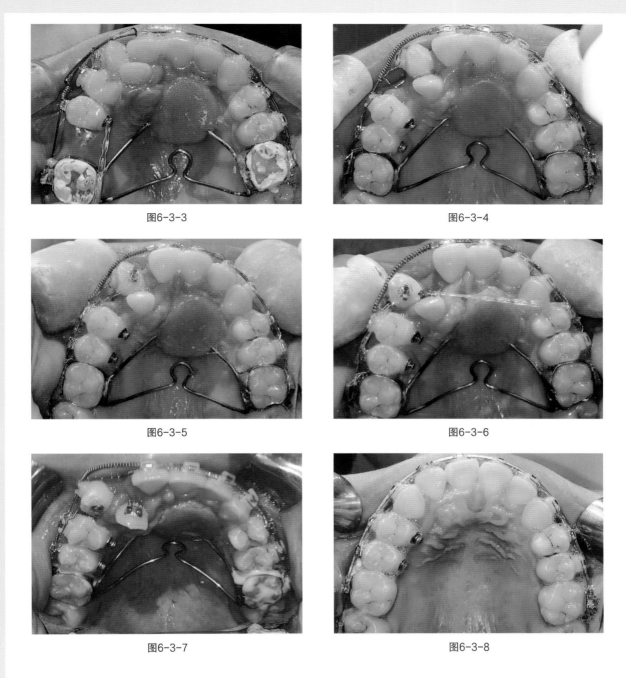

图6-3-3

图6-3-4

图6-3-5

图6-3-6

图6-3-7

图6-3-8

四、恒牙列期，单侧推2颗磨牙向远中移动案例（图6-4-1～图6-4-8）

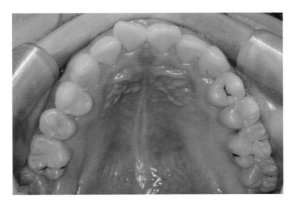

图6-4-1

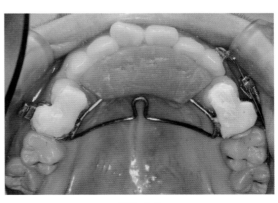

图6-4-2

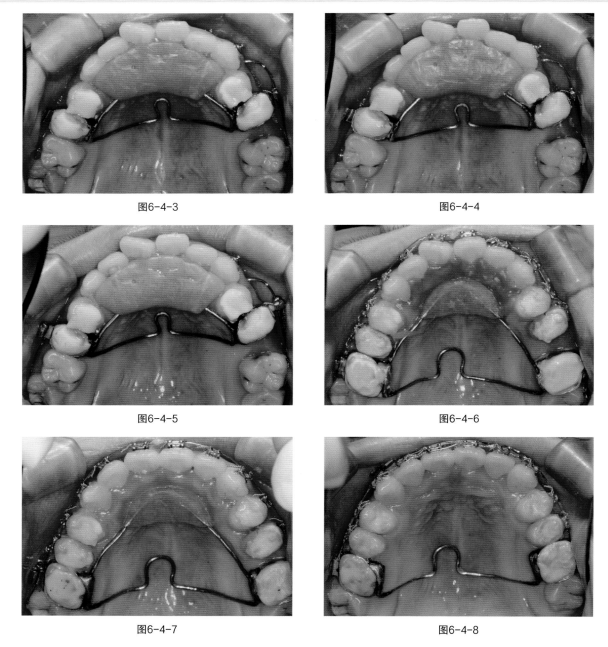

图6-4-3

图6-4-4

图6-4-5

图6-4-6

图6-4-7

图6-4-8

五、女性成人个性化舌侧托槽矫治患者使用的颧突钉支抗，单侧推2颗磨牙向远中移动案例（图6-5-1~图6-5-4）

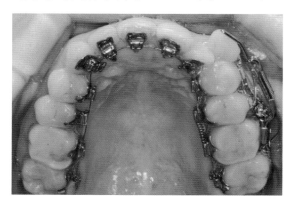

图6-5-1

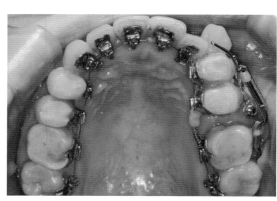

图6-5-2

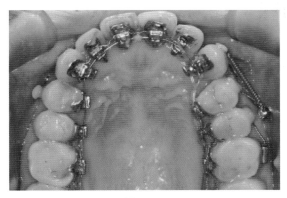

图6-5-3

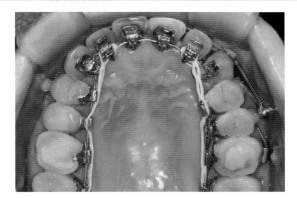

图6-5-4

六、女性成人个性化舌侧托槽矫治患者使用的颧突钉支抗，两侧各推2颗磨牙向远中移动案例（图6-6-1～图6-6-6）

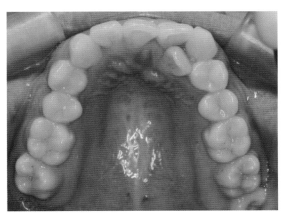

图6-6-1

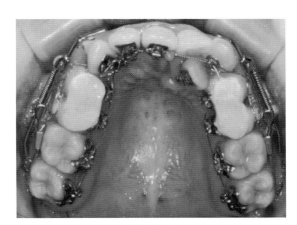

图6-6-2

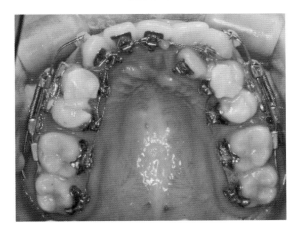

图6-6-3

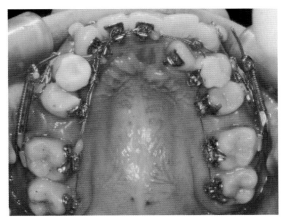

图6-6-4

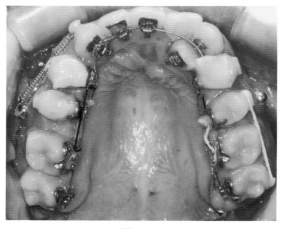

图6-6-5

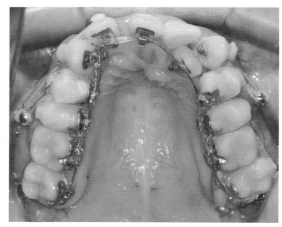

图6-6-6

七、推后矫治严重上颌切牙的扭转案例

1. 患者初诊时牙列状况（图6-7-1～图6-7-5）

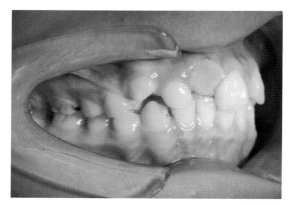

图6-7-1

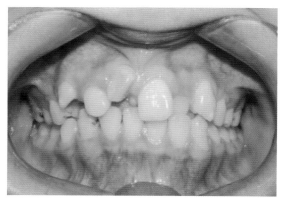

图6-7-2

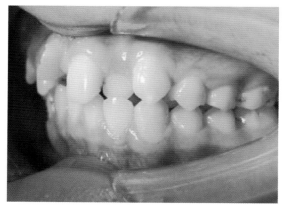

图6-7-3

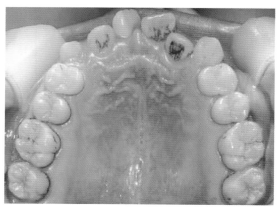

图6-7-4

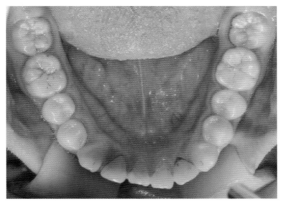

图6-7-5

2. 磨牙推进器推后矫治阶段（图6-7-6 ~ 图6-7-10）

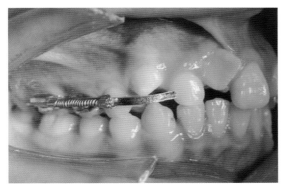

图6-7-6

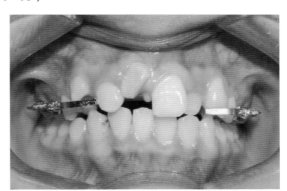

图6-7-7

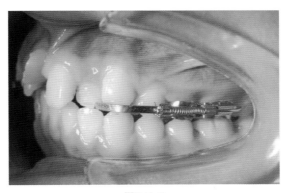

图6-7-8

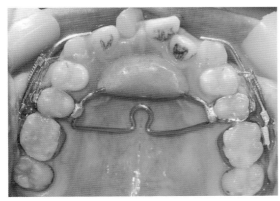

图6-7-9

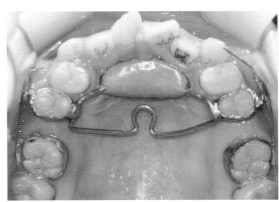

图6-7-10

3. 矫治结束后牙列状况（图6-7-11～图6-7-15）

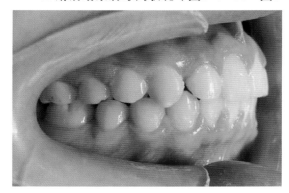

图6-7-11

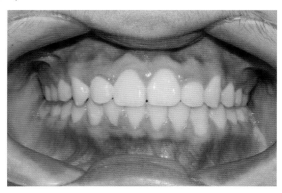

图6-7-12

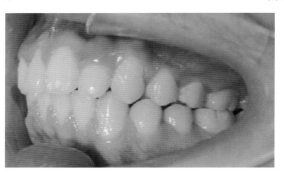

图6-7-13

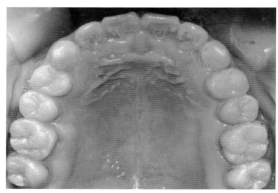

图6-7-14

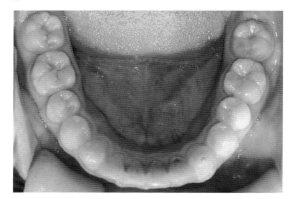

图6-7-15

八、单侧推下颌磨牙远移矫治牙列拥挤案例

1. 患者初诊时牙列状况（图6-8-1，图6-8-2）

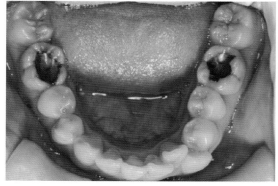

图6-8-1

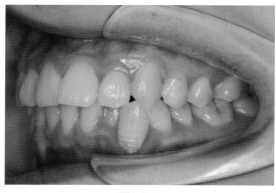

图6-8-2

2. 初装磨牙推进器（图6-8-3，图6-8-4）

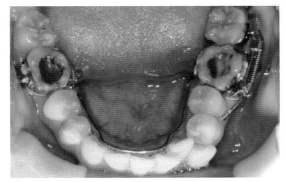

图6-8-3

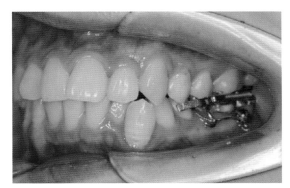

图6-8-4

3. 矫治过程-1（图6-8-5，图6-8-6）

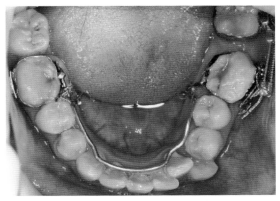

图6-8-5

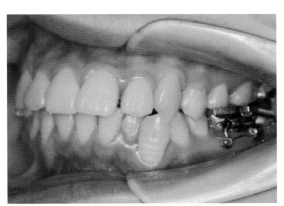

图6-8-6

4. 矫治过程-2（图6-8-7，图6-8-8）

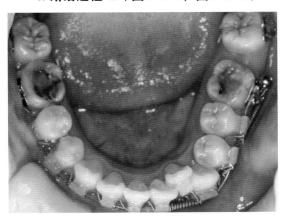

图6-8-7

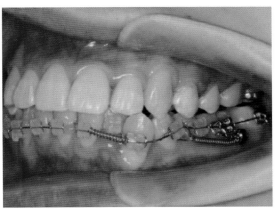

图6-8-8

5. 矫治过程-3（图6-8-9，图6-8-10）

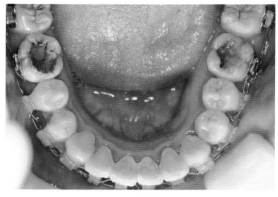

图6-8-9

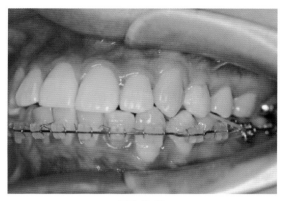

图6-8-10

6. 矫治结束后牙列状况（图6-8-11，图6-8-12）

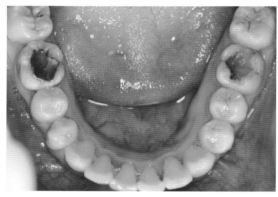

图6-8-11

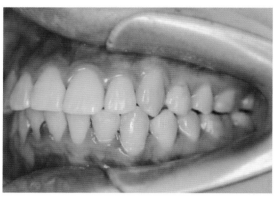

图6-8-12

九、磨牙推进器单侧推前矫治偏𬌗案例

1. 患者初诊时牙列状况（图6-9-1～图6-9-5）

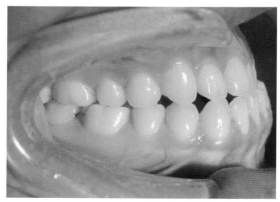

图6-9-1

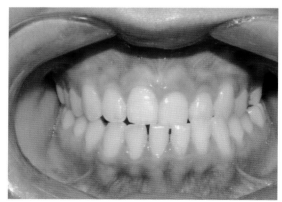

图6-9-2

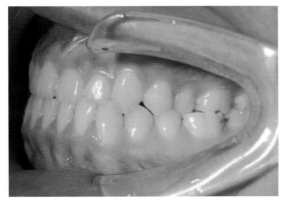

图6-9-3

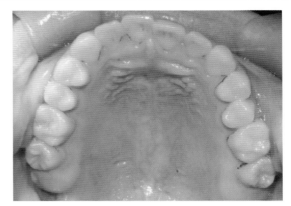

图6-9-4

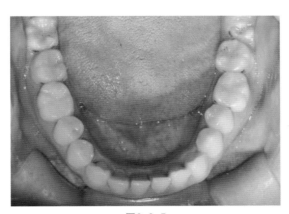

图6-9-5

2. 矫治过程-1：装配上颌磨牙推进器（图6-9-6～图6-9-8）

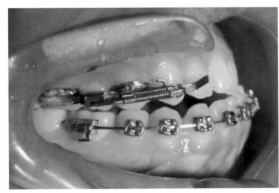

图6-9-6

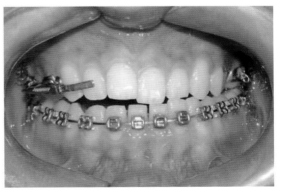

图6-9-7

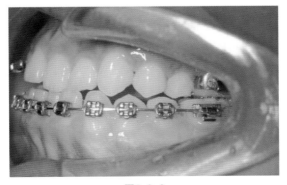

图6-9-8

3. 矫治过程-2：单侧磨牙推进器推前矫治阶段（图6-9-9～图6-9-11）

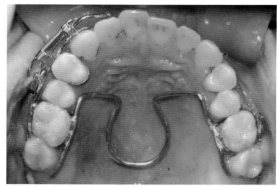

图6-9-9

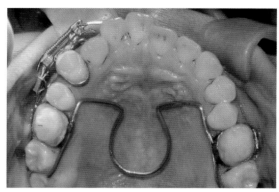

图6-9-10

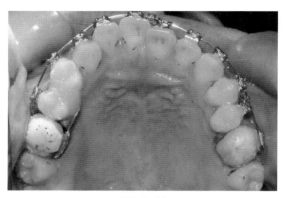

图6-9-11

4. 矫治结束（图6-9-12～图6-9-16）

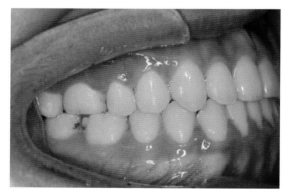

图6-9-12

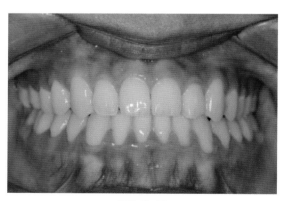

图6-9-13

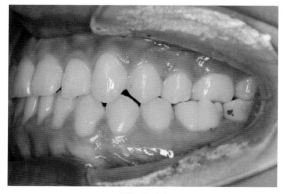

图6-9-14

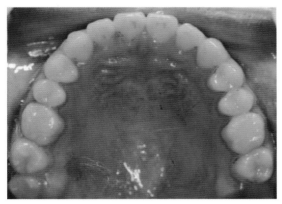

图6-9-15

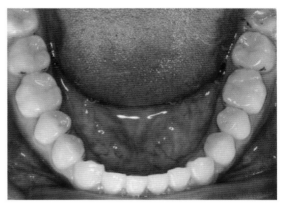

图6-9-16

十、腭侧磨牙推进器单侧推后矫治案例（图6-10-1～图6-10-6）

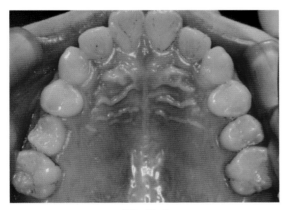

图6-10-1

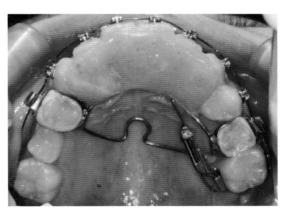

图6-10-2

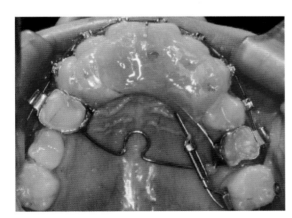

图6-10-3

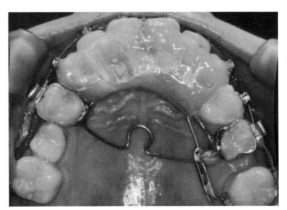

图6-10-4

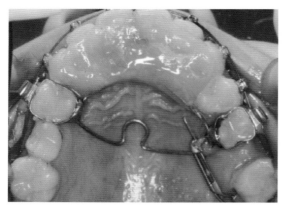
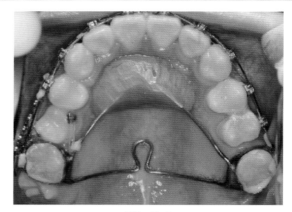

图6-10-5   图6-10-6

　　口腔正畸学矫治技术发展得很快，目前磨牙推进器装置已经更新换代，进入到第三代磨牙推进器矫治技术时代。通过以上10个案例，磨牙推进器推后矫治阶段及矫治前后图片资料，让我们对磨牙推进器矫治技术有了一个初步的了解。当代磨牙推进器技术有了新的发展和质量的提高，不可同日而语。它是正畸医生矫治复杂、疑难错殆畸形的正畸利器，不仅能够高效地推磨牙向远中移动，矫治安氏Ⅱ类错殆畸形，实施推磨牙远移，可以有效地单侧推1颗或2颗磨牙向远中移动，也可以两侧同时各推1颗或2颗磨牙向远中移动。

　　正畸临床上通常说推磨牙向后，指的是推上颌磨牙向远中移动。

　　而磨牙推进器矫治技术还能高效地推前磨牙段向近中移动（推前），矫治安氏Ⅲ类轻度、中度骨性错殆畸形，甚至中度以上的骨性错殆畸形；单侧推前还能矫治偏殆畸形，纠正牙列中线偏斜，不仅用于非拔牙矫治，还可用于拔牙矫治案例。使得一些原来觉得高难度，甚至不可能想象的矢状向错殆畸形案例，经采用磨牙推进器治疗后，矫治起来变得轻松自如、得心应手。

　　磨牙推进器通常应用于唇侧固定矫治器，也可应用于舌侧托槽矫治技术，用其拓展后牙弓的长度，创造间隙，为矫治后期排齐拥挤的牙列、内收前突的牙弓、调整磨牙关系，提供了有利的条件。

　　正畸临床上，磨牙推进器通常置放于上颌牙弓两侧后牙段的颊侧，也可与小联合腭托或小联合平导支抗装置一同应用，置放于上颌牙弓的腭侧。磨牙推进器通常应用于上颌，也可选择性地应用于下颌。

Chapter 7 第七章

传统推磨牙向后矫治器的装配步骤

一、基本装配步骤

1. 以上颌第二前磨牙为带环固位基牙，制作小联合腭托（或小联合平导），试戴并粘接固位。

2. 在第二前磨牙带环颊面管中穿过0.25mm结扎丝，并在近中打结固位，装配磨牙推进器推后矫治器。

3. 结扎丝通过磨牙推进器牵引球下方（或穿过推进器近中端牵引孔）回拉压缩弹簧至原长的1/3～1/2打结固位，剪断过长结扎丝，将其保留末端3～5mm塞入滑板下方（备注：第三代磨牙推进器前端设计的是牵引孔）。

4. 测力计测量磨牙推进器压缩推簧产生的力值。

5. 装配完毕的磨牙推进器。

二、临床操作程序

先试戴配置带环合适后，粘接推磨牙向后支抗装置——小联合腭托及第一磨牙配套带环（图7-2-1，图7-2-2）。

在前磨牙带环颊面管中穿过2根牵引结扎丝，并在颊面管远中打结固位。

在磨牙配套颊面管内插入磨牙推进器，调整插栓使推进器的连体支架长轴与后牙段𬌗平面平行，且靠近牙列颈部（图7-2-3～图7-2-7）。

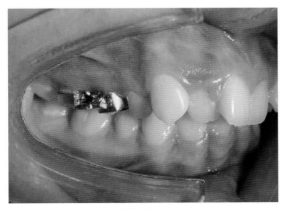

图7-2-1

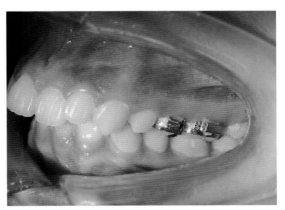

图7-2-2

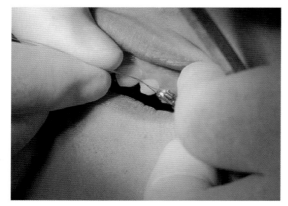

图7-2-3

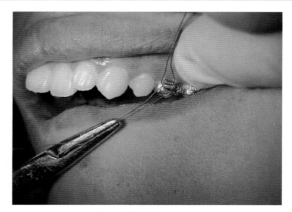

图7-2-4

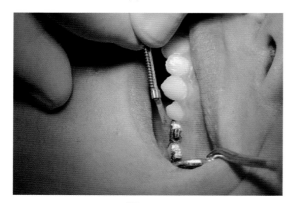

图7-2-5

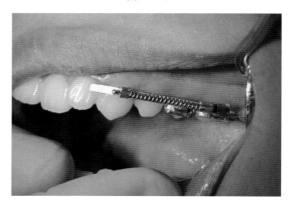

图7-2-6

结扎丝通过磨牙推进器前端牵引球下方回拉压缩弹簧打结固位，剪断过长结扎丝，将其保留末端塞入滑板下，用测力计测量磨牙推进器压缩弹簧产生的力值，装配完毕的磨牙推进器（图7-2-8～图7-2-11）。

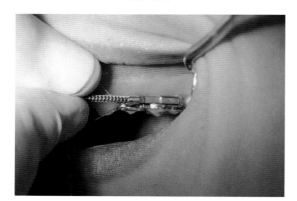

图7-2-7

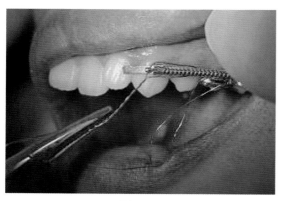

图7-2-8

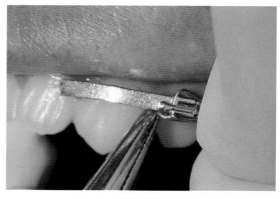

图7-2-9

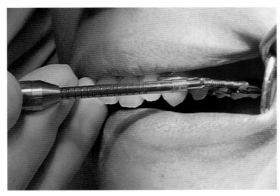

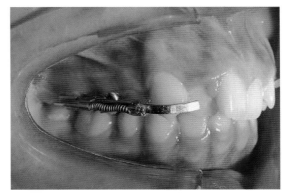

图7-2-10 图7-2-11

三、磨牙推进器推后基本矫治步骤

1. 装配磨牙推进器及其配套支抗装置，实施推上颌磨牙向后，逐月推移磨牙远移，单侧磨牙远移1～1.5mm/月，通常3～5个月内，完成矫治目标，达到磨牙关系中性偏近中（矫枉过正）。

2. 完成Ⅰ期目标。即刻制作、装配第一磨牙带环为基牙的Nance托或大联合腭托，安放全口固定矫治器，使用镍钛丝排齐拥挤的牙列。

3. Ⅱ期固定矫治器治疗阶段。加强上颌后牙支抗，维持磨牙远移位置，更换稳定弓丝，正畸弓丝紧抵磨牙颊面管，设置停止曲，装配滑动架，借助对颌牙列整体支抗，通过Ⅱ类颌间牵引，利用磨牙推进器扩展的后牙弓间隙，逐牙逐段远移上颌第二前磨牙、第一前磨牙及尖牙。覆盖过大的案例，则可应用颧突钉支抗或口外弓支抗，增强上颌后牙支抗，内收前突的上颌牙弓，调整原本远中的磨牙关系为中性磨牙关系，排齐拥挤的牙列，建立正常的前牙覆𬌗、覆盖关系。

Chapter 8 第八章

磨牙推进器支抗装置小联合腭托的制作步骤

一、翻制集合模型

1. 制作前磨牙个别带环，戴在牙上取模，并将其就位于印模牙位上（图8-1-1，图8-1-2）

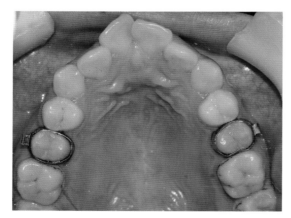

图8-1-1

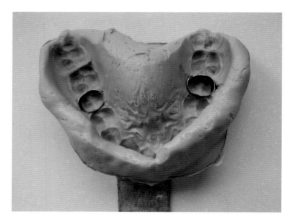

图8-1-2

2. 将前磨牙带环内圈腭侧滴蜡固定（图8-1-3～图8-1-6）

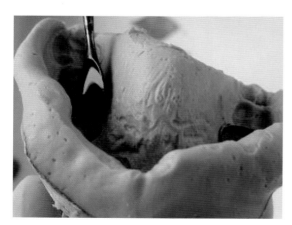

图8-1-3

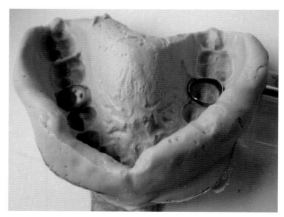

图8-1-4

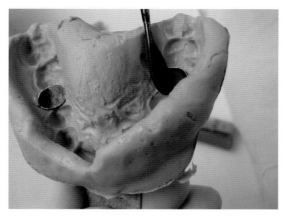

图8-1-5

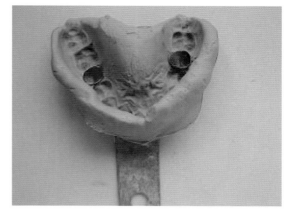

图8-1-6

3. 滴蜡固定后灌石膏带环就位在石膏牙模上（图8-1-7，图8-1-8）

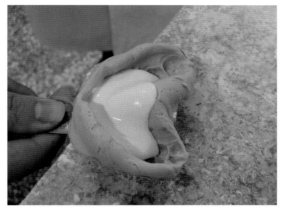

图8-1-7

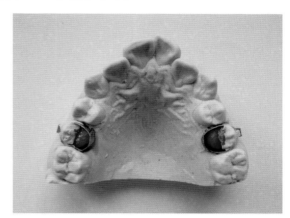

图8-1-8

二、弯钢丝支架铺塑胶

1. 剔除带环内蜡块（图8-2-1，图8-2-2）

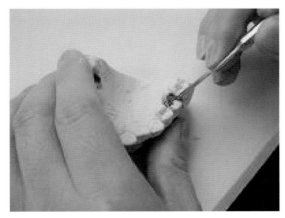

图8-2-1

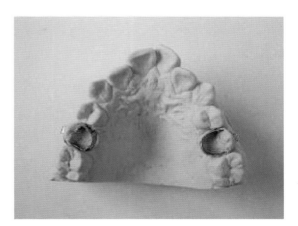

图8-2-2

2. 依据模型弯制腭杆及腭托支架（图8-2-3，图8-2-4）

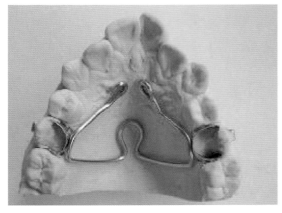

图8-2-3

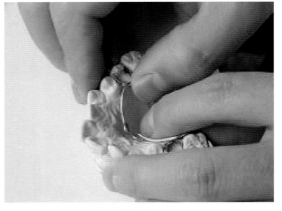

图8-2-4

3. 点焊机上点焊焊接腭托支架与带环连接处（图8-2-5，图8-2-6）

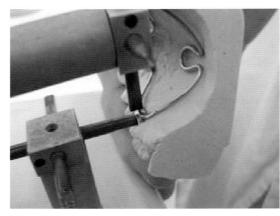

图8-2-5

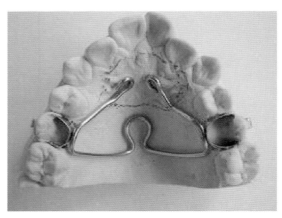

图8-2-6

4. 铺好塑胶的小联合腭托，石膏覆盖在腭托塑胶上（图8-2-7，图8-2-8）

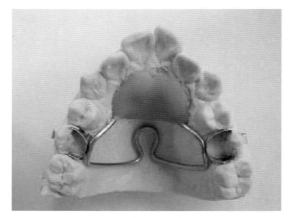

图8-2-7

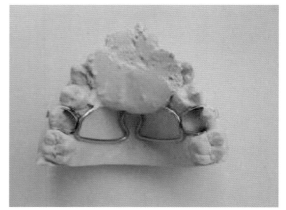

图8-2-8

5. 用焊枪将腭托支架焊接在带环上（图8-2-9，图8-2-10）

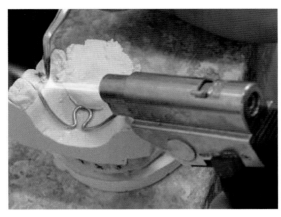

图8-2-9

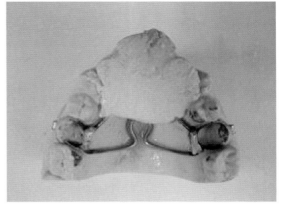

图8-2-10

6. 焊接完毕，打磨抛光的小联合腭托装置（图8-2-11）

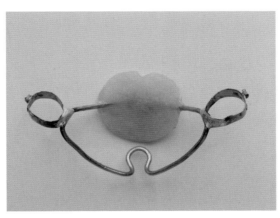

图8-2-11

三、临床应用小联合腭托、不对称Nance托支抗装置，实施推磨牙向后矫治案例（图8-3-1～图8-3-6）

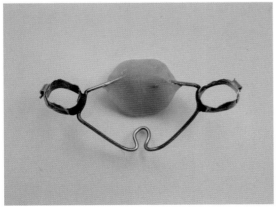

图8-3-1

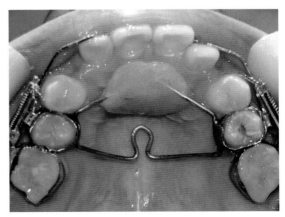

图8-3-2

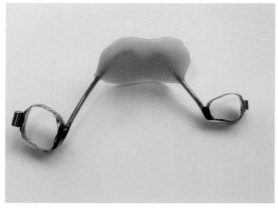

图8-3-3

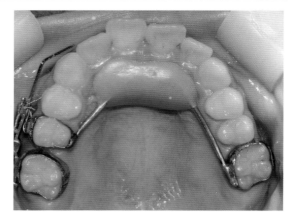

图8-3-4

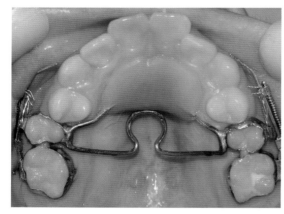

图8-3-5

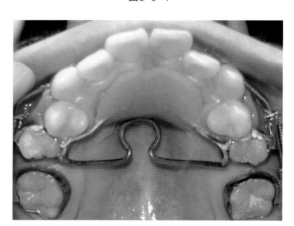

图8-3-6

四、临床应用不对称小联合腭托支抗单侧推后案例（图8-4-1～图8-4-4）

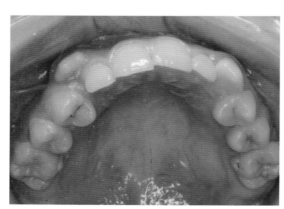

图8-4-1

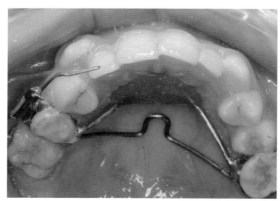

图8-4-2

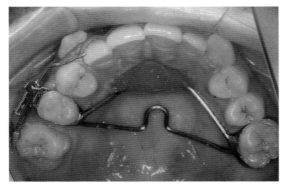
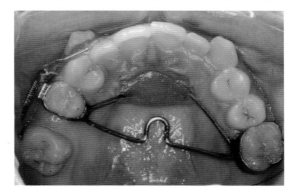

图8-4-3　　　　　　　　　　　　　　　　　　　图8-4-4

　　该案例单侧推后采用不对称小联合腭托支抗装置，带环基牙选择是15、16，量体裁衣特别制作的；健侧采用16作小联合腭托带环基牙，支抗值大，稳定性强。这是单侧推后通常设计的一种不对称基牙小联合腭托装置模式。

Chapter 9 第九章

小联合腭托前磨牙个别带环的制作

一、磨牙推进器颌内支抗（小联合腭托）临床应用案例

注意：小联合腭托支抗基牙带环是量体裁衣特别制作的，是磨牙推进器压缩推簧、牵引回扎固位装置的重要部位（图9-1-1 ~ 图9-1-4）。

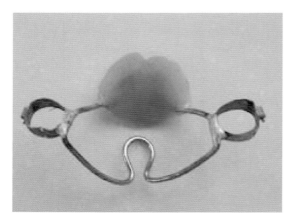

图9-1-1

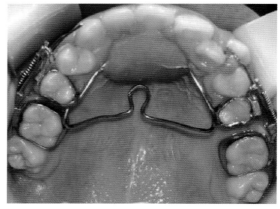

图9-1-2

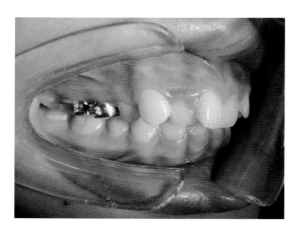

图9-1-3

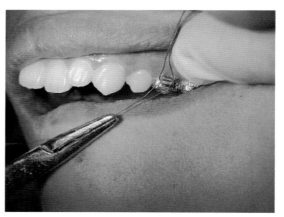

图9-1-4

二、颌内支抗带环的制作步骤

1. 将磨牙带环颊面管远中1/3用金刚砂片轮锯断，保留部分牵引钩，以适应前磨牙近远中径宽度（图9-2-1~图9-2-4）。

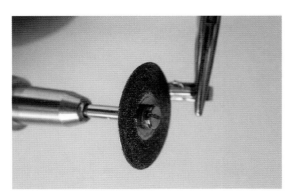

图9-2-1

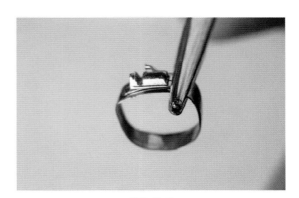

图9-2-2

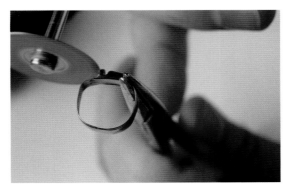

图9-2-3

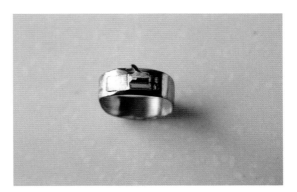

图9-2-4

2. 按缩小带环内径的方法，剪掉一部分带环片、对缝，定位试戴牙，合适后用点焊机焊接对折折叠处带环片（图9-2-5~图9-2-7）。

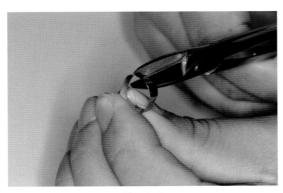

图9-2-5

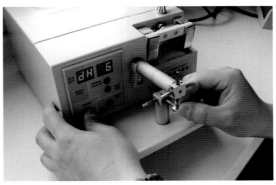

图9-2-6

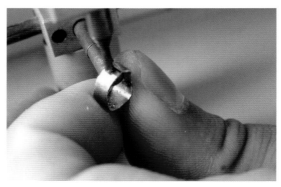

3. 制作完后用钳子修整殆缘，与牙冠殆面密合，再进行打磨抛光后戴在工作模型牙位上（图9-2-8，图9-2-9）。

近年来，我对推磨牙向后矫治器的颌内支抗带环牵引装置进行了改进，将原来焊接前磨牙个别带环托槽的方法，替换为利用磨牙带环附件颊面管改制牵引固位装置。其固位力得到加强，操作更加便利。

图9-2-7

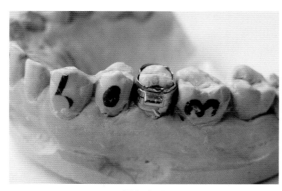

图9-2-8

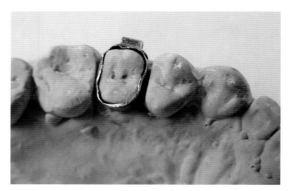

图9-2-9

具体做法是将磨牙带环颊面管远中1/3用金刚砂片轮锯断，保留部分牵引钩，以适应前磨牙近远中径宽度，然后按缩小带环内径的方法，剪掉一部分带环片、对缝，定位试戴牙，合适后点焊焊接对折重叠处，然后用钳子修整带环殆缘及颈缘使之与固位基牙密贴。将磨牙带环颊面管远中1/3用金刚砂片轮锯断，保留部分牵引钩；剪掉一部分带环片、对缝，定位试戴牙，合适后点焊焊接对折重叠处。制作完毕戴在工作模型的牙位上。完成前磨牙个别带环制作后，在进行后续的联合腭托制作步骤，例如弯钢丝、铺塑胶等。

第三代磨牙推进器推后矫治技术的装配步骤

一、口外操作装配推后颊面管引导杆装配步骤

1. 截取一段约15mm长的0.018in×0.025in不锈钢方丝，在一端约5mm处用两把转矩钳钳头相对夹持较窄的方丝截面，左手钳子夹持不动，右手钳子旋转90°（图10-1-1～图10-1-4）。

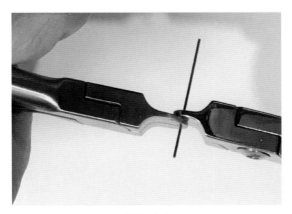

图10-1-1

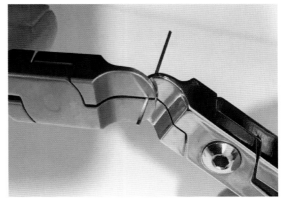

图10-1-2

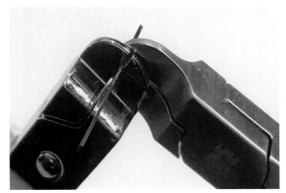

图10-1-3

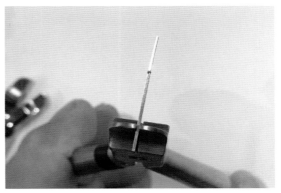

图10-1-4

2. 将调整好的0.018in×0.025in不锈钢方丝由远中插入配套磨牙颊面管的方管中，方丝的宽面紧贴第二磨牙颊面，方丝的近中臂朝龈方弯制90°，并在模型上比照颊面管位置，截取第二磨牙近远中径长度的4/5即可（图10-1-5～图10-1-8）。

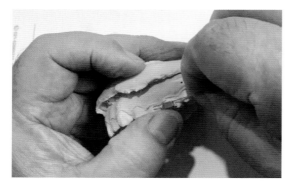

图10-1-5

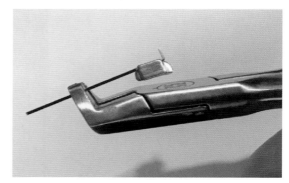

图10-1-6

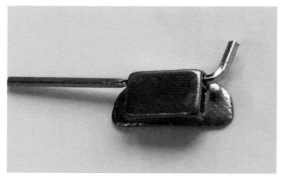

图10-1-7

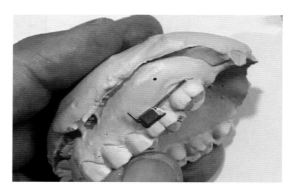

图10-1-8

3. 根据第二磨牙颊面弧度，弯制紧贴颊面的引导杆（图10-1-9）。

4. 弯制好的双侧有引导杆的配套颊面管（图10-1-10，图10-1-11）。

5. 口内比照安放磨牙颊面管引导杆的位置（图10-1-12）。

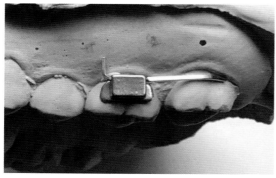

图10-1-9

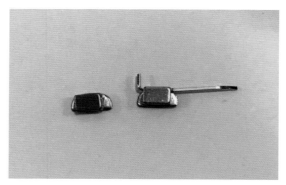

图10-1-10

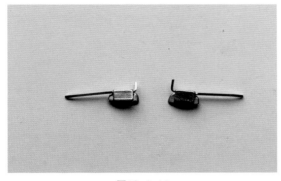

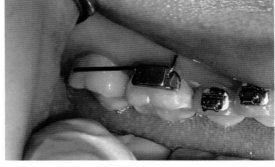

图10-1-11　　　　　　　　　　　　　　　　　图10-1-12

二、第三代磨牙推进器推后模型演示装配步骤

1. 上颌第一磨牙上粘接附有引导杆的颊面管，在颧突钉帽小孔处穿入一根0.25mm结扎丝（图10-2-1，图10-2-2）。

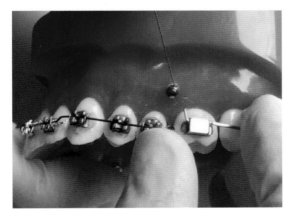

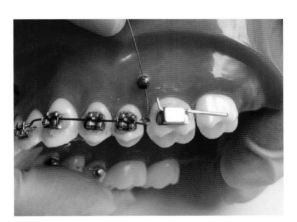

图10-2-1　　　　　　　　　　　　　　　　　图10-2-2

2. 结扎丝绕钉帽颈部一圈后打结，双股结扎丝打结至尖牙托槽远中约2mm处停止，结扎丝末端穿过正畸主弓丝下方，围绕尖牙托槽翼沟，采用内"8"字打结（图10-2-3）。

3. 结扎丝末端穿过正畸主弓丝，围绕侧切牙托槽翼沟，用持针器将结扎丝拧紧结扎，剪断多余的结扎丝，将其塞入主弓丝下方（图10-2-4）。

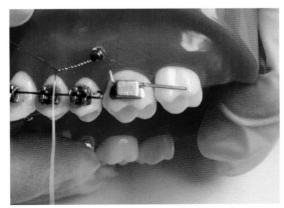

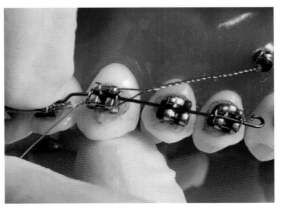

图10-2-3　　　　　　　　　　　　　　　　　图10-2-4

4. 第一前磨牙与第二前磨牙，用0.25mm结扎丝由近中朝远中紧密"8"字结扎（图10-2-5~图10-2-7）。

5. 装配磨牙推进器（图10-2-8）。

6. 选取第一前磨牙和第二前磨牙紧密"8"字结扎后的一根结扎丝，由龈方向殆方穿入磨牙推进器前端的小孔中，后拉结扎丝使推簧压缩1/3~1/2，再与另一根结扎丝在殆方紧密结扎后截断，预留约3mm结扎丝（图10-2-9~图10-2-11）。

7. 调整末端结扎丝头，将其塞入磨牙推进器滑板下方（图10-2-12）。

8. 调整磨牙推进器远中末端伸出的滑针的弧度，使其与牙弓弧度一致，以防磨损颊黏膜（图10-2-13，图10-2-14）。

9. 选取一截0.25mm结扎丝在磨牙推进器近中球帽颈部绕圈打结，双股结扎丝打结后固定于侧切牙托槽（图10-2-15，图10-2-16）。注意适度结扎，不要扎得太紧。

10. 装配完成的种植钉磨牙推后装置情况（图10-2-17，图10-2-18）。

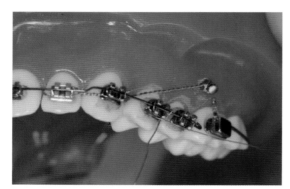

图10-2-5

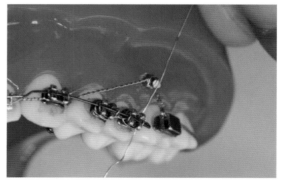

图10-2-6

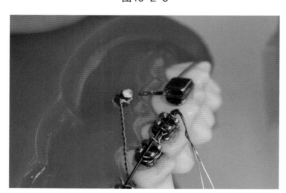

图10-2-7

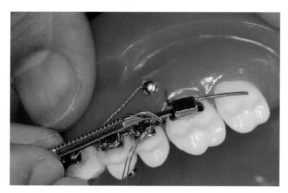

图10-2-8

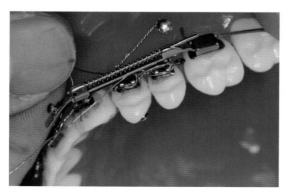

图10-2-9

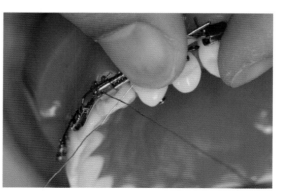

图10-2-10

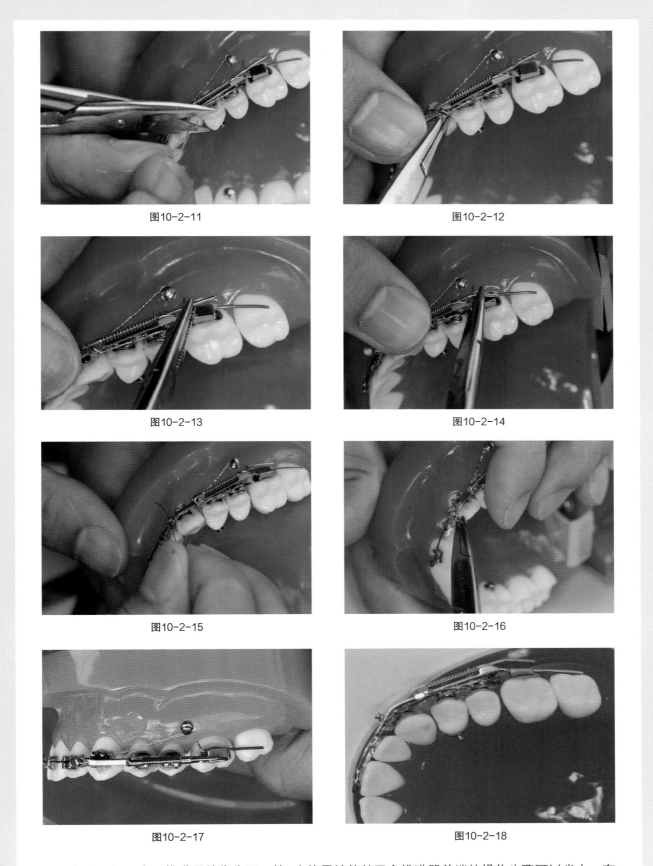

图10-2-11　　　　　　　　　　　　　　　　　图10-2-12

图10-2-13　　　　　　　　　　　　　　　　　图10-2-14

图10-2-15　　　　　　　　　　　　　　　　　图10-2-16

图10-2-17　　　　　　　　　　　　　　　　　图10-2-18

　　备注：如果磨牙推进器就位稳固，第8步使用结扎丝固定推进器前端的操作步骤可以省去。有的成品磨牙推进器前端没有设置球形栓，可以用金刚砂车针在支撑板的前端3～5mm处磨一个浅口，拴上结扎丝即可进行固定侧切牙托槽的操作。

三、第三代磨牙推进器推后矫治器装配步骤

1. 粘接磨牙推进器配套颊面管（图10-3-1~图10-3-4）。

2. 插入引导杆或事先在口外完成引导杆的装配工作（图10-3-5）。

3. 用0.25mm结扎丝穿过颧突钉球帽上的孔，绕其颈部一圈打结（图10-3-6，图10-3-7）。

4. 双股结扎丝打结至磨牙推进器近中小孔，压缩推簧至原长的1/3~1/2（图10-3-8~图10-3-10）。

5. 预留结扎丝约3mm处剪断，将其末端塞入磨牙推进器滑板下方（图10-3-11，图10-3-12）。

6. 调整磨牙推进器远中端滑针使其与牙弓弧度一致。磨牙推进器近中端支撑板，常规应用结扎丝拴系在侧切牙托槽上固位（图10-3-13，图10-3-14）。

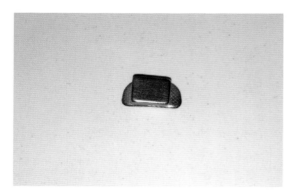

图10-3-1

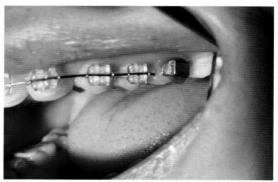

图10-3-2

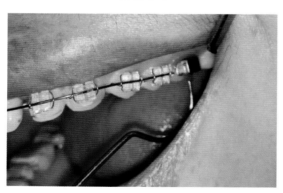

图10-3-3

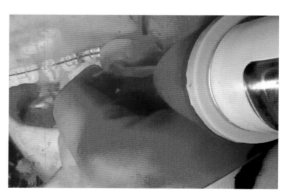

图10-3-4

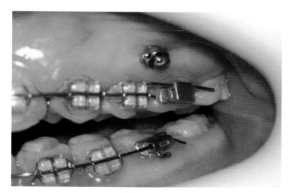

图10-3-5

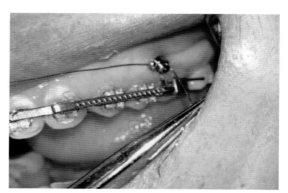

图10-3-6

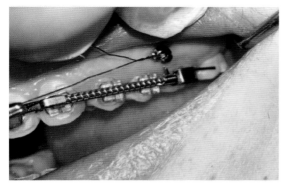

图10-3-7

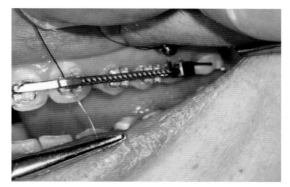

图10-3-8

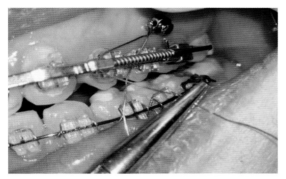

图10-3-9

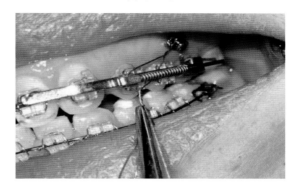

图10-3-10

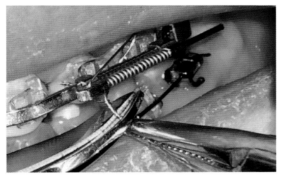

图10-3-11

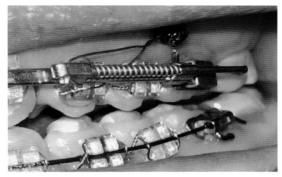

图10-3-12

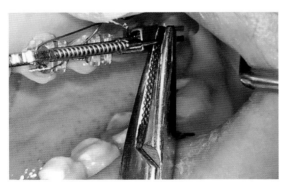

图10-3-13

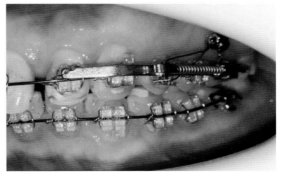

图10-3-14

推磨牙向后，约定俗成指的是推上颌磨牙向远中移动。正畸临床采用推磨牙向后矫治技术，多数患者上颌第二磨牙萌出，或虽萌出尚未建𬌗，只要涉及远中移动第一磨牙和第二磨牙者，磨牙推后矫治器的颊面管就会装配一个方丝引导杆，引导杆可以使第二磨牙平稳向远中移动，避免第一磨牙的远中舌向旋转。磨牙推进器粘接式颊面管的方管与磨牙平移引导杆的制作及装配步骤，采用一截约15mm长度的0.018in×0.025in不锈钢方丝。使用2把方丝转矩钳，钳口相对夹住其5mm处，一把钳子夹持住方丝，另外一把钳子把弓丝90°弯折，从远中端口插入配套颊面管的方孔中，拉紧出颊面管近中端的一截方丝，然后向龈端弯折90°，注意其高度约5mm，不压迫牙龈为合适。在记存牙模上或患者磨牙上比试，伸向颊面管远中的一截方丝，即引导杆宽面要紧贴第二磨牙颊面1/2处或颈1/3处。调整合适后，采用光固化技术粘接颊面管。如果上颌第二磨牙没有萌出，则不需用磨牙平移颊面管。

这是一种临床上利用颧突钉支抗系统，装配推后磨牙推进器的简易模式。年轻医生比较喜欢使用，显而易见，这是一种斜线回拉压缩磨牙推进器弹簧，施力推磨牙向后的。

另外一种正畸临床常用模式则是前面介绍的塑料牙模展示的第三代磨牙推进器推后装配步骤，利用固定矫治器在第一前磨牙和第二前磨牙托槽上拴系结扎丝，从第二前磨牙托槽正畸主弓丝远中末端向近中穿过磨牙推进器前端的小孔，回拉压缩弹簧，实施推磨牙向后移动。

我更习惯于使用第二种装配磨牙推进器推后的矫治模式，即利用第二磨牙远中端固位的结扎丝，呈直线状况回拉压缩磨牙推进器弹簧，施力推磨牙向远中移动。

Chapter 11 第十一章

推后临床操作技巧及Ⅱ期治疗的要点

一、特别提示

推磨牙向后的Ⅱ期矫治不同于常规的减数矫治。这是因为刚向远中推移到新的位置的磨牙处于一种不稳定的姿态，用一句形象的话说是"脚跟尚没有站稳"，此时的磨牙有一定恢复原来牙位的回复力，并且前牙段由于作用力与反作用力的关系，在实施推磨牙远移过程中，或多或少会发生近中移动，使前牙弓增长即增加覆盖。

矫治Ⅱ类错𬌗，首先要恢复原来的前牙弓长度，进而内收前牙弓，缩短牙弓长度，减小覆盖。这都对实施矫治计划中的支抗稳定性和强度提出了挑战与严格的要求。如果简单以上颌磨牙为支抗来内收前牙，不言而喻，将会造成一种灾难。磨牙支抗必然丢失，继而给后期治疗带来重重困难。

推磨牙向后矫治器获得预期开拓间隙后，拆除推磨牙远移装置，在上颌即刻装配Nance托或大联合腭托保持装置。

注意磨牙带环要更换新的附有磨牙颊面管的带环，其中的方管便于后期使用正畸主弓丝方丝。

粘接全口托槽、安放上下颌牙弓固定矫治器，进入Ⅱ期矫治。使用镍钛丝排齐和整平牙弓，逐渐过渡到稳定弓丝。利用拓展后牙弓获得的间隙，排齐前牙列或内收前突的牙弓。

我们的经验对于前牙覆盖不大（<5mm），患者侧貌直面型或自己感觉嘴唇不突者；在排齐牙列，更换稳定弓丝后，可装配滑动牵引架，利用Ⅱ类弹力牵引分别内收前磨牙、前牙。主弓丝弯制阻挡曲紧抵磨牙带环颊面管前，13、12、11-21、22、23紧密"8"字结扎，分次远移第二前磨牙、第一前磨牙。根据患者前牙覆𬌗深浅，适当弯制磨牙后倾弯。待前磨牙远移到位后，以16、15、14-24、25、26紧密"8"字结扎，拉尖牙向远中，然后内收前牙。若第二磨牙萌出建𬌗，也纳入矫治体系。

对于上牙弓严重前突，覆盖距离较大者，矫治设计采用强支抗装置、持续使用矫治力治疗，即利用滑动杆远移前磨牙、尖牙，白天采用Ⅱ类弹力牵引，晚上戴头帽J钩口外力牵引，能最大限度地内收前牙，关闭间隙，完成矫治计划。我们凭借这种方案，来应对磨牙的回弹，大大缩短了矫治时间，且患者对治疗满意度、客观的效果有了较明显提高。对于使用颧突钉支抗实施磨牙推进器推磨牙向后者，则用颧突钉加强上颌后牙支抗，内收前突的牙弓，尽可能地把推磨牙向后扩展的后牙弓间隙给前牙利用，改善患者颜面侧貌。

还有一种方法，采用正畸专利装置：可伸缩滑动杆组合架与镍钛螺旋推簧结合技术，利用上颌前牙弓作为整体支抗，两侧同时逐牙远移第二前磨牙、第一前磨牙及尖牙。

可伸缩滑动杆组合架在推后矫治案例Ⅱ期阶段中的配套应用（图11-1-1~图11-1-8）。

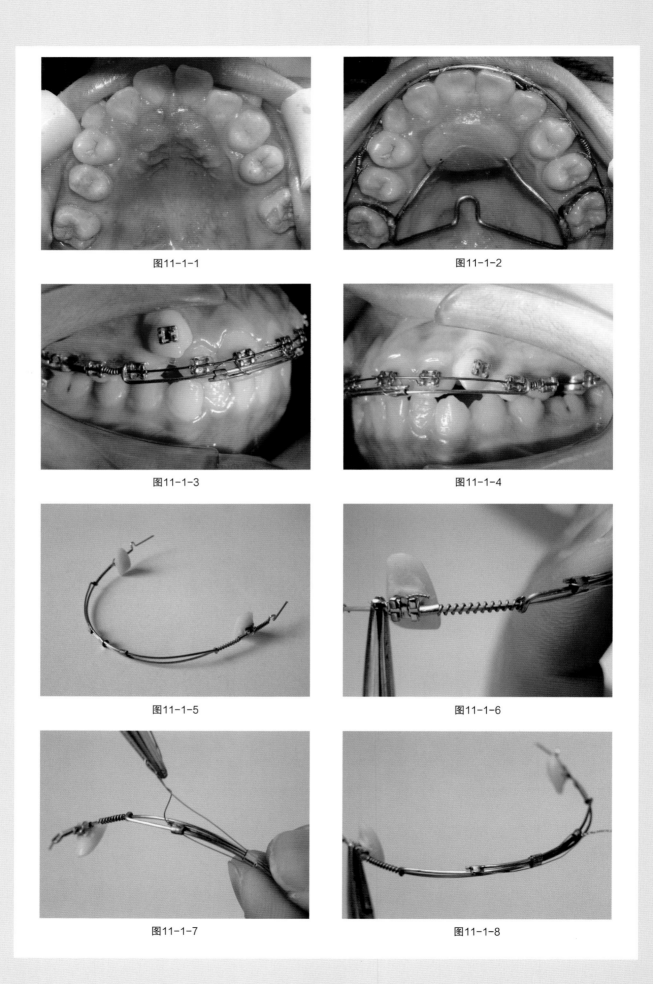

图11-1-1

图11-1-2

图11-1-3

图11-1-4

图11-1-5

图11-1-6

图11-1-7

图11-1-8

临床应用特点：可伸缩滑动杆组合架是发明的一项应用于正畸临床移动后牙的国家专利技术，该组合架具有与口腔正畸固定矫治器的稳定弓丝和托槽相配合使用的一对滑动杆和一对镍钛丝螺旋推簧。该滑动杆的前端预留约2mm作牵引钩，紧邻其后段焊接有一固位牵引套，两滑动杆分别穿过对方的固位牵引套滑动连接，并可通过缠绕在两牵引钩上的结扎丝的松紧来调整组合架的长短。滑动杆的后端设置有固位圈钩，钩挂在主弓丝上。固位圈远中主弓丝上套有镍钛丝螺旋推簧，其后端紧贴被推移牙齿上的托槽。当组合架伸长时，压缩螺旋推簧，即推牙远移。本项创新发明的主要设计目的是与推磨牙矫治器后期治疗配套使用，该滑动架伸缩范围大，一套装置可用来分次移动上颌两侧第二前磨牙、第一前磨牙及尖牙。它利用整个前牙弓作为支抗移动个别后牙，能有效地维护磨牙支抗。

二、推后临床操作技巧及Ⅱ期治疗的要点

（一）推后临床操作技巧

1. 支抗装置的改进

推磨牙向后通常使用改良Nance托装置加强前磨牙段、前牙弓及前腭部支抗，以抵消或缓冲推后反作用力带来的负移动。这是实施推磨牙向后矫治成功与否的关键环节。为了增加前牙弓的支抗值，我们采用横腭杆与Nance托有机连接成一体，构成强支抗单位，即小联合腭托，实施推磨牙向远中移动（图11-2-1，图11-2-2）。

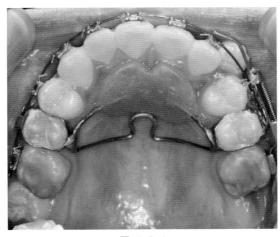

图11-2-1

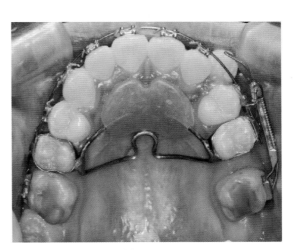

图11-2-2

临床上推磨牙向后矫治器的小联合腭托应用形式略有差异，成人患者小联合腭托应用的支架钢丝直径多为1.2mm制作；单侧减数上颌第二磨牙实施推磨牙向后者，可应用不对称式联合腭托（图11-2-3，图11-2-4），低角深覆𬭸患者可用TPA与平面导板组合的联合装置。

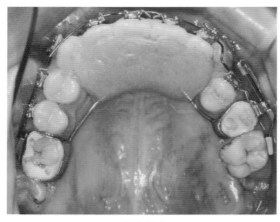 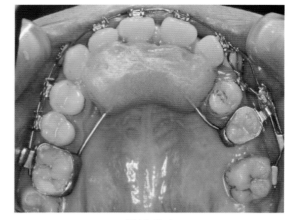

图11-2-3 图11-2-4

改进的支抗装置——小联合腭托（小联合平导），去掉了第一代推磨牙向后矫治器设计的Nance托附有卡环、邻间钩等加强固位附件。患者使用小联合腭托装置，前牙区没有了卡环，不仅显得美观，而且更加舒适。更重要的是，使用小联合腭托装置，随着前腭部整体支抗力值的增加，推磨牙向后的反作用力引起前牙的唇向负移动也伴随减少（图11-2-5，图11-2-6）。

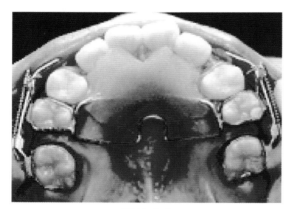 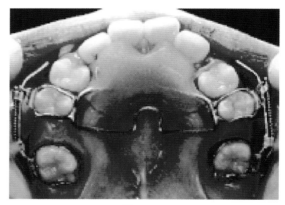

图11-2-5 图11-2-6

2. 腭托固位带环的改进

一般采用附有直丝弓磨牙颊面管的适宜带环修整、改制、焊接而成。其颊面管长度要磨短1/3~1/2，牵引钩游离端朝向远中，焊接端置入腭侧。

3. 结扎丝牵引锁定磨牙推进器固位方式的改进

由于单根结扎丝牵引锁定推进器固位在临床案例中有少数发生折断现象，患者又因种种原因未能及时复诊，影响疗效，特别是外地就诊患者。因此，将单根结扎丝改成双根结扎丝牵引锁定推进器。其中一根结扎丝行使回拉压缩推进器弹簧的作用，另外一根仅仅伴随结扎而已，松散结扎，起保险作用。

经临床反复应用、观察，再未发生结扎丝折断现象。推磨牙远移矫治效果因此得到明显提高。

（二）模型演示装配磨牙推进器步骤

1. 粘接装配小联合腭托及磨牙带环（图11-2-7~图11-2-10）。

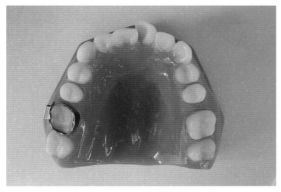

图11-2-7

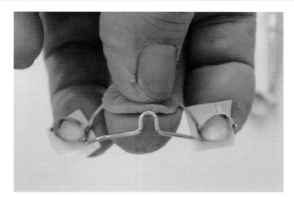

图11-2-8

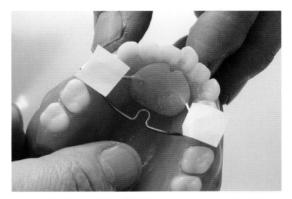

图11-2-9

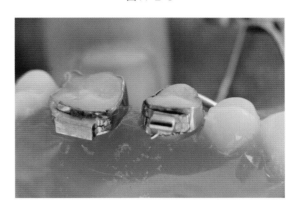

图11-2-10

2. 试插磨牙推进器，检查就位情况，注意磨牙推进器长轴应与𬌗平面平行（图11-2-11）。

提示：注意图11-2-11箭头处滑动杆末端已磨短，平齐固位架。

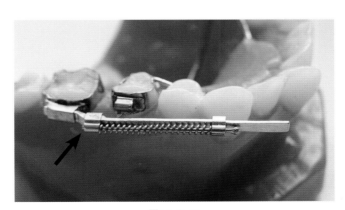

图11-2-11

在装配磨牙推进器之前，正畸医生应在口外常规磨短滑针末端（图11-2-12～图11-2-15），因为在口内装配推进器向远中压缩其镍钛螺旋推簧时，滑针将向后移动并伸出后端固位架4～7mm长，其过长的末端会刺激、损伤颊部软组织，给患者带来不适。

临床操作要领：磨牙推进器滑针后端在使用前应常规用金刚砂片截断，平齐后端固位架或仅保留0.5mm长度；磨牙推进器在患者口内装配，压缩镍钛螺旋推簧后，用持针器或三喙钳将伸出后端固位架的滑针远中端顺牙弓弧度朝龈端回弯，这样在弯折其末端时，长度适宜，不会损伤颊黏膜及软组织，并给患者一种较为舒适的感觉。

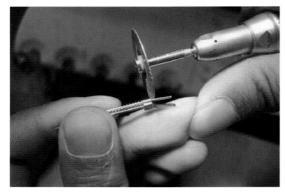

图11-2-12

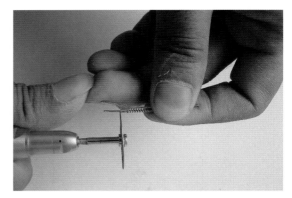

图11-2-13

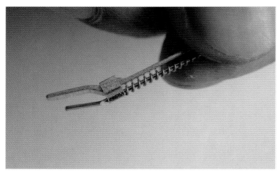

图11-2-14

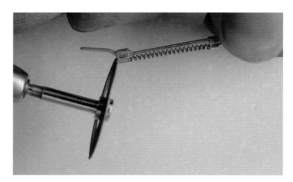

图11-2-15

3. 在小联合腭托前磨牙带环颊面管内穿过2根牵引结扎丝。一根结扎丝（主要结扎丝，直径0.25mm）穿过牵引球（或牵引孔），压缩推簧1/2~1/3拧紧打结（图11-2-16）；另一根结扎丝（保险结扎丝，直径0.20mm）松散打结。在结扎丝末端留约3mm处剪断。

结扎丝剪断后，将其末端折入支撑板下（图11-2-17），并将滑针末端向腭侧回弯，以不刺激颊组织为适宜；装配完毕的推磨牙向后矫治器，殆面观磨牙推进器与牙弓弧形保持一致。

4. 推双侧磨牙向远中移动，左右侧推移磨牙进度不一致案例。若一侧磨牙先远移达到矫治目标位置，则需制作可摘式局部间隙保持器维持已开拓间隙；另一侧继续用磨牙推进器推移磨牙向远中。若双侧磨牙移动速度不一致，则需调整磨牙推进器力值，移动慢的一侧加大力值即可。

5. 拔牙矫治推磨牙向远中移动。若口腔全景X线片显示上颌第三磨牙存在且牙体发育正常，患者牙弓前突较明显，则采取拔除上颌第二恒磨牙的减数矫治方法，除可获得良好的磨牙远移效果外，还可明显地改善患者的容貌。

将单纯的Nance托改进为大联合腭托，其优点为：当左右侧前磨牙、尖牙远移到位后，可磨去Nance托，保留横腭杆继续作为支抗，不影响后期的内收前牙治疗。

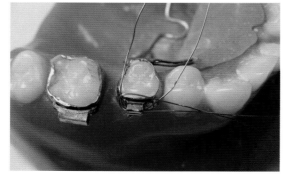

图11-2-16

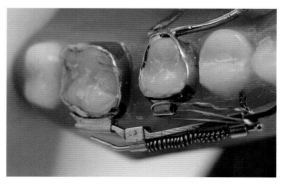

图11-2-17

Chapter 12 第十二章

磨牙推进器推前矫治技术

一、简介

自1998年6月以来，我们在临床上长达8年的广泛应用和推广"推磨牙向后矫治器"大量医疗实践活动过程中，获得丰富临床矫治经验的基础上，设计了一种新的矫治装置——推前磨牙向近中移动矫治器。经过改变支抗设计，前后颠倒变更支抗作用力点，调整矫治力点的作用方向，利用推进器推磨牙产生的反作用力，使牙弓前磨牙段近中移动来矫治安氏Ⅲ类中度、轻度骨性错殆畸形（包括一部分重度Ⅲ类骨性错殆畸形），获得了理想的效果。

在临床医疗实践应用中，我们经过不断改进装置设计，反复推敲、选优，逐渐完善了推前磨牙向近中移动的牙弓后段的磨牙支抗设计及磨牙推进器的固位力点设置、第一前磨牙固位带环控制引导杆以及后期的拓展间隙保持器的配套部件设计。由此创新设计出一种实用型推前磨牙向近中移动矫治器，用于安氏Ⅲ类中度、轻度骨性错殆畸形的矫治，经临床多年应用，取得了令人满意的矫治效果，该实用新型矫治器2006年获得了国家专利。

2006年1月清华大学出版社出版的《实用口腔正畸临床应用技术图谱》一书（第9章193～196页）向读者首次介绍了初期使用"磨牙推进器"推切牙向前拓展牙弓前段矫治安氏Ⅲ类错殆畸形技术的信息。现在该项技术经过这几年的研制、改进，不断完善，有了新的进展和内涵，应用于安氏Ⅲ类轻度、中度骨性错殆畸形的矫治案例中（包括一些较严重的骨性Ⅲ类错殆畸形），取得了理想的临床矫治效果。

2014年9月，我们对磨牙推进器及其配套装置进行了重大更改，将推磨牙向后矫治器原本需要正畸技工制作的磨牙带环焊接式颊面管及磨牙平移引导杆，创新设计改成了粘接式磨牙颊面管，在其龈端设置了一个方管，可以插入一截方丝行使磨牙平移引导杆的功能。同时将推前磨牙段向近中移动矫治器的磨牙带环焊接式颊面管、磨牙带环延伸臂做了重大改进。设计为粘接式推前颊面管、粘接式牵引环，现在将牵引环升级更新为前磨牙延伸臂（图12-1-1）。

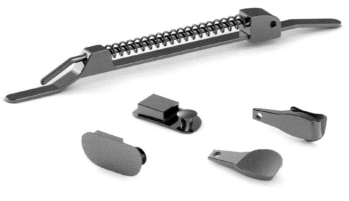

图12-1-1

二、磨牙推进器推前矫治器装配步骤

1. 上颌第一磨牙近中颊突下植入规格2.0mm×10mm微种植体不锈钢支抗钉，作为磨牙推进器的支抗作用力点，用0.25mm结扎丝于支抗钉球帽（或穿过球帽下的小孔）与颊面管球形牵引栓"8"字紧密结扎、拴系连成一体（图12-2-1）。

2. 上颌第一前磨牙上粘接延伸臂，延伸臂尖端朝向远中，并使之与配套磨牙颊面管在同一水平面上，用0.25mm结扎丝穿入延伸臂远中结扎丝孔"8"字缠绕打结（图12-2-2~图12-2-6）。

装配磨牙推进器，使之靠近牙列颈部并与𬌗平面平行，使延伸臂的结扎丝分别置于磨牙推进器的龈𬌗方（图12-2-7）。

选取𬌗方结扎丝，穿入磨牙推进器前段牵引孔，回拉压缩磨牙推进器上推簧原长度的1/3~1/2，用持针器旋转、拧紧结扎丝（图12-2-8~图12-2-13）。

3. 结扎丝末端靠近牵引孔3mm处用金冠剪剪断（图12-2-14）。

4. 将结扎丝末端塞入磨牙推进器滑板内侧（图12-2-15）。

5. 装配完成的磨牙推进器推前装置（图12-2-16，图12-2-17）。

备注：牙模展示的是磨牙推进器推前，最初采用的牵引环粘接附件（图12-2-18）。

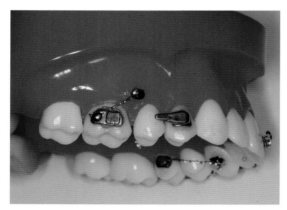

图12-2-1

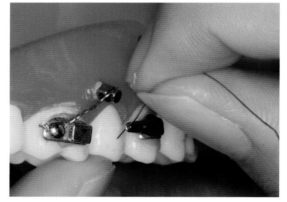

图12-2-2

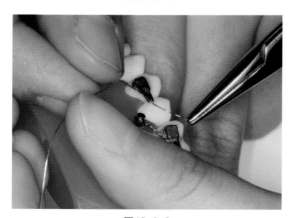

图12-2-3

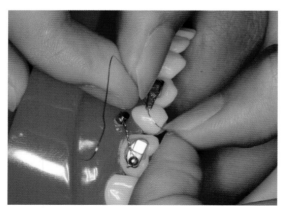

图12-2-4

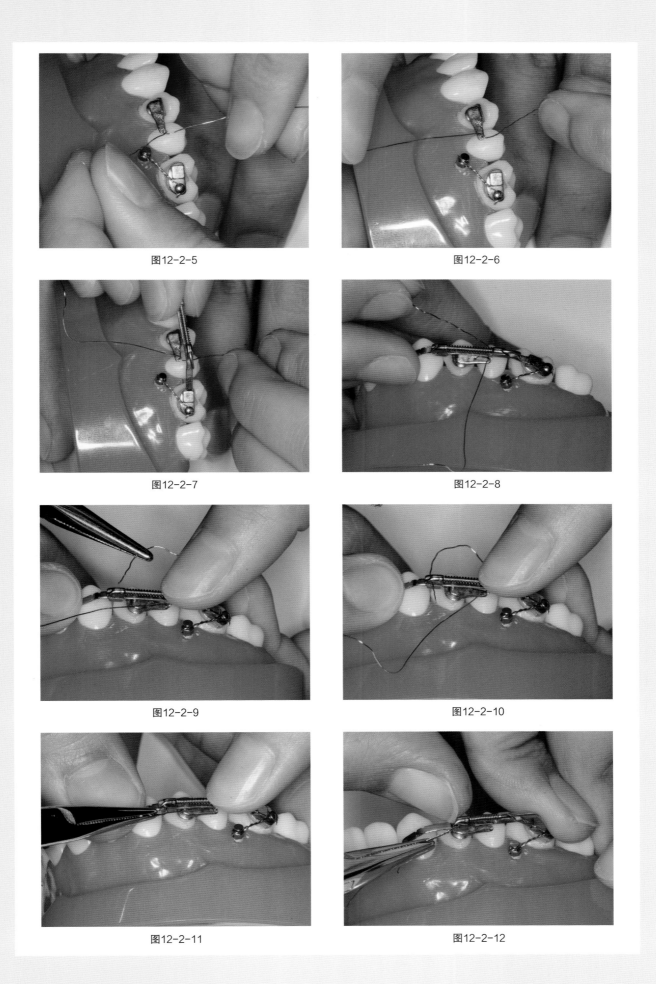

图12-2-5

图12-2-6

图12-2-7

图12-2-8

图12-2-9

图12-2-10

图12-2-11

图12-2-12

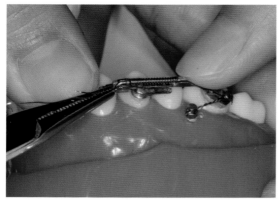

图12-2-13

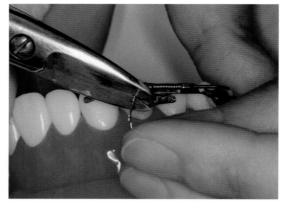

图12-2-14

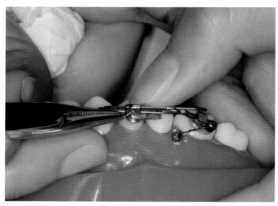

图12-2-15

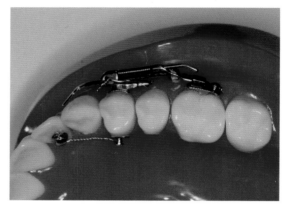

图12-2-16

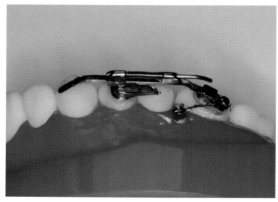

图12-2-17

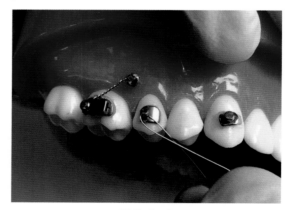

图12-2-18

三、前磨牙延伸臂正面和底面照片（图12-3-1，图12-3-2）

前磨牙延伸臂磨牙推进器推前装置一个创新的正畸附件，已经获得国家专利，前磨牙延伸臂取代牵引环，在推前的矫治过程中主要作用有3点：

（1）作为牵引丝的固位作用力点。

（2）延伸臂的作用力点向后延伸一个前磨牙的距离，即在第一前磨牙（4号）牙位上，却能发挥第二前磨牙（5号）牙位给磨牙推进器加力压缩弹簧的功能（图12-3-3，图12-3-4）。

（3）使磨牙推进器推前的牙位朝前，推移牙齿位点前移，一侧少推了1颗前磨牙距离，即两侧少推了2颗前磨牙朝近中移动，减少了推前的阻力、缩短了疗程、提高了疗效，使患者在较短时

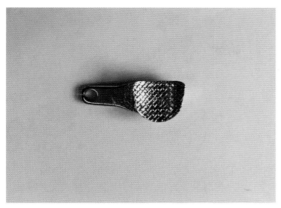

图12-3-1

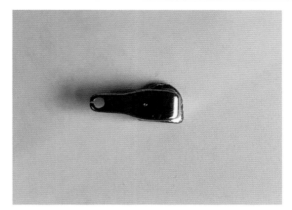

图12-3-2

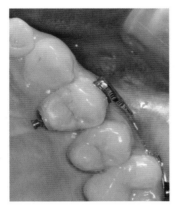

图12-3-3

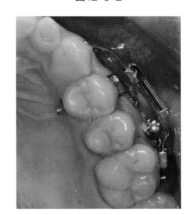

图12-3-4

间内看到颜面侧貌的变化。

新的正畸专利设计——前磨牙延伸臂是从第二代磨牙推进器推前矫治器的磨牙带环焊接的延伸臂及配套颊面管变革而来（图12-3-5）。

磨牙带环焊接延伸臂，将其近中端伸向第二前磨牙处焊接推进器配套颊面管（图12-3-6），即将推进器力臂及支点向近中移动了1颗前磨牙的距离。反过来说，后牙支抗增加了1颗前磨牙单位，作用力位点前移。

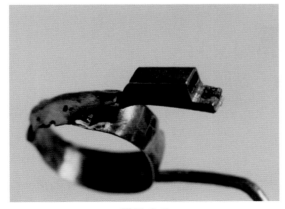

图12-3-5

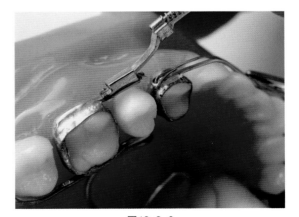

图12-3-6

同样的道理，第三代磨牙推进器推前的配套附件粘接式牵引环变革为前磨牙延伸臂后，从原来的5号（第二前磨牙）牙位，前移到4号（第一前磨牙）牙位了。于是，磨牙推进器力臂及支点向近中移动了1颗前磨牙的距离（图12-3-7，图12-3-8）。

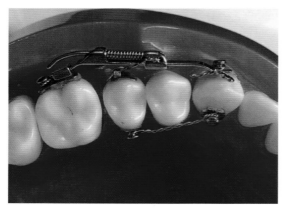

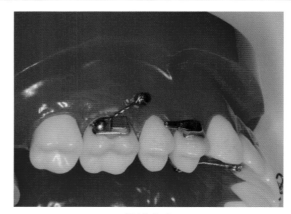

图12-3-7 图12-3-8

四、前磨牙平移引导杆

前磨牙平移引导杆是第二代磨牙推进器推前矫治器中一个具有调控前磨牙平行移动作用的引导杆。由第一前磨牙个别带环焊接不锈钢丝组成（图12-4-1，图12-4-2）。它的作用是抵消或缓冲磨牙推进器施力推前磨牙向近中移动的过程中，由于磨牙推进器矫治力的作用力点位于颊侧，其反作用力会导致前磨牙的远中舌向旋转。

第三代磨牙推进器推前矫治器（推前），将原本需要复杂技工制作的磨牙带环焊接式延伸臂颊面管及前磨牙平移引导杆，革新设计为粘接式配套正畸附件。为了避免磨牙推进器推前过程中发生前磨牙扭转，于是我们在上颌侧切牙与第一前磨牙舌侧粘接了舌侧扣，用0.25mm结扎丝将其紧密结扎连接在一起。另外，配合短Ⅲ类颌间平衡牵引，较好地解决了这个问题。

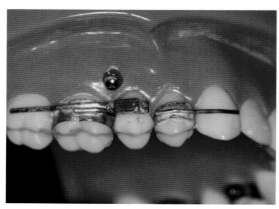

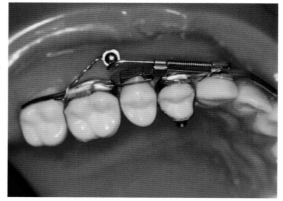

图12-4-1 图12-4-2

五、临床推前磨牙推进器装配步骤

1. 植入颧突支抗钉，粘接推前磨牙推进器配套颊面管及前磨牙延伸臂，用0.25mm结扎丝将颧突钉与颊面管远中球形栓交叉拧紧、结扎在一起（图12-5-1）。

2. 试插磨牙推进器，调整插栓，使之连体长轴靠近牙颈部与后牙段牙列殆平面平行（图12-5-2）。

3. 取下磨牙推进器，用0.25mm结扎丝穿过前磨牙延伸臂远中端小孔，交叉打2~3个结，2根扎丝末端向前分别置放于尖牙近中的龈方及殆方（图12-5-3）。

4. 再次插入磨牙推进器，用龈方的结扎丝穿过推进器前端牵引孔，回拉压缩弹簧原长的1/3～1/2，用持针器夹住2根结扎丝末端，拉直拧紧，在其末端靠近推进器牵引孔约3mm处剪断，将其末端塞进磨牙推进器滑板下方（图12-5-4～图12-5-6）。

5. 用持针器或霍氏钳弯折、调整推前磨牙推进器远中端滑针使其与牙弓弧度一致（图12-5-7，图12-5-8）。

6. 装配完毕的推前磨牙推进器矫治装置（图12-5-9，图12-5-10）。

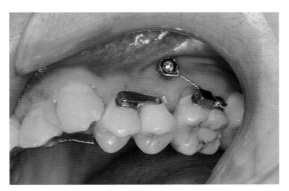

图12-5-1

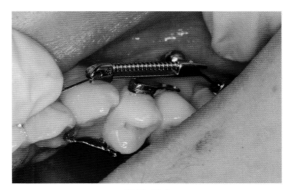

图12-5-2

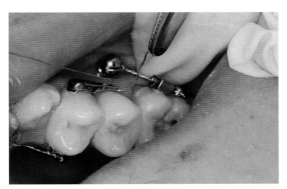

图12-5-3

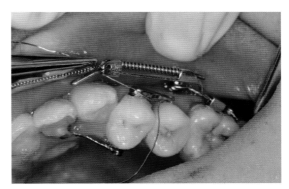

图12-5-4

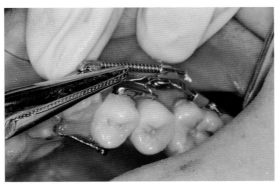

图12-5-5

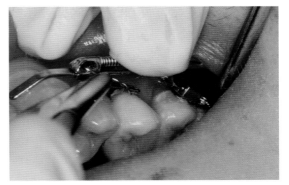

图12-5-6

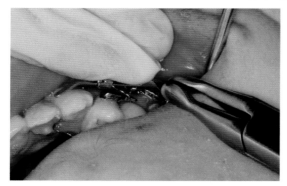

图12-5-7

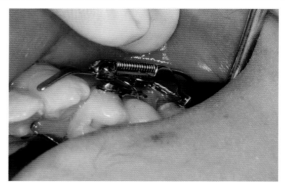

图12-5-8

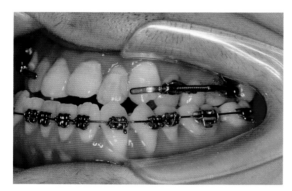

图12-5-9

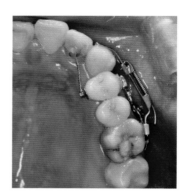

图12-5-10

六、初始装配磨牙推进器推前矫治器案例

1. 案例-1：装配磨牙推进器推前矫治器，常规应用短Ⅲ类颌间平衡牵引，口内采用1/4in橡皮圈分别挂在上颌两侧第一前磨牙舌侧扣上、下颌挂在两侧尖牙与侧切牙的托槽翼沟内（图12-6-1～图12-6-4）。

2. 案例-2：装配磨牙推进器推前矫治器，应用短Ⅲ类颌间平衡牵引，下颌使用的是0.018in澳丝弯制的随形弓。下颌两侧尖牙和侧切牙分别置放了结扎丝牵引钩。

口内采用1/4in橡皮圈分别挂在上颌两侧第一前磨牙舌侧扣上、下颌挂在两侧尖牙与侧切牙的托槽结扎丝牵引钩上（图12-6-5～图12-6-8）。

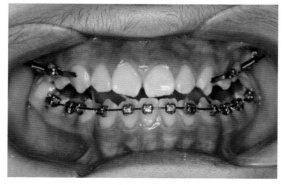

图12-6-1

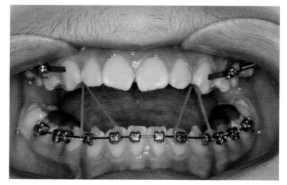

图12-6-2

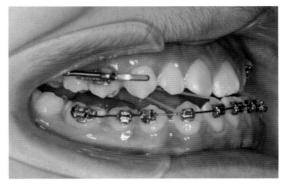
图12-6-3

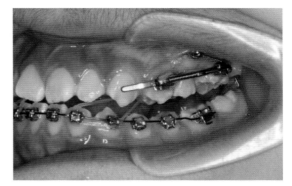
图12-6-4

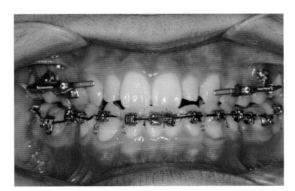
图12-6-5

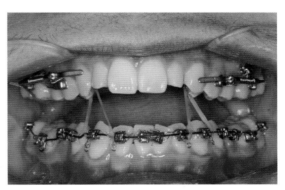
图12-6-6

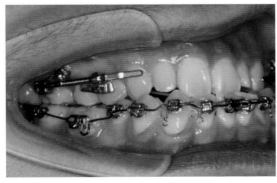
图12-6-7

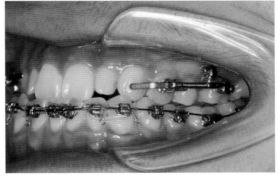
图12-6-8

七、不要超限矫治

特别强调：对于具有正颌外科手术指征的严重骨性反𬌗案例，首选正颌外科与正畸联合治疗。

骨性反𬌗采用掩饰性治疗的基本原则，本质上是通过代偿（下前牙舌倾、上前牙唇倾）来掩饰上下颌骨的畸形，代偿是要有代价的，需要做出一些牺牲的，比如下前牙过度舌倾会导致骨开窗、骨破裂等。

切记：不要做超越自己能力的正畸案例，不要超限矫治。

如果CBCT检查显示骨性Ⅲ类错𬌗患者，上下前牙骨板很薄，下颌前牙已经代偿性舌倾，且X线头影测量数据显示其骨性错𬌗畸形程度达到正颌外科手术指征，明智的做法是转诊专科医院正颌外科治疗。

对于达到正颌外科手术指征的骨性Ⅲ类错拾畸形患者，不能按正畸常规Ⅲ类错拾案例思维去设计减数上5下4，对于拔除前磨牙的决定要慎之又慎。

即使就诊时发现该患者上颌牙列一侧已经缺失了一颗前磨牙，或者因为晚期龋无法保留，需要拔除，也不能因为考虑到牙弓对称性问题而在对侧设计拔除另一颗同名前磨牙。有的患者上颌牙列严重拥挤，单侧或双侧前磨牙舌侧错位，不要轻易设计拔除。这颗舌侧错位的前磨牙通过正畸手段排入牙列，可以延长上颌牙弓长度，对于矫治骨性反拾是极为有利的，往往可以起到关键性作用（图12-7-1～图12-7-6）。

推前矫治腭裂术后严重骨性反拾案例：将腭侧错位15排入正常牙列

1. 患者初诊时牙列状况（**图12-7-1**，**图12-7-2**）

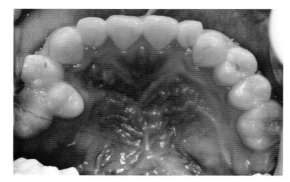

图12-7-1

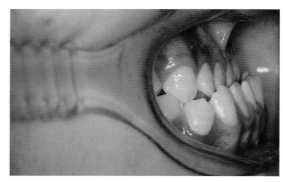

图12-7-2

2. 装配推前磨牙推进器矫治装置（**图12-7-3**，**图12-7-4**）

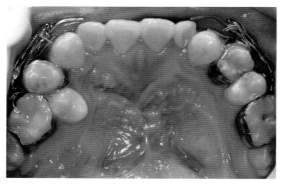

图12-7-3

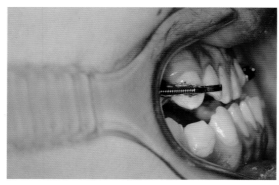

图12-7-4

3. 矫治结束（**图12-7-5**，**图12-7-6**）

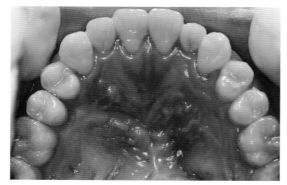

图12-7-5

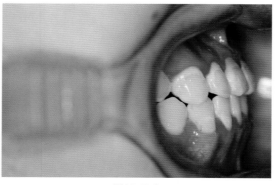

图12-7-6

对于具有正颌外科手术指征的骨性Ⅲ类错𬌗畸形患者，下颌前牙已经出现代偿性舌倾，减数下颌第一前磨牙，内收前突的下颌牙弓，无疑会加重下颌前牙进一步舌倾，必定会导致下颌前牙灾难性地发生唇侧骨板骨开窗、骨破裂，甚至骨板缺损。

下颌前牙一旦失去骨组织支撑，就会松动、脱落，陷入丧失咀嚼器官、丧失咀嚼功能。

较严重骨性Ⅲ类错𬌗患者非手术方法矫治的下颌牙弓减数设计非常严谨、非常有讲究，通常设计减数磨牙。磨牙完全近中关系者、反覆盖比较小的设计减数第三磨牙；磨牙超近中关系者、反覆盖较大的减数下颌第二磨牙比较合适。如果第一磨牙龋坏，根据"拔坏牙、留好牙"的原则，则应纳入减数计划。需要提醒的是，这是在下颌一侧牙列3个磨牙均存在的状况下的减数原则，如果只有2颗磨牙就不能设计减数了。

关于骨性反𬌗非手术方法矫治、设计磨牙减数问题和如何关闭拔牙间隙，以及磨牙近中平移技术问题，请翻阅本书第19章正畸案例解析中的案例–9、案例–10和《实用磨牙近中平移技术图谱》一书。

Chapter 13 第十三章

磨牙推进器推前矫治阶段对比图

本章通过几个磨牙推进器推前矫治阶段临床案例，从不同时期、不同年龄段，讲述颧突钉支抗装置与磨牙推进器推前部件组合在一起，是如何实施推前磨牙段向近中移动、扩展前牙弓长度、完成初期矫治目标的。

一、磨牙推进器推前矫治骨性反殆案例，使用支抗装置改良横腭杆及前磨牙引导杆（图13-1-1~图13-1-4）

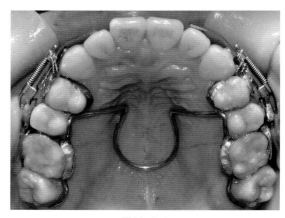
图13-1-1

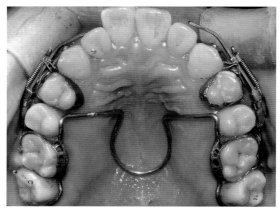
图13-1-2

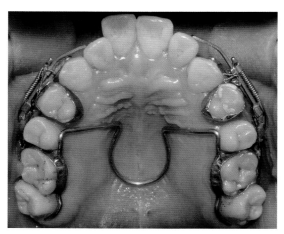
图13-1-3

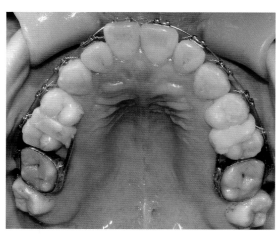
图13-1-4

二、磨牙推进器推前矫治骨性反殆案例，使用改良横腭杆及前磨牙引导杆（图13-2-1～图13-2-4）

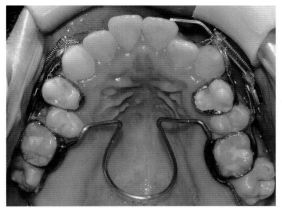

图13-2-1

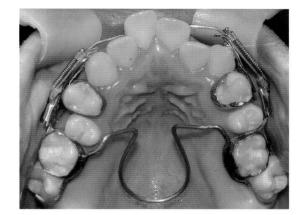

图13-2-2

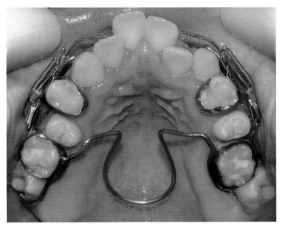

图13-2-3

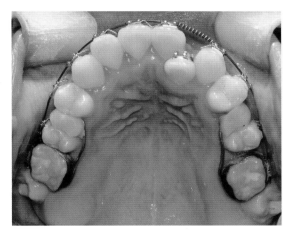

图13-2-4

三、磨牙推进器推前矫治骨性反殆案例，使用改良横腭杆及前磨牙引导杆（图13-3-1～图13-3-4）

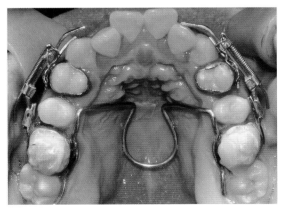

图13-3-1

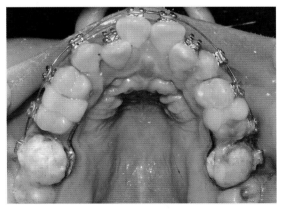

图13-3-2

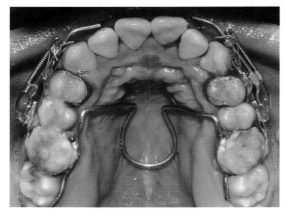

图13-3-3

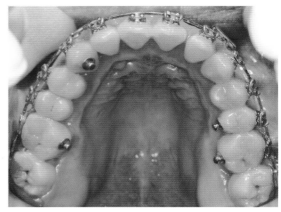

图13-3-4

四、磨牙推进器推前矫治骨性反殆案例，使用颧突钉支抗及前磨牙引导杆（图13-4-1～图13-4-4）

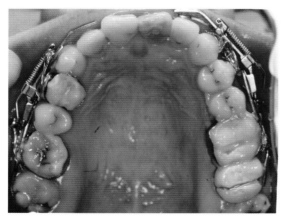

图13-4-1

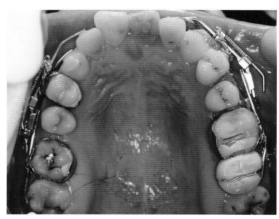

图13-4-2

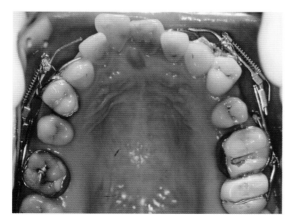

图13-4-3

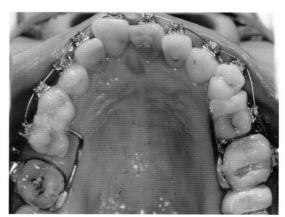

图13-4-4

五、磨牙推进器推前矫治骨性反𬌗案例，使用颧突钉支抗及粘接式牵引环（图13-5-1～图13-5-4）

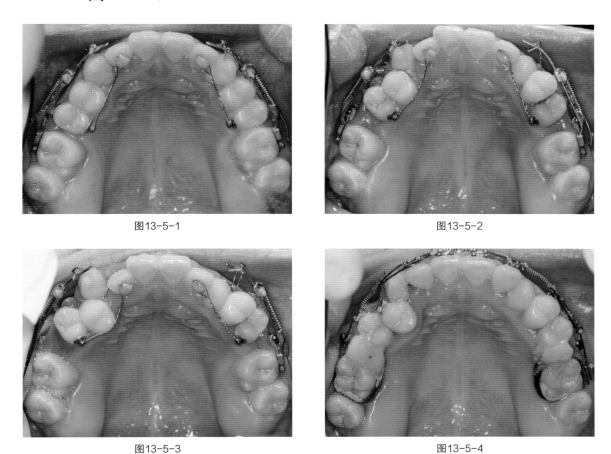

图13-5-1

图13-5-2

图13-5-3

图13-5-4

六、磨牙推进器推前矫治骨性反𬌗案例（颧突钉、前磨牙延伸臂）（图13-6-1～图13-6-4）

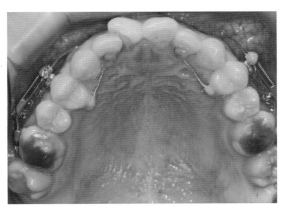

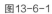

图13-6-1

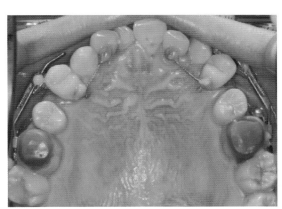

图13-6-2

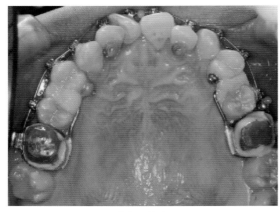

图13-6-3

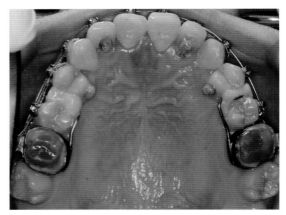

图13-6-4

七、单侧磨牙推进器推前矫治骨性反𬌗及偏𬌗案例（颧突钉、前磨牙引导杆）（图13-7-1～图13-7-4）

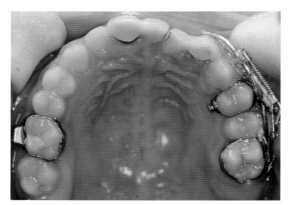

图13-7-1

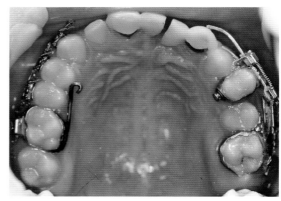

图13-7-2

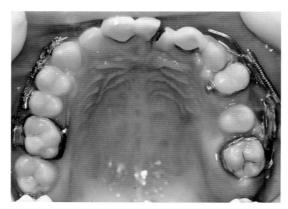

图13-7-3

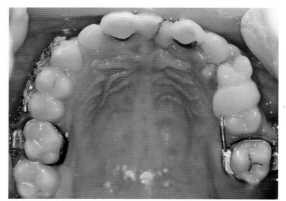

图13-7-4

八、双侧磨牙推进器推前矫治骨性反𬌗及偏𬌗案例

1. 患者初诊时牙列状况（图13-8-1，图13-8-2）

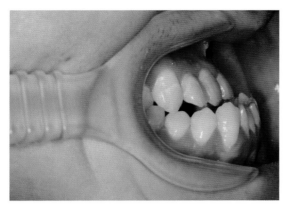

图13-8-1

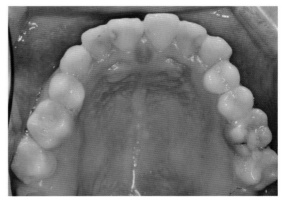

图13-8-2

2. 装配磨牙推进器推前矫治器治疗阶段（图13-8-3，图13-8-4）

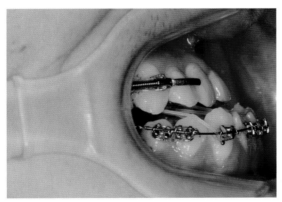

图13-8-3

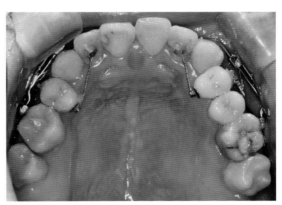

图13-8-4

3. 推前矫治阶段（图13-8-5，图13-8-6）

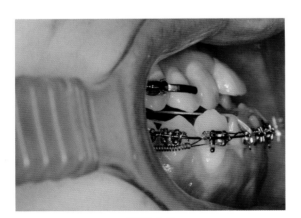

图13-8-5

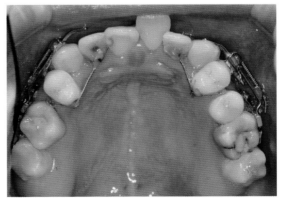

图13-8-6

4. Ⅱ期固定矫治器治疗阶段（**图13-8-7，图13-8-8**）

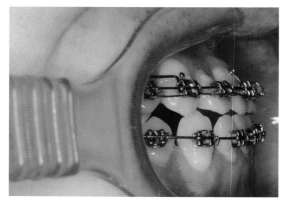 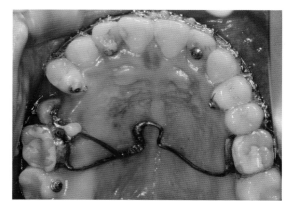

图13-8-7　　　　　　　　　　　　　　　图13-8-8

5. 矫治后期（**图13-8-9，图13-8-10**）

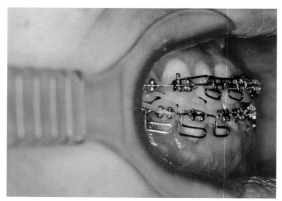 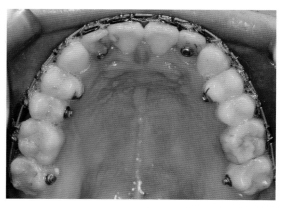

图13-8-9　　　　　　　　　　　　　　　图13-8-10

从上述磨牙推进器推前矫治骨性反𬌗案例治疗阶段对比图中，可以清晰地观察到，磨牙推进器推前的支抗系统由复杂变为简单，由原来需要正畸技工制作变为现在只需正畸医生常规椅旁操作。

九、磨牙推进器技术采用的颧突钉支抗体系案例

磨牙推进器推前的支抗体系与磨牙推进器推后的支抗体系的关键环节统一起来了，由一颗钉子（颧突钉）掌控。

患者上颌腭部消除了推前支抗装置：直径1.2mm不锈钢丝弯制的超大改良横腭杆。毫无疑问，异物感消除，口内舒适度大为提升。

磨牙推进器推前配套附件牵引环是为磨牙推进器拴系结扎丝回拉压缩推进器中的弹簧专门设计的，通常粘接固定在5号牙位上，推前的牙齿数目较多（两侧共10颗牙齿），磨牙推进器推前的阻力较大。现在更新其装置为前磨牙延伸臂，粘接固定在4号牙位上，延伸臂的作用力点依然保留在5号牙位上，保障了磨牙推进器回拉压缩弹簧加力的作用力点的长度。同样的操作，同样的磨牙推进器施力推前磨牙段朝近中移动，减少了推2颗前磨牙近中移动的阻力（两侧推8颗牙齿向前），提高了磨牙推进器推前的效率。

颧突钉是磨牙推进器推前矫治器与磨牙推进器推后矫治器支抗体系的关键环节。

　　磨牙推进器单侧推后矫治安氏Ⅱ类2分类亚类案例X线片，使用了1颗颧突钉作为支抗装置（图13-9-1，图13-9-2）。

　　磨牙推进器双侧推前矫治骨性反𬌗案例X线片，两侧各使用了1颗颧突钉作为支抗装置（图13-9-3，图13-9-4）。

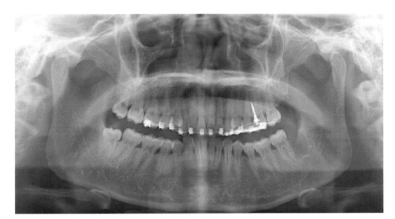

图13-9-1

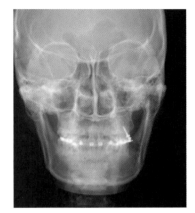

图13-9-2

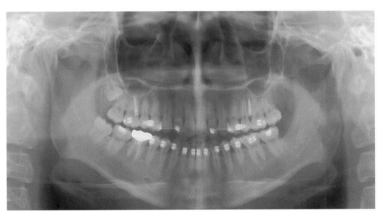

图13-9-3

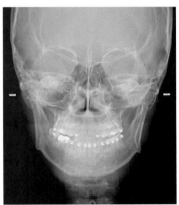

图13-9-4

Chapter 14 第十四章

磨牙推进器推前矫治器的更新换代

一、简介

1. 第一代磨牙推进器推前矫治器（图14-1-1，图14-1-2）

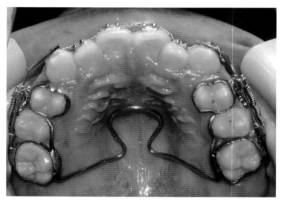

图14-1-1

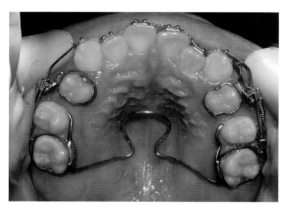

图14-1-2

2. 第二代磨牙推进器推前矫治器（图14-1-3，图14-1-4）

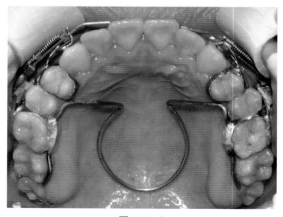

图14-1-3

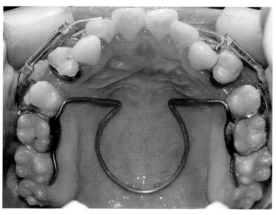

图14-1-4

3. 第三代磨牙推进器推前矫治器（图14-1-5，图14-1-6）

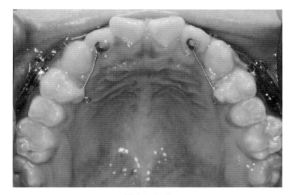

图14-1-5

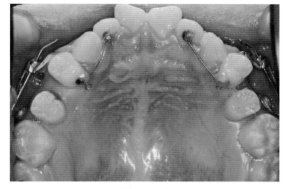

图14-1-6

二、磨牙推进器推前矫治器的更新换代结构特点

第一代磨牙推进器推前矫治器，我们称之为推前磨牙段向近中移动矫治器，初期采用直径1.2mm粗不锈钢丝，制作改良横腭杆，设计超大的U形曲，其曲突朝向近中，磨牙带环腭侧焊接钢丝，近中侧钢丝游离端延伸到第二前磨牙的舌侧颈缘（图14-1-1，图14-1-2），腭侧连接钢丝跨越2个牙位，旨在增加腭侧后牙弓支抗值，对抗推前磨牙段朝近中移动的反作用力。

第二代磨牙推进器推前矫治器在第一代改良横腭杆支抗的基础上，增加了腭侧连接钢丝的牙位，变成了第二前磨牙、第一磨牙及第二磨牙3个牙位，仍采用直径1.2mm粗不锈钢丝，制作改良横腭杆，设计超大的U形曲，其曲突却朝向了远中。还有一个特点，磨牙带环颊侧设置了延伸臂，配套颊面管位点前移，放在第二前磨牙处（图14-1-3，图14-1-4）。

前磨牙带环焊接引导杆如图14-2-3和图14-2-4所示。

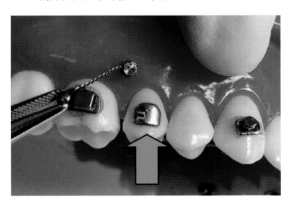

图14-2-1

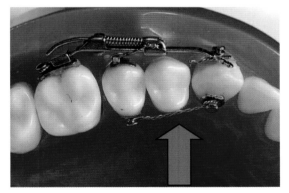

图14-2-2

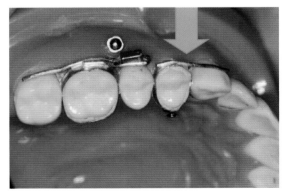

图14-2-3

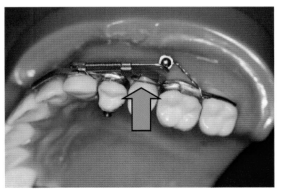

图14-2-4

第三代磨牙推进器推前矫治器（推前）：采用颧突钉支抗、第三代磨牙推进器、配套磨牙颊面管远中附有牵引球栓、牵引环（图14-2-1绿色箭头处），第二前磨牙及侧切牙腭侧粘接舌侧扣，用结扎丝拴扎在一起（图14-2-2红色箭头处），其作用是缓冲磨牙推进器推前磨牙段朝近中移动的反作用力，起到对抗前磨牙旋转的作用，类似第二代磨牙推进器推前设计的前磨牙带环上焊接的引导杆（图14-2-3蓝色箭头处）。

三、第三代磨牙推进器推前矫治骨性反𬌗临床应用案例

该患者上颌两侧第一前磨牙上粘接前磨牙延伸臂，第一磨牙上粘接配套颊面管（图14-3-1，图14-3-2），采用颧突钉支抗系统（颧突钉与磨牙颊面管远中牵引球栓紧密结扎在一起）（图14-3-3），舌侧第一前磨牙与侧切牙舌侧扣用0.25mm结扎丝拴扎在一起。颊侧装配了磨牙推进器推前矫治器（图14-3-4）。

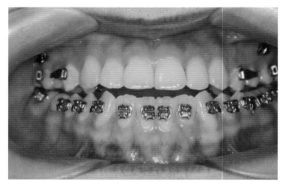

图14-3-1

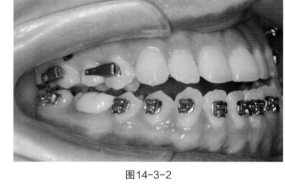

图14-3-2

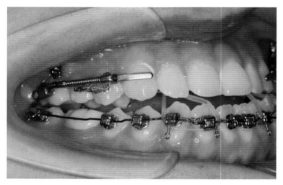

图14-3-3

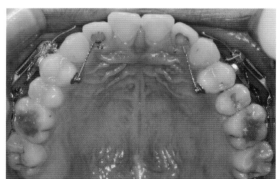

图14-3-4

磨牙推进器推前Ⅱ期治疗的要点

　　磨牙推进器推前达到前牙对刃，即切对切关系，达到实现Ⅰ期矫治目标。这个阶段前牙呈现拥挤状况，上下切牙能够对咬接触。这时预示磨牙推进器推前第一阶段矫治目标实现，进入Ⅱ期治疗。

　　最重要的环节和标志是制作固定式间隙保持器，拆除磨牙推进器，拆除粘接式配套颊面管及前磨牙延伸臂，第一磨牙选择合适带环，在磨牙带环舌侧焊接一节直径1.0mm不锈钢丝，制作连接支架，钢丝近中端弯折进入第一前磨牙远中开拓出的间隙，用自凝塑胶填满，硬固后打磨成牙冠形态。即固定式义齿间隙保持器。

　　完成这个步骤后，上颌牙列粘接固定矫治器托槽。镍钛丝排牙。此时可以使用正畸专利装置——心跳簧，如图15-1和图15-2初装正畸专利附件心跳簧（2016-12-23）及图15-3和图15-4使用正畸附件心跳簧矫治53天复诊（2017-02-14）所示，扩展前牙段局部牙弓，同时利于镍钛丝的柔软弹性的回复力量，边扩弓边排齐牙列（图15-5，图15-6）。固定义齿间隙保持装置如同后牙段的超强支抗，抵住前磨牙段朝近中方向移动，使之定向移动牙齿，边排齐牙列边唇向拓展上牙弓前牙段的长度。与下颌颊棚钉支抗拉下颌牙列整体远中移动遥相呼应，减少乃至消除上下牙弓矢状向的不调，达到纠正前牙反𬌗的目标。在上颌牙列排齐、前牙反𬌗解除后，拆除上颌固定义齿间隙保持器，采用复合Ⅲ类颌间牵引技术，拉上颌磨牙近中移动，关闭磨牙推进器推前拓展间隙，使上下颌磨牙调整至中性关系。

　　注意：将原来的上颌磨牙带环钢丝连接支架焊枪烧红退火后，弯制成腭侧牵引钩。

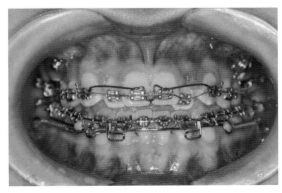

图15-1

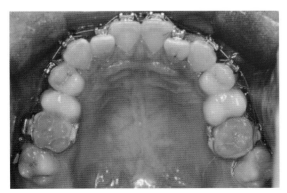

图15-2

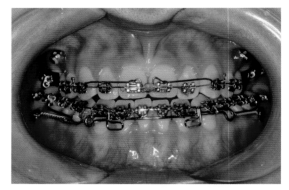

图15-3

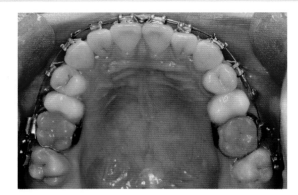

图15-4

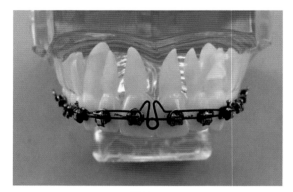

图15-5

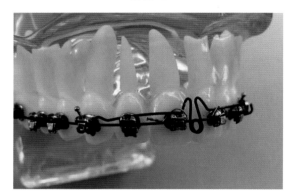

图15-6

牙模演示正畸辅弓：心跳簧，装配在前牙区的状况如图15-5和图15-6所示。

推前磨牙段向前指包括第一前磨牙在内的牙弓前段牙列，其矫治技术也涉及推上颌第一前磨牙向近中移动，使上牙弓矢状向朝近中段延长。从而达到协调和掩饰安氏Ⅲ类骨性错𬌗畸形所存在的上牙弓短、下牙弓长的比例失调问题。所提供的有利条件经过Ⅱ期固定矫治器治疗，获得良好的𬌗关系，使牙、颌、面三者间趋于协调，展现较好的颜面部侧貌。推磨牙向后指推磨牙段向远中移动开拓间隙，包括第一磨牙在内的牙弓后段牙列，矫治安氏Ⅱ类错𬌗畸形是临床上常用的矫治方法，对于临界案例而言，是实施非拔牙矫治技术的重要手段。

近几年来，实用磨牙推进器矫治技术与时俱进，随着正畸种植钉支抗技术的普及与推广、正畸粘接材料学的进步，磨牙推进器经过研发也更新换代，获得了新的多项国家专利，在杭州富阳华文医疗器械有限公司占贵华总经理的支持下，已经生产出第三代磨牙推进器及推前、推后配套装置，原来依靠磨牙带环焊接固位的延伸臂配套颊面管，及牵引附件采用了定制网底粘接式固位，已广泛应用于临床（图15-7）。

原来磨牙推进器矫治Ⅱ类错𬌗需要正畸技工制作推磨牙向后支抗装置改良Nance托、小联合腭托以及矫治Ⅲ类骨性错𬌗推前磨牙段向近中移动的支抗装置改良粗丝横腭杆，也都统一更新为颧突钉支抗，这样临床医生操作起来更加方便和快捷，患者也节省了许多椅旁就诊时间，其配合程度和舒适度都获得较大提升。

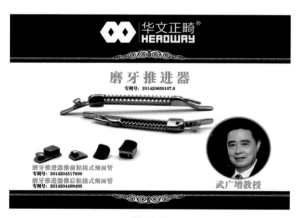

图15-7

推前磨牙段向近中移动如何实施？其矫治理念及临床治疗效果是正畸医生普遍关注的问题。磨牙推进器推前矫治骨性反𬌗对患者容貌有无改变？推前矫治后能增加患者的颜值吗？

在磨牙推进器推前的作用力下，实施推前磨牙向近中移动技术矫治骨性Ⅲ类错𬌗畸形，当前牙达到对刃𬌗，即切对切关系时，就应停止施力，此时患者由于前牙段的近中移动，使面中部的凹陷变得平坦，患者的容貌获得了极大的改观。

案例-1：磨牙推进器推前矫治骨性反𬌗前后颜面侧貌对比（图15-8，图15-9）

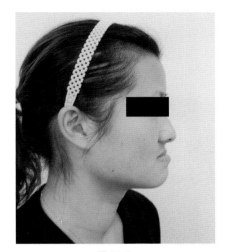 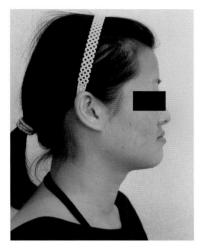

图15-8　　　　　　　　　　　　　　　　　　　　图15-9

案例-2：磨牙推进器推前矫治骨性反𬌗前后颜面侧貌对比（图15-10，图15-11）

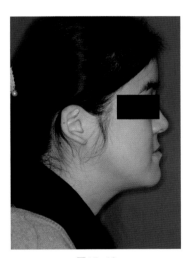 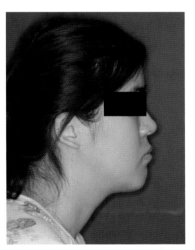

图15-10　　　　　　　　　　　　　　　　　　　图15-11

案例-3：磨牙推进器推前矫治骨性反殆前后颜面侧貌对比（图15-12，图15-13）

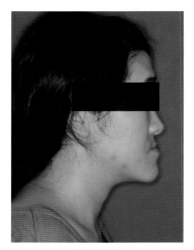

图15-12

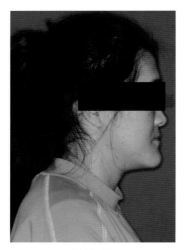

图15-13

案例-4：磨牙推进器推前矫治骨性反殆、偏殆，前后正面容貌对比（图15-14，图15-15）

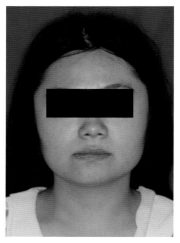

图15-14

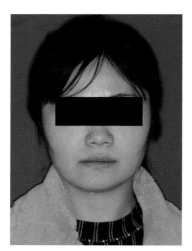

图15-15

Chapter 16 第十六章

推前固定义齿间隙保持器的制作步骤

1. 使用白色自凝塑胶在磨牙推进器推开间隙处制作临时义齿。并雕刻修形接近前磨牙外形。制作完成的临时义齿在工作模型上展示（图16-1~图16-5）。

2. 石膏包埋临时义齿及部分钢丝，避免对焊接部分造成影响。

3. 带环与钢丝焊接部位涂布助焊剂，加热银焊片使之融化后，填满焊接区域间隙（图16-6~图16-9）。

4. 焊接完成后，去除包埋石膏照片展示（图16-10~图16-14）。

5. 固定义齿间隙保持器照片展示（图16-15，图16-16）。

6. 临床应用案例：应用玻璃离子粘接固定义齿间隙保持器（图16-17，图16-18）。

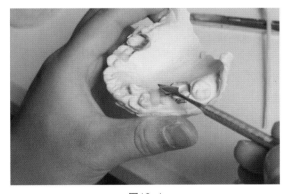

图16-1

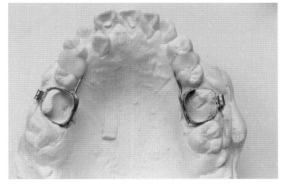

图16-2

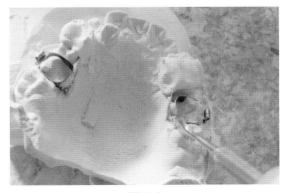

图16-3

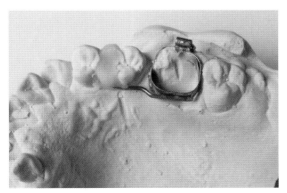

图16-4

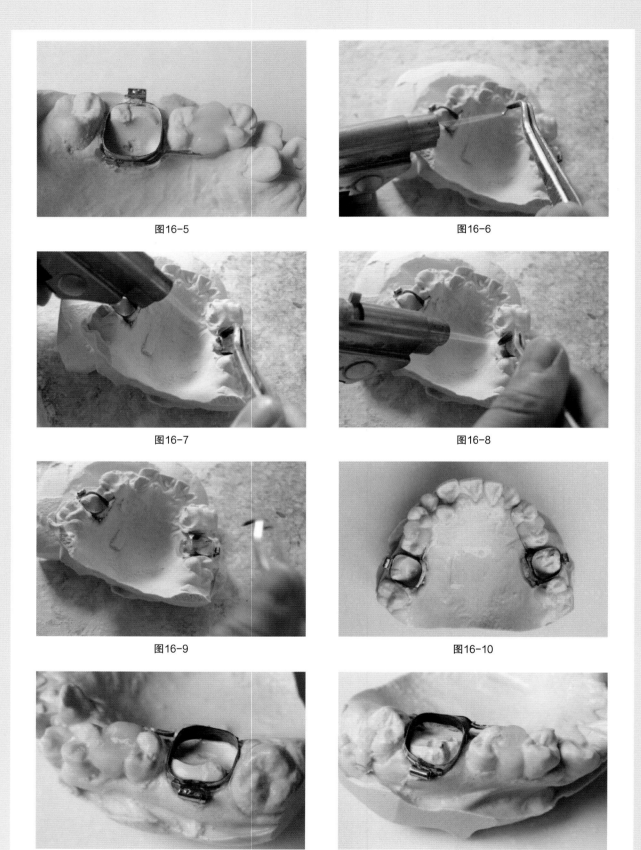

图16-5

图16-6

图16-7

图16-8

图16-9

图16-10

图16-11

图16-12

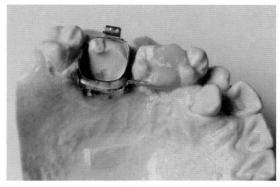

图16-13

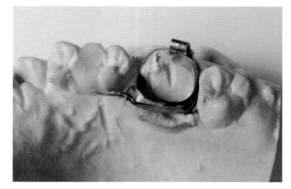

图16-14

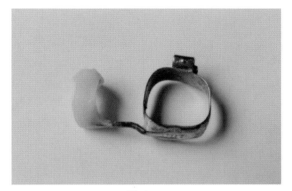

图16-15

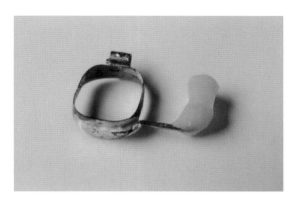

图16-16

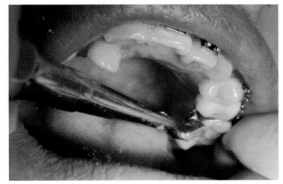

图16-17

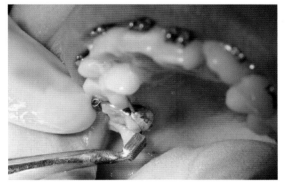

图16-18

Chapter 17 第十七章

磨牙推进器推后矫治器临床应用说明书

磨牙推进器推后矫治器套装结构（网底粘接式颊面管）为：①磨牙推进器；②推后配套异型磨牙双管颊面管；③颧突钉支抗系统。

适应证：

（1）牙性安氏Ⅱ类错𬌗。

（2）安氏Ⅱ类临界案例。

（3）后牙段拥挤或上颌结节发育不足案例，需要设计磨牙减数推磨牙向后者。

（4）安氏Ⅱ类亚类案例可以采用单侧推磨牙向后矫治技术。

（5）上颌牙列发育正常、下前牙排列整齐或者轻度牙列拥挤，不需要采取拔牙矫治设计者。

禁忌证：

（1）安氏Ⅱ类骨性错𬌗。

（2）下颌后缩的安氏Ⅱ类错𬌗。

（3）上颌第一磨牙有问题（如严重龋坏行根管治疗者、牙根过短、烤瓷桥基牙、骨性粘连等）。

一、装配步骤

1. 按照常规清洁牙面，酸蚀、冲洗、吹干上颌第一磨牙牙冠颊侧颈1/3部分（接近牙齿阻抗中心），涂布粘接剂，粘接配套磨牙颊面管装置。

2. 上下颌牙列采用光固化技术粘接托槽、配套颊面管，装配固定矫治器。正畸主弓丝采用0.016in或者0.018in澳丝弯制随形弓。

3. 将磨牙推进器插栓插入配套颊面管，调整磨牙推进器长轴，使其与同侧牙列𬌗平面平行，要求与弓形弧度相适应，避免对软组织造成损伤。

4. 局麻下，在上颌颧骨下缘第一磨牙近中约5mm膜龈联合处，植入规格2.0mm×10mm正畸微螺钉，注意是在牙槽外与牙根之间植入，钉子长轴与牙齿𬌗面成55°～70°角。

5. 用0.25mm结扎丝穿过颧突钉的钉帽孔，结扎丝"8"字交叉打结缠绕至尖牙托槽远中，在正畸主弓丝下方包绕尖牙托槽翼沟朝近中前行，继续上述"8"字交叉方法至侧切牙托槽近中打结，留3mm扎丝末端剪断，将扎丝末端塞入正畸主弓丝下方。构成推磨牙向后的颧突钉支抗系统。

6. 用0.25mm结扎丝由第一前磨牙近中主弓丝下方穿过，向远中内"8"字交叉打结至第二前磨牙远中弓丝上，打上2个结固定。配套颊面管再次插入磨牙推进器，结扎丝从近中穿过磨牙推进器前端牵引孔，向远中压缩推簧至原长度的2/3或1/2，将结扎丝打结固定，在其末端3mm处剪断，塞入滑板下。此时，磨牙推进器利用压缩弹簧的回复力启动推磨牙向远中移动。

如果磨牙推进器前端松动，可在尖牙处粘舌侧扣，用0.25mm结扎丝将推进器前端与舌侧扣松散结扎固定。

7. 使用颧突钉支抗者，由于磨牙推进器的结构是置放于牙列的颊侧，单轨道远中向施力推磨牙向后的反作用力会使前磨牙发生近中颊向/远中舌向扭转，为了避免这种情况发生，可在腭侧前磨牙、尖牙或侧切牙粘舌侧扣，在前磨牙与尖牙之间挂橡皮链（备注：传统的推磨牙向后矫治器的小联合腭托支抗、Nance托支抗和第二前磨牙带环与钢丝支架焊接成一个整体结构，故不会发生前磨牙扭转这种情况）。

8. 实施推磨牙向后的矫治进程中，可配合使用Ⅱ类颌间弹力牵引。有助于形成合力抵消推磨牙向后的副移动。

二、临床使用要点

1. 每次复诊，仅拧紧扎丝压缩磨牙推进器弹簧1/3原长即可，为3～5mm长度，推磨牙远移距离单侧1～1.5mm/月，即力度合适。

2. 推磨牙远中移动目标为稍稍过矫正2～3mm，即使磨牙远移达到中性偏近中位置。

3. 完成推磨牙远移目标，即刻进入Ⅱ期矫治阶段。拆除磨牙推进器，保留颧突钉支抗系统。正畸主弓丝通常选用澳丝，紧抵第一磨牙颊面管近中设置停止曲，配套使用滑动架，通过Ⅱ类颌间牵引，逐牙远移前磨牙及尖牙。

三、Ⅱ期治疗临床经验

磨牙推进器推后技术的Ⅱ期治疗不同于传统支抗推磨牙向后矫治技术。拆除磨牙推进器时，不需要即刻使用Nance托或大联合腭托装置维持磨牙远移开拓间隙，但需要更换固定矫治器配套颊面管，比如自锁托槽磨牙颊面管、直丝弓矫治器磨牙颊面管。

笔者通常在使用镍钛丝排齐牙列期间，采用颧突钉与滑动架牵引圈拴系在一起，滑动架远中固位圈紧抵上颌磨牙托槽或磨牙颊面管，维持磨牙远移拓展间隙（图17-3-1，图17-3-2）。

牙齿排列较整齐的患者，使用较粗澳丝紧抵上颌磨牙颊面管处设置停止曲，防止已经远移的磨牙近中移动。使用滑动架推簧组合装置与颧突钉拴系在一起，同时拉第二前磨牙及第一前磨牙远中移动，可以缩短疗程，是个好办法（图17-3-3，图17-3-4）。

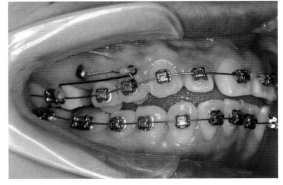
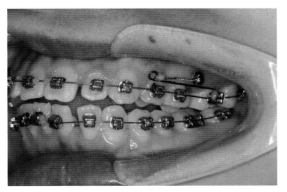

图17-3-1　　　　　　　　　　　　　　　　　图17-3-2

也可以使用滑动架远中固位圈抵住第二前磨牙托槽，通过Ⅱ类颌间牵引使其远中移动，逐渐占住磨牙远移拓展间隙（图17-3-5，图17-3-6）。

另外，颧突钉挂镍钛螺旋拉簧至尖牙托槽，实施拉尖牙远中移动，其拉尖牙远移的力量也有阻止磨牙近中回复的力量。

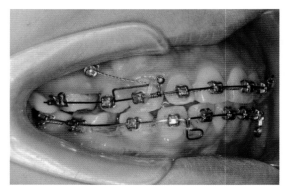

图17-3-3

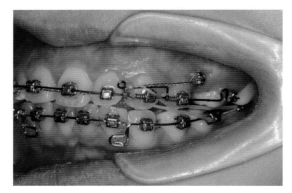

图17-3-4

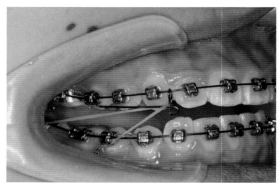

图17-3-5

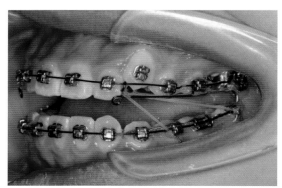

图17-3-6

磨牙推进器推前矫治器使用说明书

一、磨牙推进器推前矫治器

1. 套装结构

（1）磨牙推进器。

（2）前磨牙延伸臂。

（3）推前配套磨牙颊面管。

（4）颧突钉支抗系统。

2. 适应证

（1）轻度或中度骨性Ⅲ类错𬌗患者，选择掩饰性治疗者。

（2）拒绝手术治疗的重度骨性反𬌗患者（谨慎接诊）。

（3）偏𬌗畸形患者，单侧推前磨牙段向近中移动。

3. 禁忌证

（1）严重骨性反𬌗患者。

（2）严重偏颌畸形患者。

（3）对容貌要求较高、不接受掩饰性治疗方案者。

（4）有家族史的高危人群。

（5）对非手术方法矫治摇摆不定者。

二、装配步骤

1. 清洁牙面，酸蚀、冲洗、吹干上颌第一磨牙牙冠颊侧颈1/3部分（接近牙齿阻抗中心），涂布粘接剂，采用光固化技术粘接配套颊面管装置。

2. 酸蚀、冲洗、吹干上颌尖牙牙冠唇面，采用光固化技术粘接舌侧扣（与颊面管位置大致平齐），酸蚀上颌第一前磨牙牙冠颊面，光固化技术粘接前磨牙延伸臂，注意延伸臂的尖端朝向远中第二前磨牙处。

3. 酸蚀、冲洗、吹干上颌第一前磨牙、侧切牙牙冠舌面，采用光固化技术分别粘接舌侧扣，并用0.25mm结扎丝紧密结扎，防止推前磨牙近中移动过程中，第一前磨牙因颊侧受力较大，发生牙齿远中舌向扭转（备注：如果采用第二前磨牙颊侧粘接牵引环者，则在其舌面粘接舌侧扣）。

4. 将磨牙推进器插栓插入配套颊面管，调整磨牙推进器长轴，使之与𬌗平面平行，要求其与牙弓弧度相适应，避免对口颊软组织造成不适或损伤。

5. 下颌牙列装配固定矫治器，常规使用0.018in澳丝弯制随形弓。

6. 局麻下，在第一磨牙近中膜龈联合处植入规格2.0mm×10mm颧突钉，磨牙颊面管远中球形栓与颧突钉的钉帽孔用0.25mm结扎丝紧密牢固结扎。

7. 用0.25mm结扎丝穿过第一前磨牙延伸臂打2~3个结，扎丝拉向近中方向穿过磨牙推进器前端牵引孔，向远中压缩推簧至原长度的1/2或2/3打结固定，扎丝末端留3~4mm处剪断，将其塞入磨牙推进器滑板下方。此时，磨牙推进器激活，利用压缩弹簧的回复力推前磨牙段朝近中移动。

8. 磨牙推进器近中端支撑板部分，常规使用0.25mm结扎丝将其与尖牙唇侧舌侧扣稍稍结扎固定。防止其上下摆动即可。

9. 由于磨牙推进器的结构是置放在前磨牙颊侧施力，单轨道近中向施力会造成接受正畸力的前磨牙发生远中舌向扭转。为了避免这种情况发生，我们设计了平衡前磨牙移动的小Ⅲ类颌间牵引，即在下颌前3-2牵引钩与上颌第一前磨牙腭侧舌侧扣之间挂1/4in橡皮圈做轻力平衡移动牵引（下颌牙列安放的是0.018in澳丝弯制的随形弓）。另外，在上颌牙列腭侧第一前磨牙与侧切牙之间的舌侧扣预先采用0.25mm结扎丝紧密结扎，也有防止或者减少第一前磨牙近中移动过程中的远中舌向扭转程度。

三、临床应用要点

1. 每次复诊，仅拧紧扎丝压缩磨牙推进器弹簧至原长1/3即可，3~5mm长度，实施矫治力推前磨牙段向近中段移动，每侧移动1~1.5mm/月为力度合适。下颌随形弓前牙牵引钩与上颌第一前磨牙舌侧扣做Ⅲ类平衡牵引。

2. 推前磨牙段向近中移动的目标为切对切，即达到对刃关系。此时，前牙列段会出现拥挤状况，这是推移过程中的正常现象，不必担心。

3. 拆除磨牙推进器，即刻装配固定义齿间隙保持器，这是非常重要的治疗环节，常规采用第一磨牙带环舌侧焊接直径1.0mm不锈钢丝制成连接体，前端弯折进入推出的间隙内，用自凝塑料制作固定义齿。

4. 进入Ⅱ期矫治阶段，上颌粘接托槽装配固定矫治器，镍钛丝排齐上颌牙列。上颌前牙拥挤牙列一旦排齐，前牙反𬌗即矫正。此时，拆除下颌牙列固定矫治器随形弓，更换镍钛丝排齐牙列。

5. 待上下牙列排齐，托槽槽沟直线化，换0.018in澳丝，上颌第一磨牙拆除固定义齿保持器，利用其带环上的不锈钢丝弯制牵引小钩，实施颊侧、舌侧同时挂橡皮圈做Ⅲ类复合牵引，逐渐关闭上颌磨牙推进器推出的间隙。如果下颌前牙舌倾，则应常规装配固定式舌弓，增强下前牙支抗。

下颌推磨牙向后使用的固定式舌弓（图18-3-1），磨牙推进器推前矫治骨性反𬌗应用的附基托挡板的固定式舌弓（图18-3-2）。

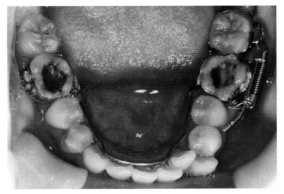

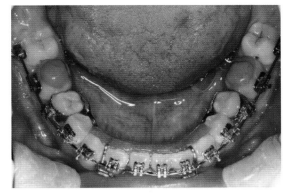

图18-3-1   图18-3-2

四、磨牙推进器推前基本矫治步骤

1. 推上颌前磨牙段向近中移动，目标达到上下切牙对刃殆。

2. 完成Ⅰ期矫治目标，即刻制作、装配磨牙带环连接固定式义齿间隙保持器，同时安放固定矫治器镍钛丝排齐牙列。

3. Ⅱ期固定矫治器治疗，排齐14-24牙列，建立前牙正常覆殆、覆盖关系，矫正前牙反殆。

4. 先使尖牙达到Ⅰ类关系后，更换稳定弓丝，维持良好弓形，着手以下颌前牙为支抗（使用固定式舌弓，加强下前牙支抗）通过Ⅲ类颌间复合牵引、分次分段近中移动上颌后牙，调整磨牙关系。

磨牙推进器推前矫治骨性反殆有别于传统的掩饰性治疗，即不通过拔牙手段来创造间隙，内收下前牙、唇倾上切牙，采用叠瓦方式来解决前牙反殆关系。而是推上颌前磨牙段整体近中移动来延长上牙弓长度，同时颊棚钉拉整个下颌牙列远中移动，纠正上下颌牙列矢状向不调，其矫治后的前牙轴倾度、牙齿的咀嚼和切割功能得到有效改善，矫治后的牙列稳定性优于掩饰性治疗。

由于采用磨牙推进器推前磨牙段向近中移动，而不是单纯的上前牙唇倾，可使前牙段牙列产生轻度乃至中度的拥挤，这对于处于生长发育期的青少年患者，其功能性刺激能够增加上颌骨前部的骨量，便于扩弓延长牙弓的长度，有利于颌骨的发育、骨组织的改建。前磨牙段的近中移动，扩展了前牙弓的长度，使患者凹陷的面中份逐渐突起，改善颜面侧貌。

临床医生应用现代固定正畸手段排齐轻度、中度的牙列拥挤是极为简单便利的，根据我们过去的成熟矫治经验，对于恒牙期Ⅲ类骨性错殆，只要拥挤不影响前牙反殆的矫治，不要急于减数，特别是上颌牙列减数。临床经验证明，Ⅱ度甚至是Ⅱ度以上的上颌牙列拥挤，在前牙反殆矫正的同时或稍后，牙列拥挤状况随着矫治进展得以解决。

Chapter 19 第十九章

正畸案例解析

　　为了帮助读者更贴近临床、更接近实战学习和运用现代磨牙推进器矫治技术，让本书成为正畸医生的临床指导用书，我们选择了近几年在上海应用磨牙推进器矫治技术的案例，其中大多数选自上海迈植牙学院正畸系统班经典教学案例，临床应用磨牙推进器矫治技术治疗安氏Ⅱ类错𬌗推后矫治案例、推前矫治骨性Ⅲ类错𬌗案例。其中非手术方法矫治骨性Ⅲ类错𬌗，上颌采用正畸利器——磨牙推进器推前磨牙段向近中移动，扩展上颌前牙弓的长度，下颌则设计非常规减数磨牙、通过颊棚钉支抗技术拉整个下颌牙列远中移动、缩短下颌牙弓长度。通过正畸手段上颌"推"前，下颌"拉"后，达到上下牙弓长度协调来解决前牙反𬌗问题。

　　案例解析这一章节的重点在于磨牙推进器矫治阶段的临床应用的讲解，以及Ⅱ期治疗阶段配套技术的运用。

　　在使用磨牙推进器矫治技术矫治Ⅱ类错𬌗案例中，有不拔牙设计方案推后矫治案例，有拔除1个磨牙单侧推后矫治正畸案例，有拔除2颗磨牙双侧推后矫治正畸案例；有使用磨牙推进器技术推后，上下颌不粘接托槽，不上固定矫治器的传统矫治设计方案；有上下颌粘接托槽，磨牙推进器推后与固定矫治器同步矫治方案。

　　在装配磨牙推进器推前矫治骨性Ⅲ类错𬌗案例中，有拔除下颌第一磨牙或者第二磨牙，上颌装配磨牙推进器推前矫治案例；也有下颌拔除第三磨牙，上颌装配磨牙推进器推前矫治案例。

　　本书展示多种范本的减数矫治设计案例，旨在为临床正畸医生提供一个菜单式选择方案，放开视野、拓展思维，不要局限于传统定调的不是第一前磨牙，就是第二前磨牙（非4即5）的拔牙设计方案内。

　　减数磨牙同样是正畸设计的需要，特别是采用非手术方法解决骨性Ⅲ类错𬌗畸形，在解决复杂、疑难的正畸案例中占据重要的地位。

　　正畸医生要根据患者本身的条件（性别、年龄、面型、家族史、错𬌗畸形的类别、矫治的难易程度、牙与牙槽骨的状况等）及自己的专业矫治技术能力，给患者提供切合实际、能够解决现实问题的矫治设计方案。

一、推后矫治21牙根短小Ⅱ类案例

（一）初诊

2018年2月5日，患者，女性，就诊年龄12岁。就诊时拍摄正畸标准面像（图19-1-1～图19-1-4）。

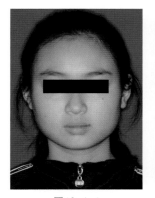 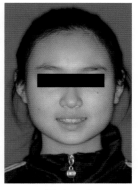 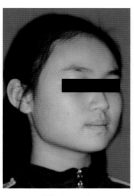 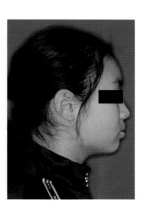

| 图19-1-1 | 图19-1-2 | 图19-1-3 | 图19-1-4 |

主诉：牙齿前突，牙列不齐。

检查：面部左右基本对称，侧面观，凸面型。口腔全景片、X线头颅定位侧位片及头影测量分析根尖片如图19-1-11和图19-1-12a～c所示。

一般检查：全口恒牙列，双侧磨牙轻度远中关系，上颌前牙覆盖下颌前牙牙冠唇面1/3但未超过下前牙1/2，上下颌前牙切端前后向水平距离7mm，上下颌牙列前牙中线基本对齐，上颌前牙段拥挤度约3.5mm（图19-1-5～图19-1-10）。

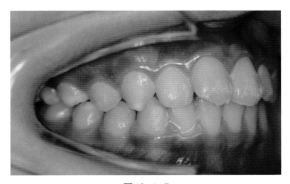 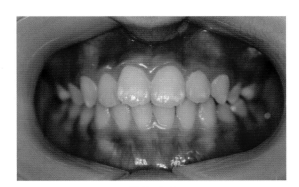

| 图19-1-5 | 图19-1-6 |

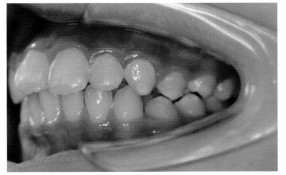 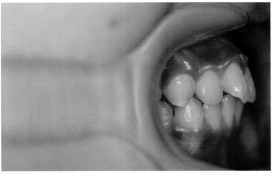

| 图19-1-7 | 图19-1-8 |

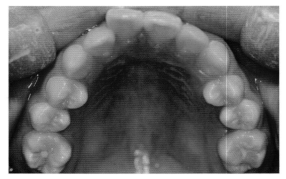

图19-1-9

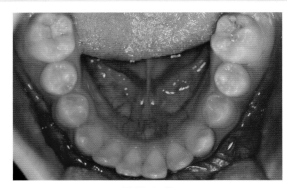

图19-1-10

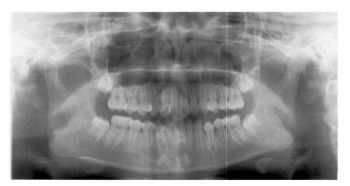

图19-1-11

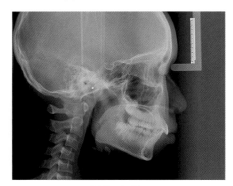

图19-1-12a

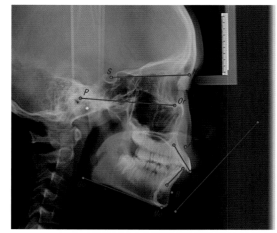

图19-1-12b

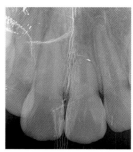

图19-1-12c

DCA头影测量精华版

一、颌骨突度（矢状向）　　　数据分析：

1.［83°］　　SNA=85.30°　　1. 上颌骨略突

2.［80°］　　SNB=80.08°　　2. 下颌骨正常

3.［3°］　　ANB=5.23°　　3. 骨性 Ⅱ类

二、颌骨高度（垂直向）

4.［25°］　　MP-FH=17.06°　　4. 骨型 低角

三、切牙唇倾度

5.［105°］　　UI-SN=119.07°　　5. 上前牙唇倾

6.［92°］　　LI-MP=111.59°　　6. 下前牙唇倾

7.［125°］　　UI-LI=105.92°

四、侧貌（突度）

8.［75°］　　Z角=52.96°　　7. 侧貌凸面型

9.［67°］　　FMIA=51.36°

诊断：

（1）安氏Ⅱ类1分类错𬌗。

（2）前牙深覆𬌗Ⅰ度。

（3）前牙深覆盖Ⅱ度。

（4）上颌轻度牙列拥挤。

（5）21牙根矮小。

治疗计划：

方案1：不拔牙矫治，上颌推磨牙向后，排齐牙列。

方案2：拔除上颌双侧第一前磨牙，下颌第二前磨牙。

方案3：单颌减数，拔除上颌双侧第一前磨牙。

患者家长最终选择方案1，推磨牙向后改善磨牙关系及突度，X线片显示21牙根短，正畸过程中21可能出现牙根吸收、牙齿松动情况，这点已与家长进行了沟通。

　　矫治思路探索：该患者正畸矫治的难题是上颌前牙21的牙根短，医生担心在正畸治疗移动牙齿过程中发生21的牙根吸收、牙齿松动甚至脱落的情况发生。家长否认牙齿外伤史。

　　为了避免这样的情况发生，尽可能地减少牙齿的往返移动，我们采用非常规推磨牙向后矫治程序，上下颌同时装配固定矫治器，为了最大限度减少推磨牙向后的负移动，我们在患者初上磨牙推进器阶段，就在上颌前牙段装配了扁担弓，同时使用了Ⅱ类颌间牵引，控制上颌前牙的唇倾。

　　经典的推磨牙向后矫治，是完成推磨牙向后治疗阶段以后，再开始上下颌装配固定矫治器进行Ⅱ期固定矫治器治疗程序。显然这个推磨牙向后矫治案例没有按照正常治疗程序进行矫治。

（二）矫治阶段

1. 磨牙推进器推后矫治阶段（2018-03-08）

　　这次就诊该患者装配了磨牙推进器推后矫治器，上颌使用了传统支抗装置：小联合腭托支抗，两侧第一磨牙粘接了专用颊面管、装配了第三代磨牙推进器（图19-1-13～图19-1-18）。由于第二磨牙尚未萌出，故不需使用磨牙平移引导杆，与经典的推磨牙向后矫治技术不同的是：①上下颌牙列粘接了自锁托槽矫治器。②下颌牙列托槽一开始就用上了0.016in澳丝附有停止曲的标准弓形，而不是通常使用的镍钛圆丝。③上颌牙列15-25使用0.016in镍钛圆丝，但同时配置了0.8mm不锈钢丝弯制的扁担弓，其挂钩设置在侧切牙的远中缘。④两侧下颌第一磨牙与上颌前牙扁担弓之间挂1/4in橡皮圈，实施Ⅱ类颌间弹力牵引。

　　毫无疑问，首次治疗就使用了颌间弹力牵引。必须交代的是，这里设计扁担弓增强上颌前牙支抗及Ⅱ类颌间弹力牵引的目的，不是调整磨牙关系，而是用来对抗磨牙推进器推后产生的反作用力。尽可能地减少前牙的往返移动，保护21牙根短小的稳定性。

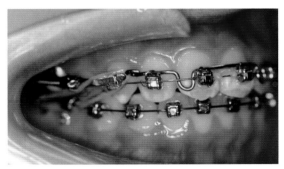

图19-1-13

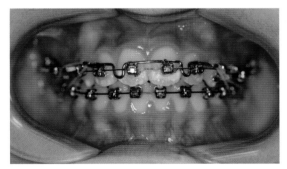

图19-1-14

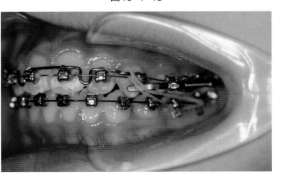

图19-1-15

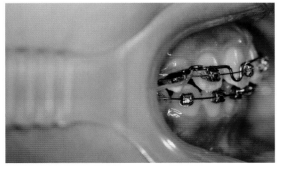

图19-1-16

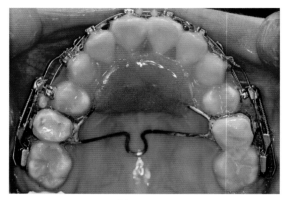

图19-1-17

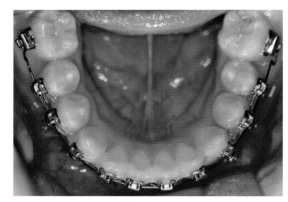

图19-1-18

2. 矫治过程-1（2018-05-01）

磨牙推进器施力推双侧上颌第一磨牙向后2个月，16、26顺利向远中移动，每侧远移距离约2.5mm，符合1～1.5mm/月移动牙齿的速率。

上颌中切牙间出现约1mm缝隙，个性化联合腭托基牙15、25𬌗面使用了粘接式𬌗垫，垫开后牙区的紧密咬合状况，能够适当减少磨牙远移的阻力（图19-1-19～图19-1-24）。

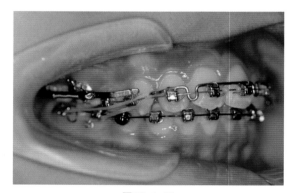

图19-1-19

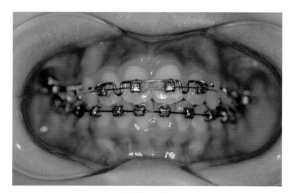

图19-1-20

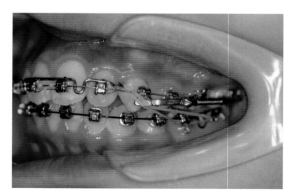

图19-1-21

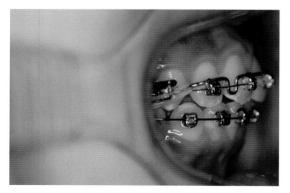

图19-1-22

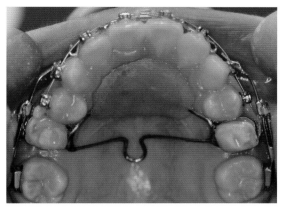

图19-1-23

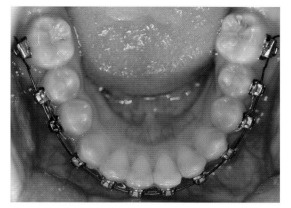

图19-1-24

3. 矫治过程-2（2018-06-30）

患者就诊时拍摄正畸标准面像（图19-1-25~图19-1-28）。

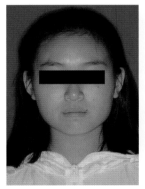

图19-1-25

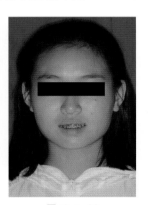

图19-1-26

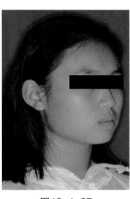

图19-1-27

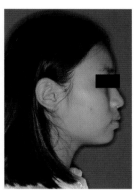

图19-1-28

装配磨牙推进器，实施双侧推磨牙向后治疗3个月零22天，上颌右侧第一磨牙（16）平稳向远中移动，扩展后牙弓间隙约3.5mm；左侧上颌第一磨牙（26）平稳向远中移动，扩展后牙弓间隙约3.0mm，小联合腭托支抗就位稳定，达到预期阶段矫治目标（图19-1-29~图19-1-34）。

X线头颅定位侧位片及口腔全景片显示上颌第一磨牙（16、26）冠根基本平行向远中移动（图19-1-35，图19-1-36）。

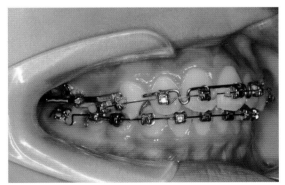

图19-1-29

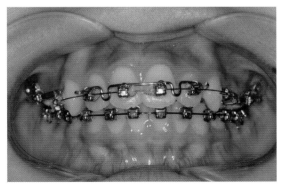

图19-1-30

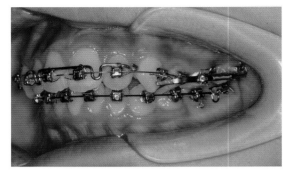

图19-1-31

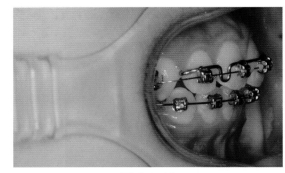

图19-1-32

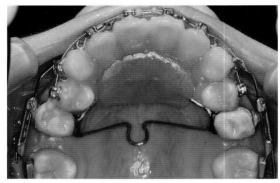

图19-1-33

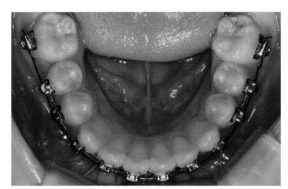

图19-1-34

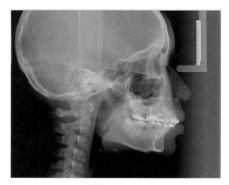

图19-1-35

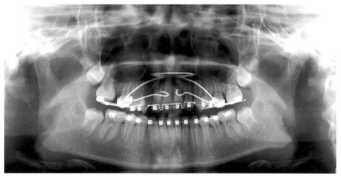

图19-1-36

　　复诊处置：拆除磨牙推进器及小联合腭托、扁担弓等装置，试戴16、26磨牙带环，合适后取集合模型，及时制作并装配16、26为基牙的大联合腭托保持装置。上颌牙列使用0.016in镍钛丝排齐牙列，下颌更换0.018in澳丝弯制的附有磨牙近中停止曲的标准弓丝，进入第Ⅱ期矫治阶段（图19-1-37～图19-1-42）。

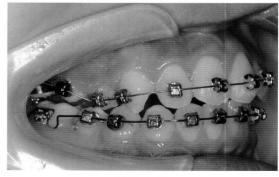

图19-1-37

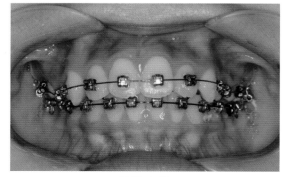

图19-1-38

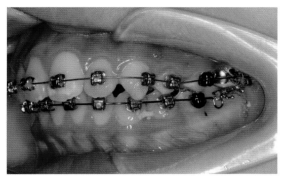
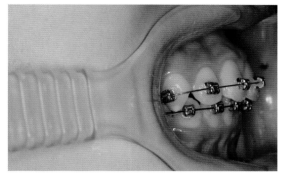

图19-1-39 图19-1-40

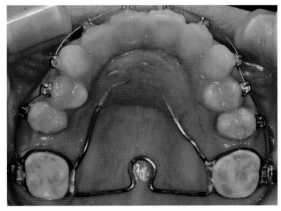
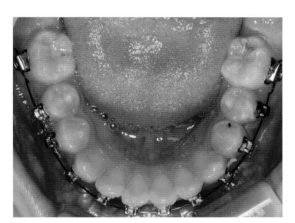

图19-1-41 图19-1-42

4. 矫治过程-3（2018-07-28）

患者就诊时拍摄正畸标准面像（图19-1-43～图19-1-46）。

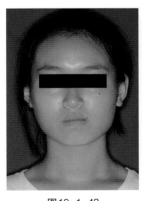
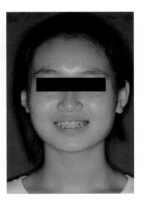
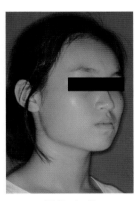
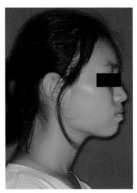

图19-1-43 图19-1-44 图19-1-45 图19-1-46

第Ⅱ期矫治1个月复诊，上颌牙列较前排齐，随着两侧第一前磨牙和第二前磨牙向远中移动，磨牙推进器推后扩展的后牙弓间隙逐渐减小，但前牙覆𬌗有所加深（图19-1-47～图19-1-52）。

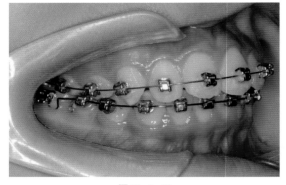

图19-1-47

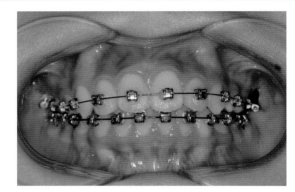

图19-1-48

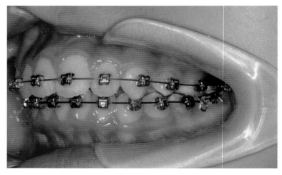

图19-1-49

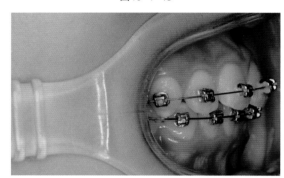

图19-1-50

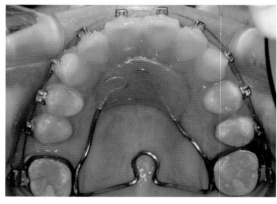

图19-1-51

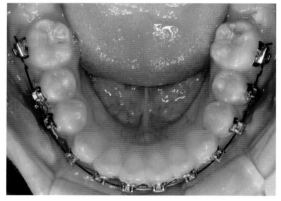

图19-1-52

　　复诊处置：上颌更换0.016in澳丝继续排齐牙列，两侧第一磨牙颊面管牵引钩采用挂分牙橡皮圈1个变2个的弹力牵引技术，拉第二前磨牙和第一前磨牙依次向远中移动。下颌使用0.016in澳丝摇椅弓与蛤蟆弓结合整平牙弓，矫治前牙深覆殆（图19-1-53～图19-1-58）。

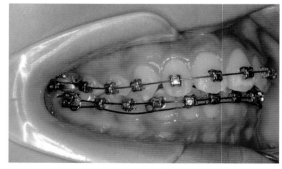

图19-1-53

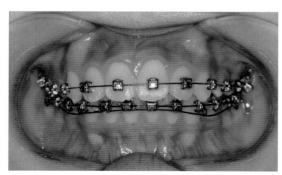

图19-1-54

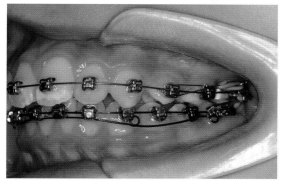

图19-1-55

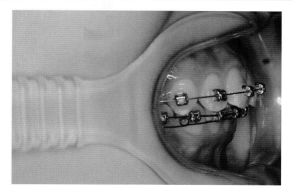

图19-1-56

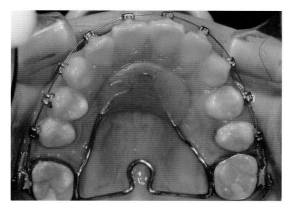

图19-1-57

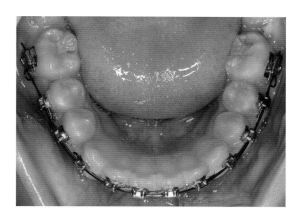

图19-1-58

5. 矫治过程-4（2018-09-24）

患者就诊时拍摄正畸标准面像（图19-1-59～图19-1-62）。

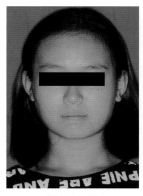

图19-1-59

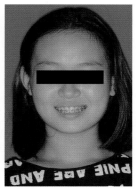

图19-1-60

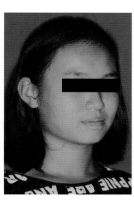

图19-1-61

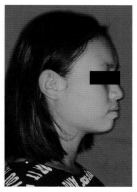

图19-1-62

第Ⅱ期矫治3个月复诊，上颌牙列较前排齐，前牙深覆𬌗经使用蛤蟆弓技术获得控制，左侧25远移明显已经与26靠拢，建立邻接关系，24与25之间出现1.5mm间隙；右侧15与16尚有2mm间隙。在保留蛤蟆弓技术控制垂直向牙列移动的同时，上颌两侧牙列尖牙托槽远中装配了滑动架配置推簧，滑动架牵引圈挂3/16in橡皮圈至下颌磨牙颊面管牵引钩，实施Ⅱ类颌间牵引组合技术，继续远移前磨牙（图19-1-63～图19-1-68）。

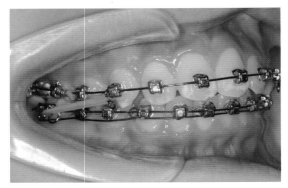

图19-1-63

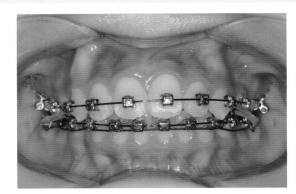

图19-1-64

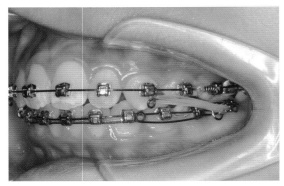

图19-1-65

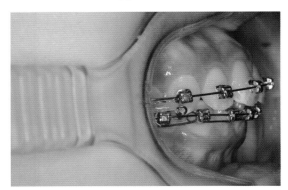

图19-1-66

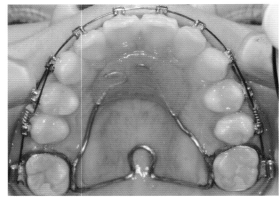

图19-1-67

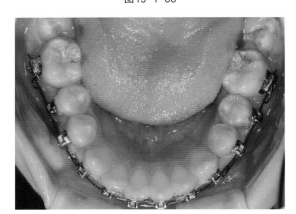

图19-1-68

6. 矫治过程-5（2018-11-24）

患者就诊时拍摄正畸标准面像（图19-1-69～图19-1-72）。

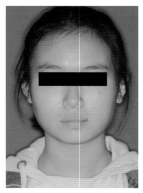

图19-1-69

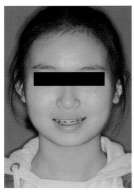

图19-1-70

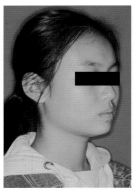

图19-1-71

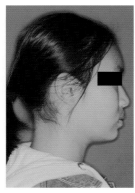

图19-1-72

第Ⅱ期矫治5个月复诊，前牙深覆𬴂经使用蛤蟆弓技术获得矫治，滑动架配置推簧Ⅱ类颌间牵引组合技术，使左侧24远移向25靠拢，24与23之间出现1.5mm间隙；右侧14、15明显远中移动，15与16尚有1mm间隙（图19-1-73～图19-1-78）。

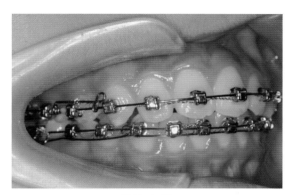

图19-1-73

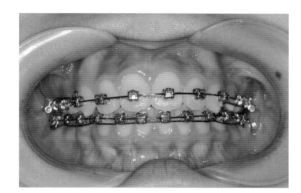

图19-1-74

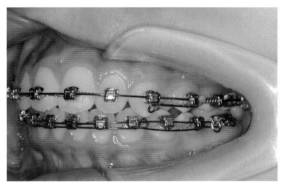

图19-1-75

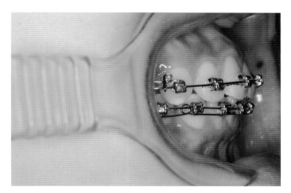

图19-1-76

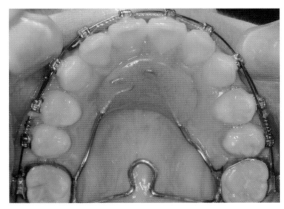

图19-1-77

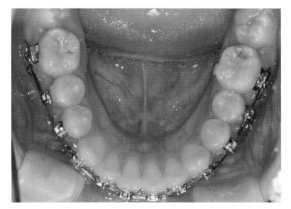

图19-1-78

复诊处置：上颌使用0.8mm不锈钢丝弯制的标准扁担弓，两侧尖牙托槽远中设置了挂钩，为了便于内收上颌前牙，减少前牙深覆盖，笔者及时拆除了口内大联合腭托的Nance托装置，保留了TPA。前牙扁担弓的两侧挂钩上分别挂3/16in橡皮圈至下颌磨牙颊面管牵引钩，实施Ⅱ类颌间牵引，继续打开咬合，内收上颌前磨牙（图19-1-79～图19-1-84）。

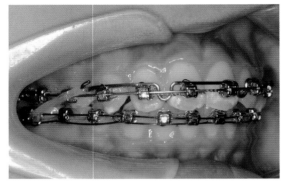

图19-1-79

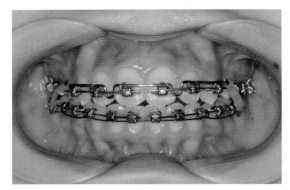

图19-1-80

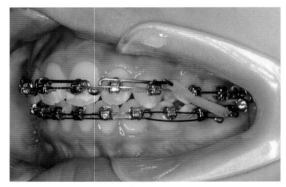

图19-1-81

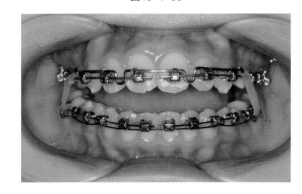

图19-1-82

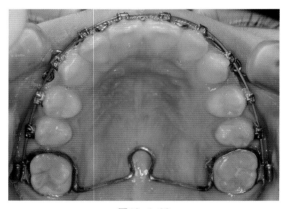

图19-1-83

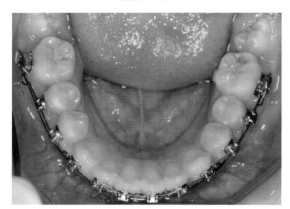

图19-1-84

7. 矫治过程-6（2019-01-19）

患者就诊时拍摄正畸标准面像（图19-1-85～图19-1-88）。

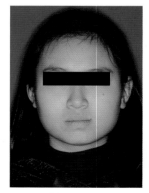

图19-1-85

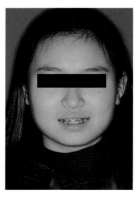

图19-1-86

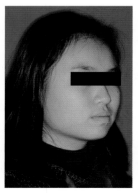

图19-1-87

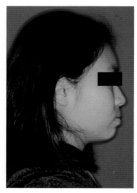

图19-1-88

Ⅱ期矫治7个月复诊，两侧尖牙、磨牙达到中性关系，上下颌牙列中线已经对齐，下颌使用蛤蟆弓技术调控、维持良好前牙覆𬌗关系。

右侧14-13之间余隙1.5mm，左侧22-23之间余隙1.0mm。

处置：口内拆除了TPA装置。上颌前牙继续使用扁担弓支抗Ⅱ类颌间牵引组合技术，内收前牙关闭余隙。

下颌保留蛤蟆弓继续调控前牙垂直向关系（图19-1-89~图19-1-94）。

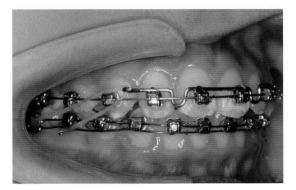

图19-1-89

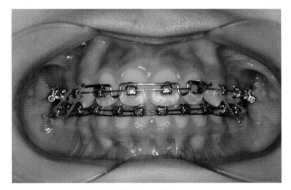

图19-1-90

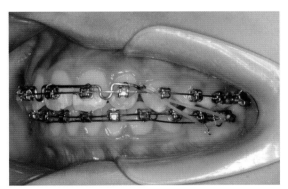

图19-1-91

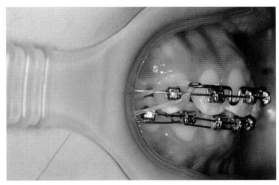

图19-1-92

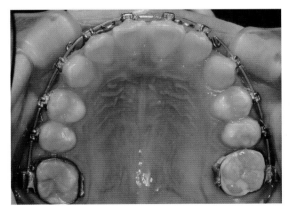

图19-1-93

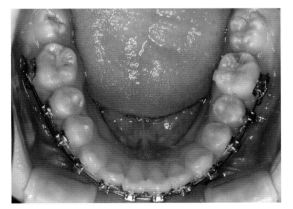

图19-1-94

8. 矫治过程-7（2019-06-26）

患者就诊时拍摄正畸标准面像（图19-1-95~图19-1-98）。

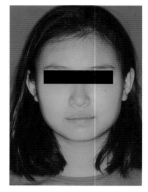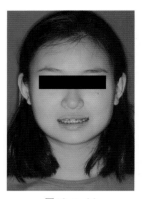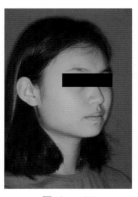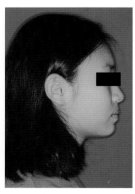

图19-1-95	图19-1-96	图19-1-97	图19-1-98

Ⅱ期矫治12个月复诊，上颌右侧尖牙轻度远中舌向扭转使用了正畸旋转簧附件，前牙覆𬌗、覆盖正常。37、47粘接磨牙颊面管，纳入矫治器，上颌牙列使用0.018in澳丝平弓、下颌牙列使用0.016in澳丝平弓排齐牙列。

下颌36、46牙冠𬌗面置放了蓝胶𬌗垫，利于纠正右上尖牙扭转关系（图19-1-99~图19-1-104）。

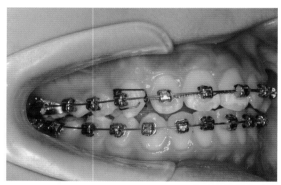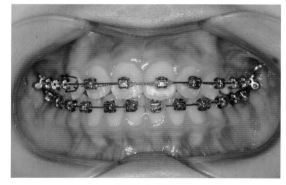

图19-1-99	图19-1-100

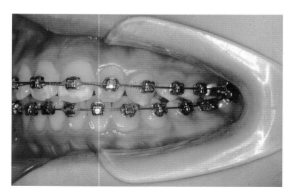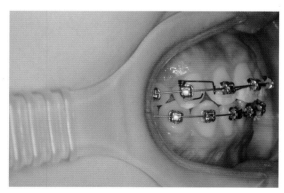

图19-1-101	图19-1-102

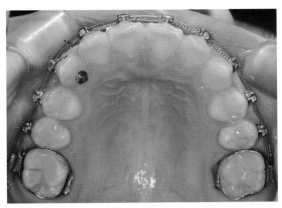

图19-1-103

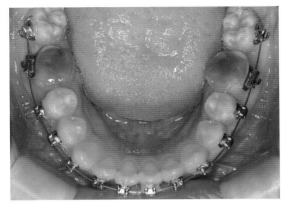

图19-1-104

9. 矫治过程-8（2019-08-03）

患者就诊时拍摄正畸标准面像（图19-1-105～图19-1-108）。

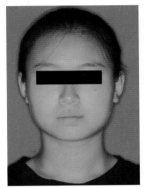

图19-1-105

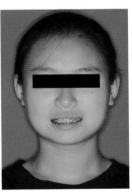

图19-1-106

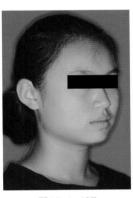

图19-1-107

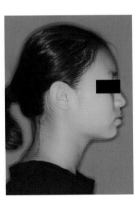

图19-1-108

Ⅱ期矫治14个月复诊，上颌右侧尖牙轻度远中舌向扭转经使用旋转簧获得纠正，上颌牙列余隙已经关闭，前牙覆𬌗较上次加深。

下颌牙列重新装配蛤蟆弓打开咬合，两侧后牙段颌间垂直弹力牵引（图19-1-109～图19-1-114）。

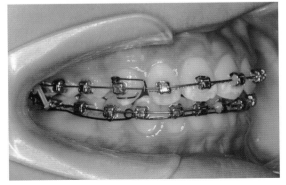

图19-1-109

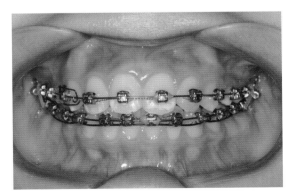

图19-1-110

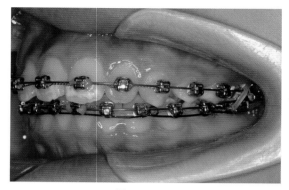

图19-1-111

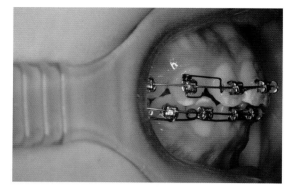

图19-1-112

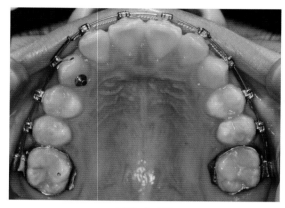

图19-1-113

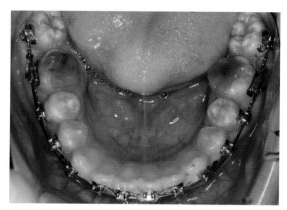

图19-1-114

10. 矫治过程-9（2019-12-02）

患者就诊时拍摄正畸标准面像（图19-1-115~图19-1-118）。

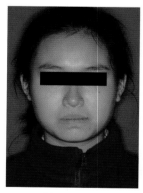

图19-1-115

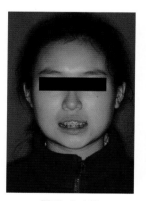

图19-1-116

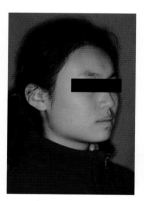

图19-1-117

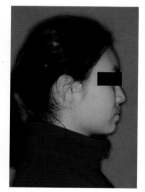

图19-1-118

Ⅱ期矫治18个月复诊，上颌牙列使用0.017in×0.025in不锈钢方丝在两侧尖牙近中缘弯制的上字曲，下颌牙列使用了0.017in×0.025in不锈钢方丝在两侧尖牙近中缘弯制的靴形曲。上颌前牙11、21舌侧用光固化树脂、成型模具制作了前牙咬合垫。

左侧下颌47-46与上颌13上字曲之间挂1/4in橡皮圈，实施Ⅱ类颌间牵引；右侧下颌颊侧36-37与上颌13上字曲之间挂1/4in橡皮圈，舌侧34牙冠舌面粘接舌侧扣挂1/4in橡皮圈至上颌唇侧13上字曲上，实施复合Ⅱ类颌间牵引（图19-1-119~图19-1-124）。

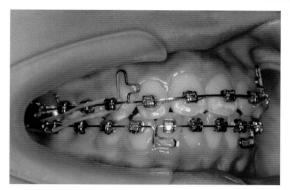

图19-1-119

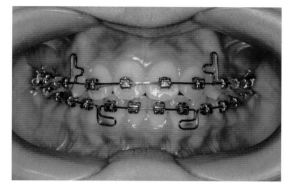

图19-1-120

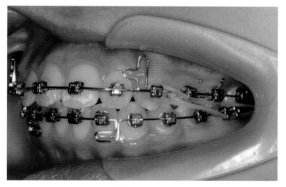

图19-1-121

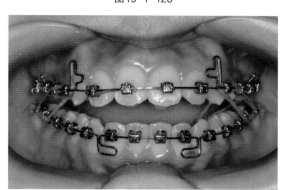

图19-1-122

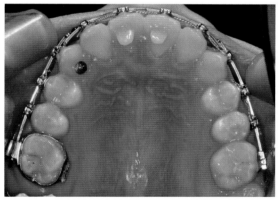

图19-1-123

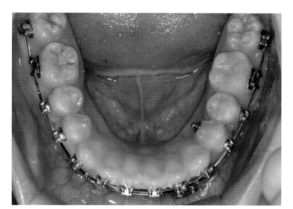

图19-1-124

11. 矫治过程-10（2020-03-29）

患者就诊时拍摄正畸标准面像（图19-1-125 ~ 图19-1-128）。

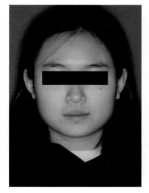

图19-1-125

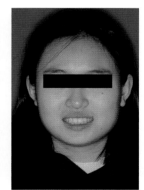

图19-1-126

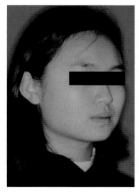

图19-1-127

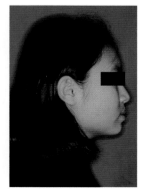

图19-1-128

Ⅱ期矫治21个月，达到预期矫治目标。上下牙列排列整齐，中线对齐，两侧尖牙、磨牙中性关系，前牙覆𬌗、覆盖正常。

拆除固定矫治器，结束正畸治疗（图19-1-129～图19-1-134）。

当天佩戴保持器，交代有关注意事项。

矫治结束前拍摄头颅定位侧位片及口腔全景片如图19-1-135和图19-1-136所示。

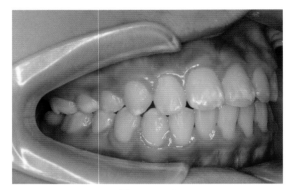

图19-1-129

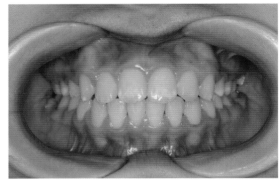

图19-1-130

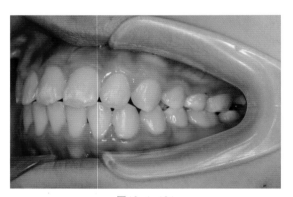

图19-1-131

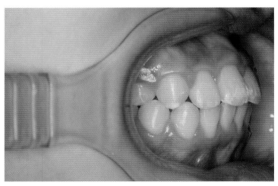

图19-1-132

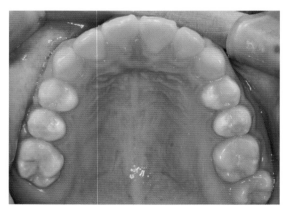

图19-1-133

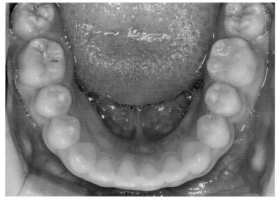

图19-1-134

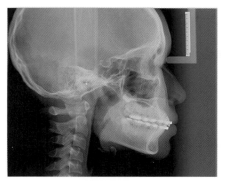

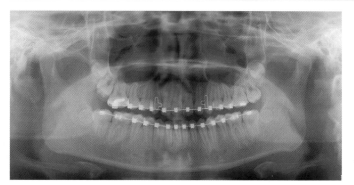

图19-1-135　　　　　　　　　　　　　　　　　　　　图19-1-136

12. 矫治结束间隔6个月复查（2020-10-07）

患者就诊时拍摄正畸标准面像（图19-1-137～图19-1-140）。

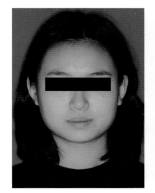

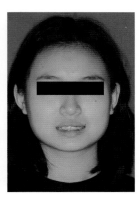

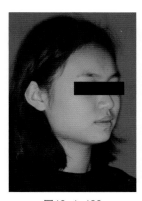

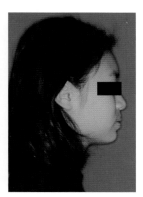

图19-1-137　　　　　　　图19-1-138　　　　　　　图19-1-139　　　　　　　图19-1-140

矫治结果稳定，上下牙列排列整齐，中线对齐，两侧尖牙、磨牙中性关系，前牙覆𬌗、覆盖正常，21不松动（图19-1-141～图19-1-146）。

上、下颌佩戴保持器遵从医嘱，依从性好。口腔卫生状况良好（图19-1-147～图19-1-152）。口腔全景片、X线头颅定位侧位片及头影测量分析如图19-1-153和图19-1-154a、b所示。

矫治前后X线头影测量重叠图如图19-1-155和图19-1-156所示。

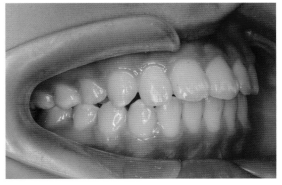

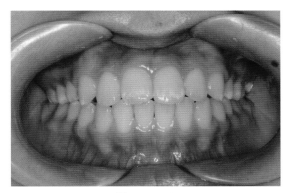

图19-1-141　　　　　　　　　　　　　　　　　　　图19-1-142

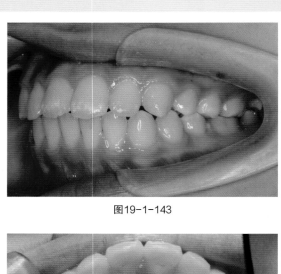
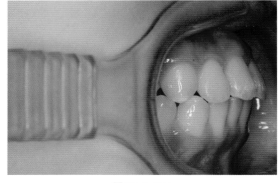

图19-1-143

图19-1-144

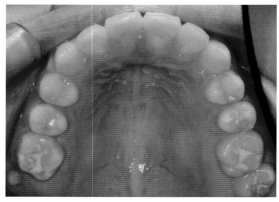
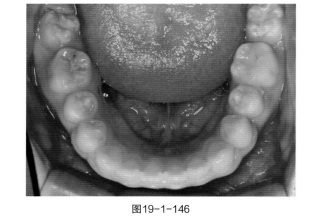

图19-1-145

图19-1-146

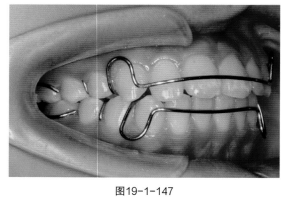
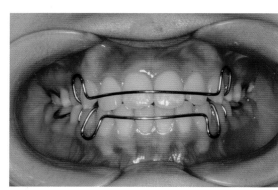

图19-1-147

图19-1-148

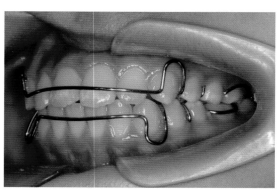
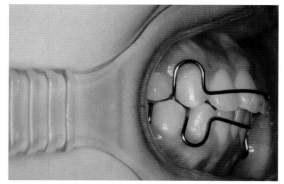

图19-1-149

图19-1-150

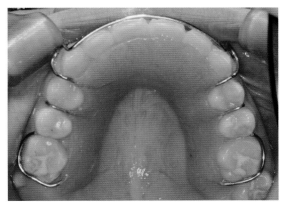
图19-1-151

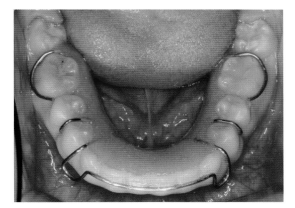
图19-1-152

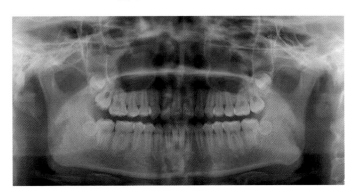
图19-1-153

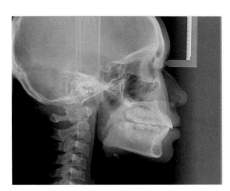
图19-1-154a

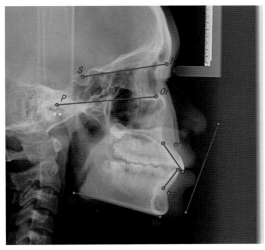
图19-1-154b

DCA头影测量精华版

一、颌骨突度（矢状向）　　　数据分析：

1. ［83°］　SNA=87.55°　　1. 上颌骨前突

2. ［80°］　SNB=81.99°　　2. 下颌骨略突

3. ［3°］　ANB=5.56°　　　3. 骨性 Ⅱ类

二、颌骨高度（垂直向）

4. ［25°］　MP-FH=20.95°　4. 骨型 低角

三、切牙唇倾度

5. ［105°］　UI-SN=114.78°　5. 上前牙唇倾

6. ［92°］　LI-MP=111.10°　6. 下前牙唇倾

7. ［125°］　UI-LI=109.23°

四、侧貌（突度）

8. ［75°］　Z角=65.06°　　7. 侧貌突

9. ［67°］　FMIA=47.95°

----治疗前
----治疗后

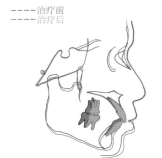

----治疗前
----治疗后

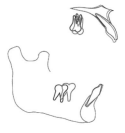

图19-1-155　　　　　　　　　　　　图19-1-156

（三）矫治经验与体会

1. 患者，女性，12岁，恒牙列初期，上颌前牙中度拥挤，深覆盖Ⅱ度，两侧磨牙远中关系。正畸矫治的难题是上颌前牙21的牙根短，担心在正畸治疗移动牙齿过程中发生21的牙根吸收、牙齿松动甚至脱落的情况发生。

2. 设计不拔牙矫治，采用第三代磨牙推进器推后矫治器推上颌双侧第一磨牙向后，有利条件是该患者第二磨牙没有萌出，推磨牙远移阻力较小。

3. 装配磨牙推进器推后矫治器（简称推后），使用个性化联合腭托支抗（基牙15、25）。即改良Nance托与TPA构成的小联合支抗装置。小联合腭托可以构成中度支抗，抵消推磨牙向后矫治力的反作用力。

4. 整个矫治分为2期，即Ⅰ期磨牙推进器推后技术矫治阶段，Ⅱ期固定矫治器阶段。

5. 第Ⅰ期磨牙推进器推后技术矫治阶段，重点保护21不要超出生理范围的移动，避免正畸力损伤到短小的牙根。采取的综合措施是粘接上颌牙列托槽，使用0.016in镍钛圆丝纳入托槽结扎，将15-25连成一个整体单位。为了尽可能地减少乃至抵消推磨牙向后的反作用力，在上颌前牙段装配了0.8mm不锈钢丝弯制的扁担弓，下颌牙列直接用0.016in澳丝纳入托槽结扎，同时还配置了Ⅱ类颌间弹力牵引，使用1/4in橡皮圈挂在上颌前牙扁担弓挂钩与下颌36、46颊面管的挂钩上。

个性化联合腭托支抗基牙15、25拾面设置了粘接式拾垫，垫开咬合创造颌间缝隙，减少磨牙远移的干扰。

6. Ⅱ期治疗充分利用后牙弓扩展间隙，下颌使用蛤蟆弓技术控制垂直向牙列移动，上颌两侧牙列尖牙托槽远中装配了滑动架配置推簧，滑动架牵引圈挂3/16in橡皮圈至下颌磨牙颊面管牵引钩，实施Ⅱ类颌间牵引组合技术，逐牙远移第二前磨牙和第一前磨牙，使两侧尖牙磨牙达到中性关系。前牙建立正常覆拾、覆盖关系。

二、拔17单侧推后矫治Ⅱ类亚类案例

（一）初诊

2019年8月3日，患者，女性，初诊年龄12岁。初诊时拍摄正畸标准面像（图19-2-1~图19-2-4）。

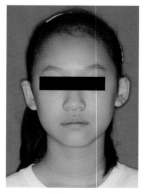 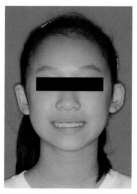 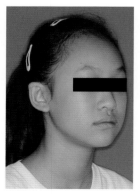 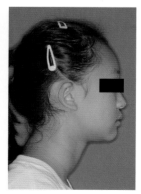

| 图19-2-1 | 图19-2-2 | 图19-2-3 | 图19-2-4 |

主诉：牙齿不齐，右上中切牙长在里面。

检查：正面观面部左右基本对称；侧面观，侧貌基本正常。口腔全景片、X线头颅定位侧位片及头影测量分析如图19-2-11和图19-2-12a、b所示。

口内检查：前牙浅覆𬌗、浅覆盖，上颌中线不正，偏向右侧4mm，右侧尖牙远中关系，左侧尖牙、磨牙基本中性关系；13与11靠拢，12完全腭侧错位，14-13之间约2mm间隙；下前牙轻度拥挤（图19-2-5～图19-2-10）。口腔全景片显示存在4颗第三磨牙牙胚（图19-2-12a、b）。

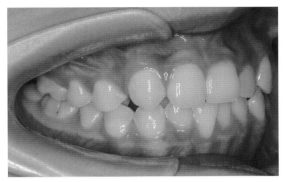

图19-2-5

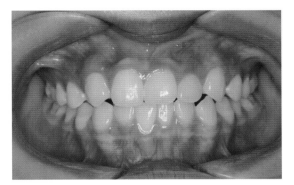

图19-2-6

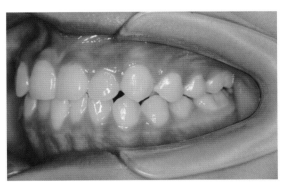

图19-2-7

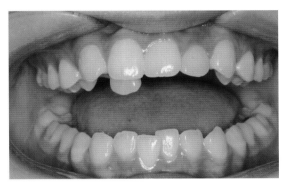

图19-2-8

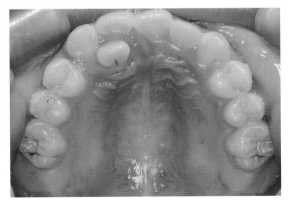

图19-2-9

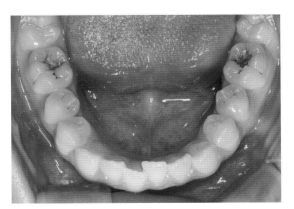

图19-2-10

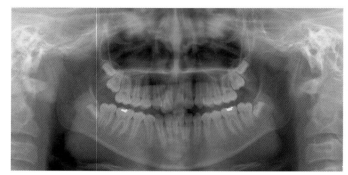

图19-2-11

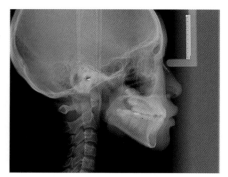

图19-2-12a

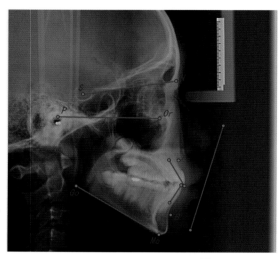

图19-2-12b

DCA头影测量精华版

一、颌骨突度（矢状向）	数据分析：
1.〔83°〕 *SNA*=83.40°	1. 上颌骨正常
2.〔80°〕 *SNB*=79.48°	2. 下颌骨尚可
3.〔3°〕 *ANB*=3.92°	3. 骨性 Ⅰ类
二、颌骨高度（垂直向）	
4.〔25°〕 *MP-FH*=30.53°	4. 骨型 高角
三、切牙唇倾度	
5.〔105°〕 *UI-SN*=111.66°	5. 上前牙唇倾
6.〔92°〕 *LI-MP*=91.02°	6. 下前牙尚可
7.〔125°〕 *UI-LI*=117.57°	
四、侧貌（突度）	
8.〔75°〕 *Z角*=74.03°	7. 侧貌尚可
9.〔67°〕 *FMIA*=58.45°	

诊断：

（1）安氏Ⅱ类亚类。

（2）牙列拥挤。

（3）12腭侧错位。

（4）牙列中线偏斜。

矫治设计：采用拔除1颗牙齿的矫治设计方案，即减数一个磨牙（拔除17），使用磨牙推进器单侧推后矫治技术，扩展后牙弓间隙，利用该间隙逐牙远移15、14、13，为12留出位置，通过正畸手段将12唇向排入牙列。后期则需采用控根移动技术让12的牙根唇向移动，恢复正常的牙齿轴倾度。

实施磨牙推进器推后技术。根据该患者的牙列特点，笔者采用个性化支抗装置设计，即上颌15、26基牙带环制作不对称联合腭托，右上单侧推磨牙向后，为12排入牙弓提供间隙。

全口粘接直丝弓矫治器，排齐整平牙弓，单侧扩展后牙弓间隙，将12排入上颌牙列，调整中线及磨牙关系。

待上下牙列构建尖窝交错良好咬合关系，上下牙列中线对齐，前牙建立正常覆𬌗、覆盖关系后，拆除矫治器，保持器维持。

（二）矫治阶段

1. 实施磨牙推进器推后矫治阶段（2019-09-07）

该患者上颌右侧装配第三代磨牙推进器推后矫治器，由于事先拔除了右上第二磨牙（17），推第一磨牙（16）远中移动消除了障碍，非常顺利。

根据患者牙列状况、矫治设计需要，联合腭托采用了个性化支抗装置设计，即上颌15、26基牙带环制作不对称小联合腭托（图19-2-13～图19-2-18）。

X线头颅定位侧位片及口腔全景片显示小联合腭托支抗及上颌单侧装配磨牙推进器的牙列状况如图19-2-19和图19-2-20所示。

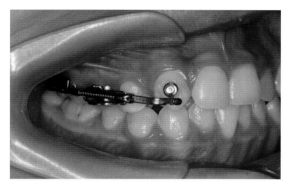

图19-2-13

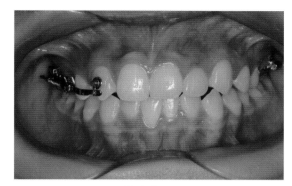

图19-2-14

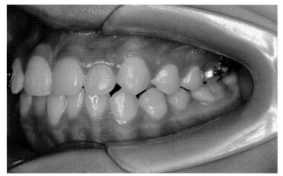

图19-2-15

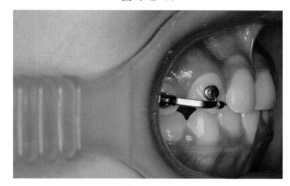

图19-2-16

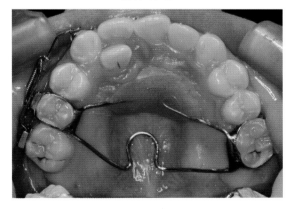

图19-2-17

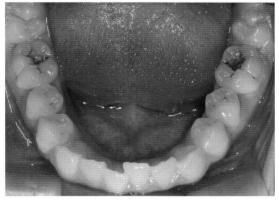

图19-2-18

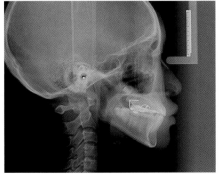

图19-2-19

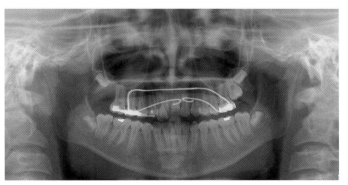

图19-2-20

2. 矫治过程-1（2019-11-18）

实施单侧推磨牙向后治疗2个月，上颌右侧第一磨牙（16）平稳向远中移动，扩展后牙弓间隙约2.5mm，小联合腭托支抗就位稳定（图19-2-21~图19-2-26）。

X线头颅定位侧位片及口腔全景片显示上颌第一磨牙（16）冠根平行向远中移动（图19-2-27，图19-2-28）。

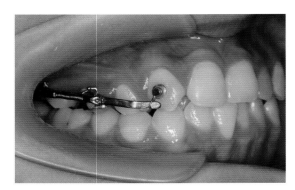

图19-2-21

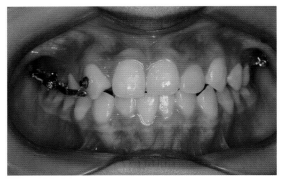

图19-2-22

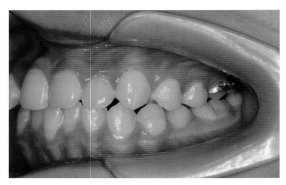

图19-2-23

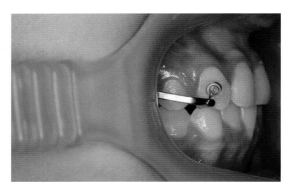

图19-2-24

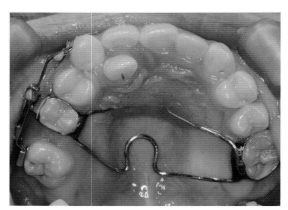

图19-2-25

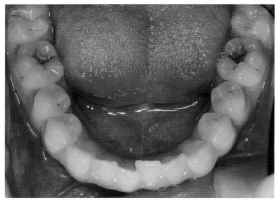

图19-2-26

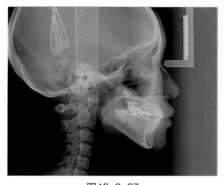
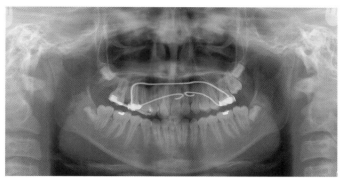

图19-2-27　　　　　　　　　　　　　　　图19-2-28

3. 矫治过程-2（2019-12-29）

实施单侧推磨牙向后治疗3个月零23天，上颌右侧第一磨牙（16）明显向远中移动，扩展后牙弓间隙约5.5mm，达到矫治目标，联合腭托支抗就位稳定（图19-2-29～图19-2-34）。约定1周内复诊，拆除磨牙推进器及小联合腭托支抗，粘全口托槽，进入第Ⅱ期正畸治疗。

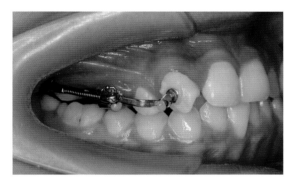
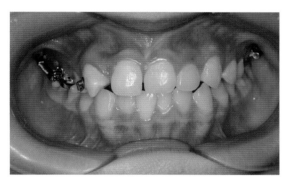

图19-2-29　　　　　　　　　　　　　　　图19-2-30

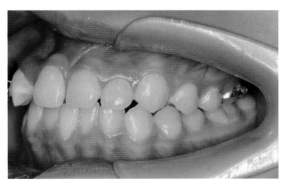
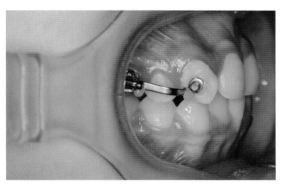

图19-2-31　　　　　　　　　　　　　　　图19-2-32

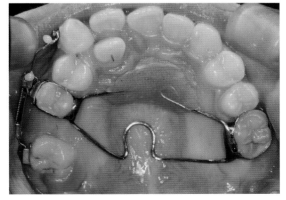
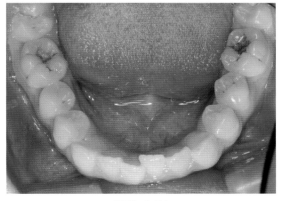

图19-2-33　　　　　　　　　　　　　　　图19-2-34

X线头颅定位侧位片及口腔全景片显示上颌第一磨牙（16）基本呈冠根平行远中移动，近似整体移动效果，获得良好推后矫治效果。

上颌右侧第三磨牙（18）的牙冠已经向近中、殆方移动，靠近16的牙根（图19-2-35，图19-2-36）。

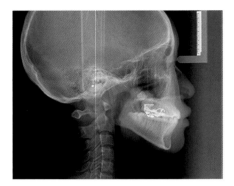
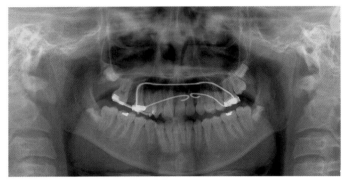

图19-2-35　　　　　　　　　　　　　　　　　　图19-2-36

4. 矫治过程-3（2020-01-04）

患者就诊时拍摄正畸标准面像（图19-2-37～图19-2-40）。

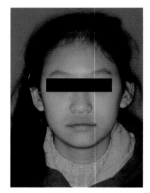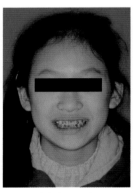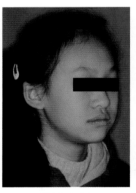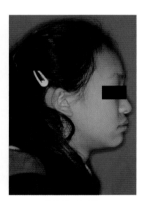

图19-2-37　　　　　图19-2-38　　　　　图19-2-39　　　　　图19-2-40

拆除磨牙推进器及其配套附件，试戴磨牙带环、取模，制作16、26为基牙的大联合腭托装置并及时装配，粘全口托槽，上下颌牙列使用0.012in镍钛丝纳入托槽排牙，16、26牙冠殆面置放蓝胶殆垫，上下两侧后牙段第一磨牙及第一前磨牙之间采用0.25mm结扎丝紧密结扎（图19-2-41～图19-2-46）。

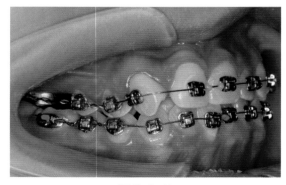
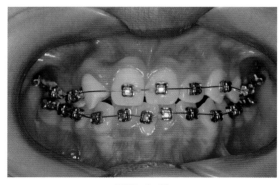

图19-2-41　　　　　　　　　　　　　　　　　　图19-2-42

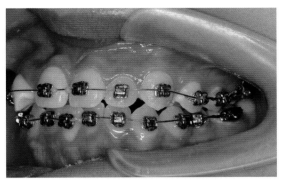

图19-2-43

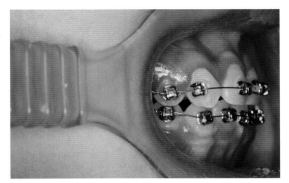

图19-2-44

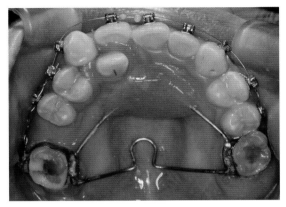

图19-2-45

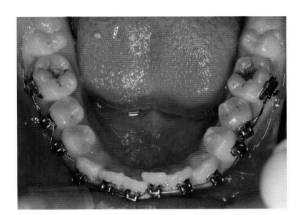

图19-2-46

5. 矫治过程-4（2020-05-30）

患者就诊时拍摄正畸标准面像（图19-2-47～图19-2-50）。

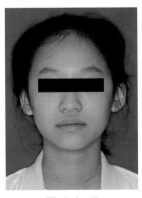

图19-2-47

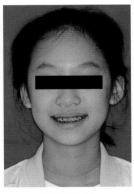

图19-2-48

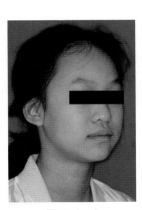

图19-2-49

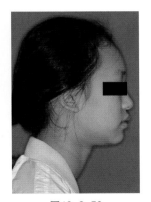

图19-2-50

第Ⅱ期治疗4个月，此阶段治疗的重点是利用好后牙弓扩展的间隙。通过正畸手段，使用滑动架配合Ⅱ类颌间弹力牵引，将15、14乃至13逐渐向远中移动。为12的就位提供适宜的空间。现阶段测量该患者11-13间隙约2.5mm，13-14间隙约2.0mm，13有咬合干扰。

上前牙使用0.8mm不锈钢丝弯制菱形扩展辅弓增强前牙支抗，配置推簧加力推尖牙（13）远移，联合腭托基牙16、26牙冠𬌗面垫蓝胶𬌗垫。使用Ⅱ类颌间牵引，即用1/4in橡皮圈，46颊面管挂在上颌尖牙远中处滑动架的牵引钩上，36颊面管则挂23托槽的结扎丝钩上（图19-2-51～图19-2-56）。

123

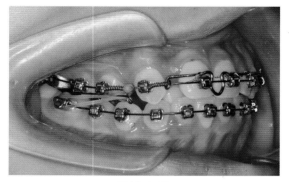

图19-2-51

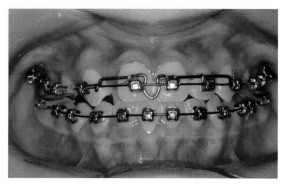

图19-2-52

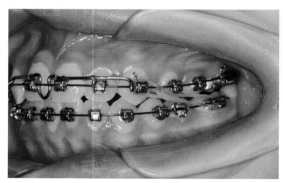

图19-2-53

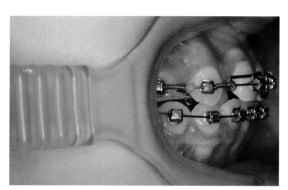

图19-2-54

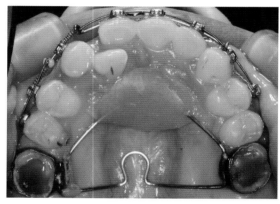

图19-2-55

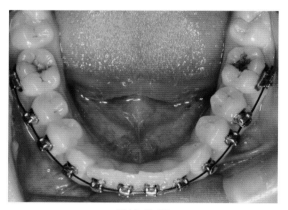

图19-2-56

6. 矫治过程-5（2020-08-04）

患者就诊时拍摄正畸标准面像（图19-2-57～图19-2-60）。

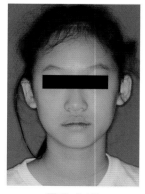

图19-2-57

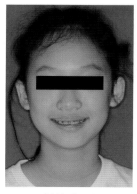

图19-2-58

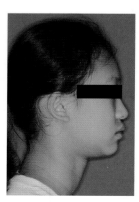

图19-2-59

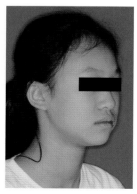

图19-2-60

　　第Ⅱ期治疗7个月，15、14已经向远中移动到位，15、16建立邻接关系，13在粗丝菱形扩展辅弓组合弹簧与橡皮链的前推后拉的双重作用力下，向远中移动4mm。粭面像正面观，12唇面暴露约2/3。

　　此阶段治疗的重点，是利用后牙弓扩展的剩余间隙，继续13的远中移动，为12排入牙列提供适宜的空间。这次复诊，在13牙面舌侧粘接了牵引附件舌侧扣，利用大联合腭托TPA钢丝作为支点，穿针引线挂橡皮链至13舌侧扣。与颊侧实施的13远移前推后拉矫治力体系构成双轨拉尖牙远移的力学体系（图19-2-61~图19-2-66）。

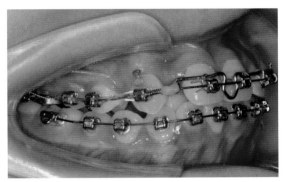

图19-2-61

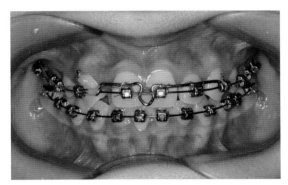

图19-2-62

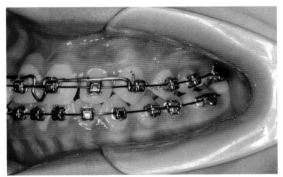

图19-2-63

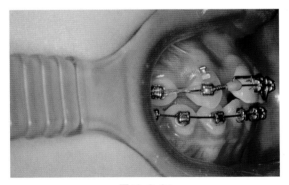

图19-2-64

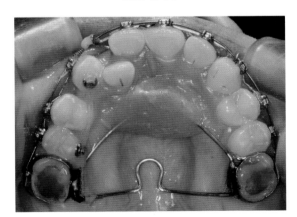

图19-2-65

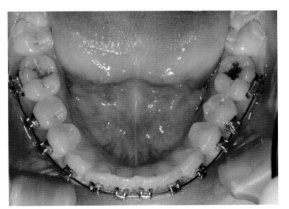

图19-2-66

7. 矫治过程-6（2020-10-07）

患者就诊时拍摄正畸标准面像（图19-2-67～图19-2-70）。

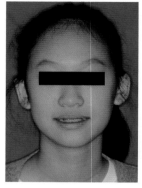
图19-2-67

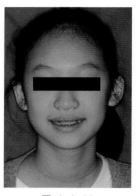
图19-2-68

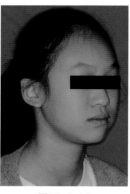
图19-2-69

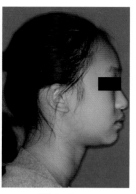
图19-2-70

第Ⅱ期治疗9个月，13已经远中移动到位，与14建立邻接关系，拆除口内大联合腭托装置及粗丝菱形扩展辅弓，16、26牙冠颊面粘接磨牙颊面管。更换正畸弓丝：上颌0.018in澳丝平弓，下颌0.017in×0.025in不锈钢方丝两侧尖牙近中设置靴形曲。13-11之间置放推簧，继续开展间隙，利用其反作用力调整偏斜的上颌牙列中线。

使用Ⅱ类颌间牵引，用3/16in橡皮圈，下颌46颊面管挂上颌尖牙（13）托槽龈方粘接的游离牵引钩上，36颊面管则挂23托槽的结扎丝钩上（图19-2-71～图19-2-76）。

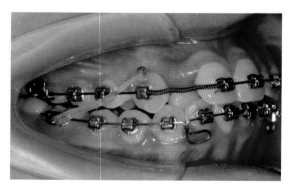
图19-2-71

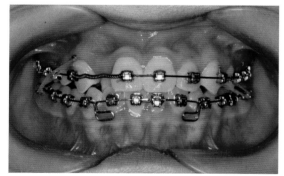
图19-2-72

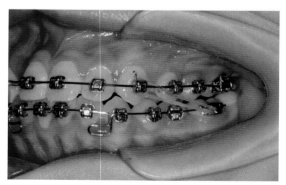
图19-2-73

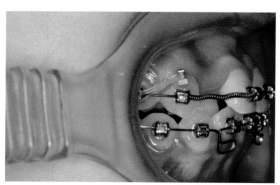
图19-2-74

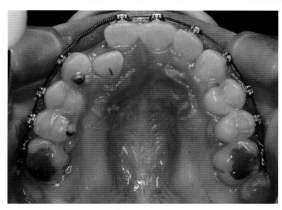
图19-2-75

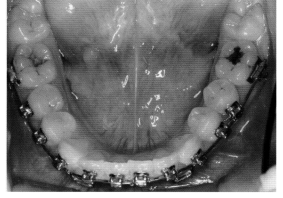
图19-2-76

　　X线头颅定位侧位片及口腔全景片显示矫治过程-6的牙列状况（图19-2-77，图19-2-78）。

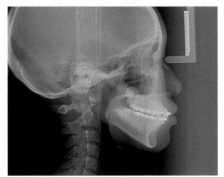
图19-2-77

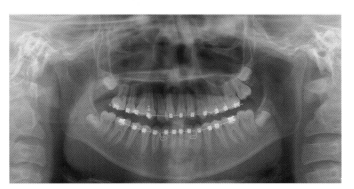
图19-2-78

8. 矫治过程-7（2020-12-25）

　　患者就诊时拍摄正畸标准面像（图19-2-79～图19-2-82）。

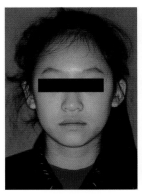
图19-2-79

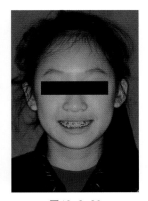
图19-2-80

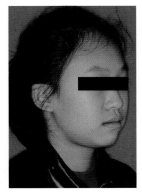
图19-2-81

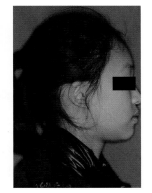
图19-2-82

　　第Ⅱ期治疗11个月，上颌16、15及25、26牙冠拾面置放蓝胶拾垫，打开12舌侧错位的锁结关系，上颌更换正畸弓丝，使用0.014in镍钛丝将12纳入矫治器排入牙列。13与15舌侧扣采用0.25mm结扎丝拴系打结固定，维持13远移位置。

　　下颌继续使用0.017in×0.025in设置有靴形曲不锈钢方丝，33、35粘接舌侧扣弹力牵引，35唇侧与36"穿针引线"挂橡皮链进行弹力牵引（图19-2-83～图19-2-88）。

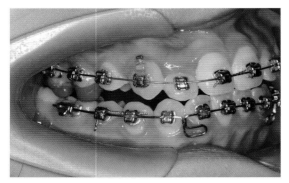

图19-2-83

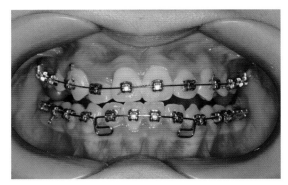

图19-2-84

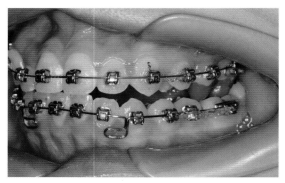

图19-2-85

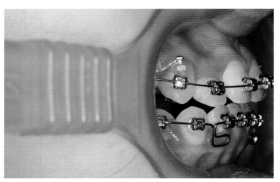

图19-2-86

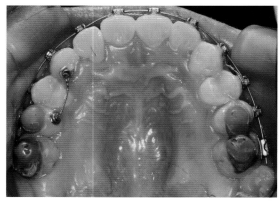

图19-2-87

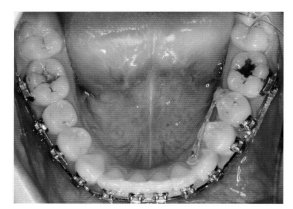

图19-2-88

9. 矫治过程-8（2021-03-06）

患者就诊时拍摄正畸标准面像（图19-2-89～图19-2-92）。

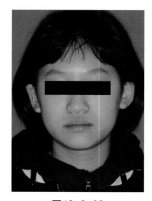

图19-2-89

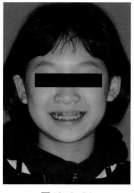

图19-2-90

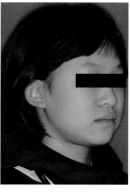

图19-2-91

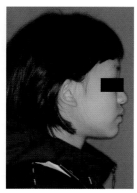

图19-2-92

　　第Ⅱ期治疗14个月，下颌两侧后牙段出现轻度舌倾，与上颌相应后牙呈现较大覆盖关系。下颌35、45牙冠舌面粘接舌侧扣，磨除上颌15及25蓝胶𬌗垫，打磨降低16及26蓝胶𬌗垫高度，同时在11、21舌侧粘接了前牙𬌗垫。

　　上颌牙列使用蛤蟆弓进行垂直向控制。下颌牙列正畸主弓丝不锈钢方丝两侧后牙段加冠颊向转矩，15、16颊侧至45舌侧挂1/4in橡皮圈牵引，24、25颊侧至25舌侧挂1/4in橡皮圈颌间牵引（图19-2-93~图19-2-98）。

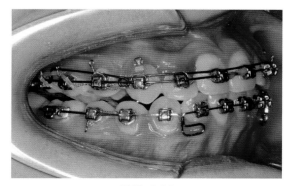

图19-2-93

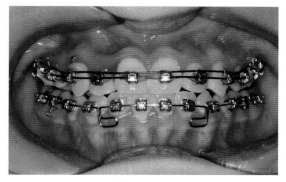

图19-2-94

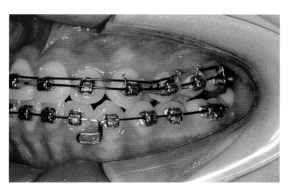

图19-2-95

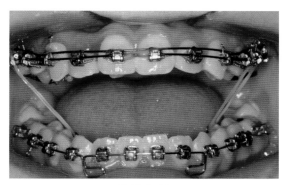

图19-2-96

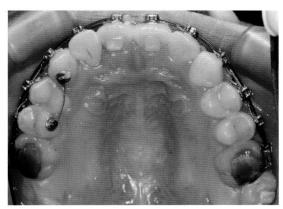

图19-2-97

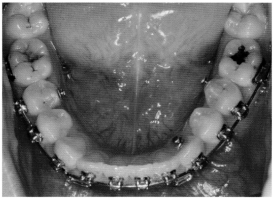

图19-2-98

10. 矫治过程-9（2021-04-03）

患者就诊时拍摄正畸标准面像（图19-2-99～图19-2-102）。

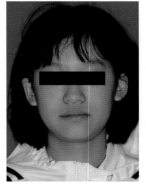 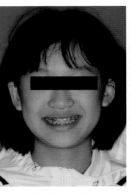 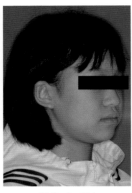 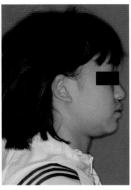

图19-2-99　　　　　　　图19-2-100　　　　　　　图19-2-101　　　　　　　图19-2-102

第Ⅱ期治疗15个月，下颌中线左偏1mm，上颌右侧后牙仍有较大覆盖关系。下颌46牙冠舌面粘接舌侧扣，14制作结扎丝牵引钩。拆除上颌正畸主弓丝澳丝和蛤蟆弓，更换0.018in×0.025in不锈钢方丝，在方丝两侧尖牙近中缘设置T形曲，在12牙位方丝段安放侧切牙控根簧（"老鼠夹"），实施根唇向、冠舌向负转矩移动。右侧14近中加负转矩；下颌主弓丝重新弯制0.017in×0.025in不锈钢方丝，在两侧尖牙近中设置靴形曲，加宽后牙段弓形，43远中段方丝加冠舌向/根颊向转矩。

16、14颊侧至45、46舌侧扣挂1/4in橡皮圈进行跨𬌗交互牵引，35、36至左上T形曲挂1/4in橡皮圈，进行颌间交互牵引（图19-2-103～图19-2-108）。

口腔全景片显示矫治过程-9的牙列状况（图19-2-109）。

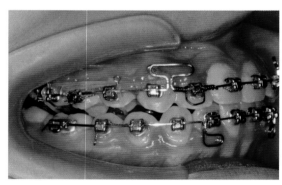 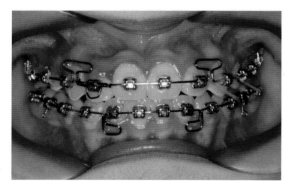

图19-2-103　　　　　　　　　　　　　　　　　　　图19-2-104

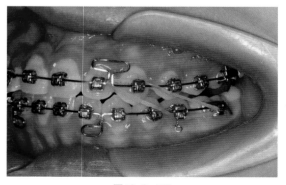 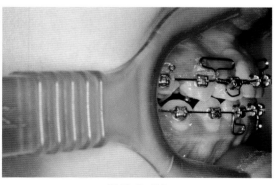

图19-2-105　　　　　　　　　　　　　　　　　　　图19-2-106

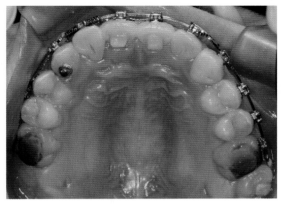

图19-2-107

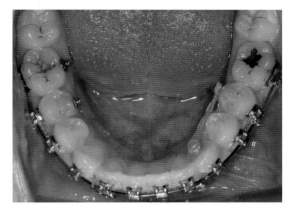

图19-2-108

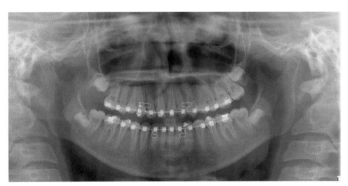

图19-2-109

11. 矫治过程-10（2021-05-03）

患者就诊时拍摄正畸标准面像（图19-2-110～图19-2-113）。

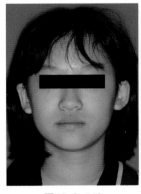

图19-2-110

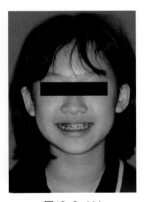

图19-2-111

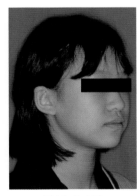

图19-2-112

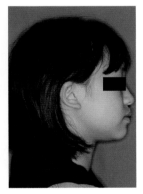

图19-2-113

第 II 期治疗16个月，右侧后牙覆盖状况较前改善，12的控根移动尚不明显，考虑到邻牙的紧密接触会影响"老鼠夹"的力量发挥，笔者在11与13之间装配了澳丝弯制的推杆，扩展局部牙段间隙，35设置结扎丝牵引钩。

上颌16、14颊侧至下颌45、46舌侧扣挂1/4in橡皮圈进行跨𬌗交互牵引，下颌35至左上T形曲-26颊面管挂1/4in橡皮圈，进行倒三角形颌间交互牵引（图19-2-114～图19-2-119）。

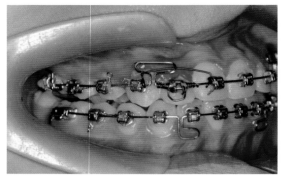

图19-2-114

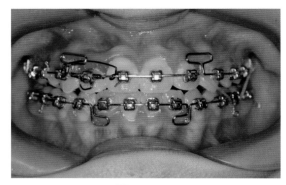

图19-2-115

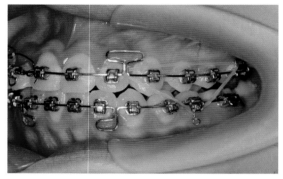

图19-2-116

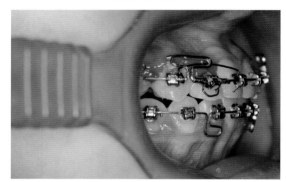

图19-2-117

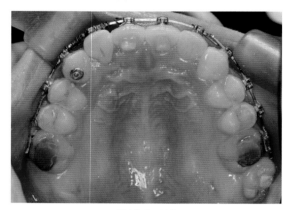

图19-2-118

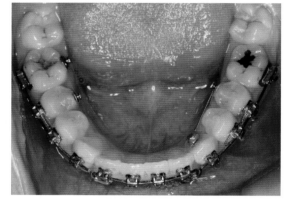

图19-2-119

（三）矫治经验与体会

1. 患者12岁，恒牙列初期，上颌前牙中度拥挤，12完全舌侧错位导致上颌牙列中线偏斜，牙量大于骨量，需要拔牙矫治提供空间排齐牙列。X线口腔全景片显示牙列数目完整，4颗第三磨牙牙胚清晰可见。

2. 设计拔牙矫治单侧推磨牙向后，拔除1颗牙齿（17），为16远移提供良好路径（先决条件，后面有替代17的18）。

3. 装配磨牙推进器推后矫治器，使用经典个性化联合腭托支抗（非对称基牙15、26）。

4. 整个矫治分为2个阶段，即Ⅰ期单侧磨牙推进器推后技术矫治阶段，Ⅱ期固定矫治器阶段。

5. 第Ⅰ期为单纯使用磨牙推进器推后技术矫治阶段，上下颌牙列不粘接托槽，不纳入矫治体系。

6. Ⅱ期治疗利用后牙弓扩展间隙，逐牙远移15、14及13，为完全舌侧错位的12提供必要的空间，纠正上颌牙列中线的偏斜。

三、拔27单侧推后矫治Ⅱ类亚类案例

（一）初诊

2019年2月18日，患者，女性，初诊年龄14岁。初诊时拍摄正畸标准面像（图19-3-1～图19-3-4）。

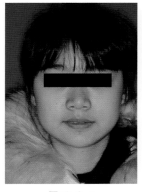 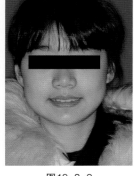 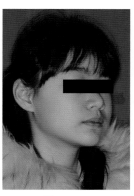 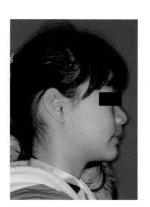

图19-3-1　　　　　　图19-3-2　　　　　　图19-3-3　　　　　　图19-3-4

主诉：牙齿不齐，有"小虎牙"影响美观。

检查：正面观，面部左右基本对称，侧面观：直面型。口腔全景片、X线头颅定位侧位片及头影测量分析如图19-3-11和图19-3-12a、b所示。

口内检查：17-27、37-47上下颌恒牙列；上前牙盖过下前牙约颈1/3，覆盖4mm；23冠向近中根远中倾斜，23唇向低位，22-24间隙约4mm，24舌倾；下颌前牙轻度拥挤，31、41轻度扭转；右侧磨牙、尖牙基本中性，左侧磨牙关系轻度远中（图19-3-5～图19-3-10）。

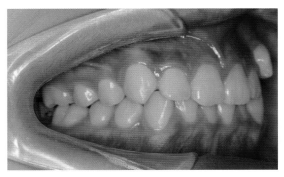 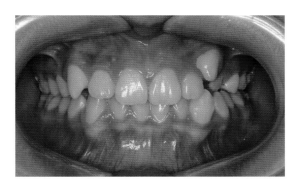

图19-3-5　　　　　　　　　　　　　　　　图19-3-6

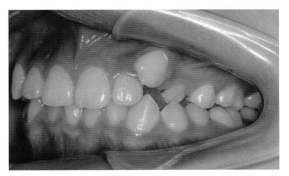 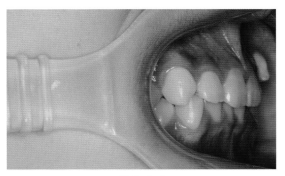

图19-3-7　　　　　　　　　　　　　　　　图19-3-8

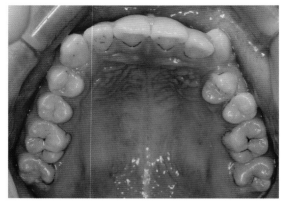

图19-3-9

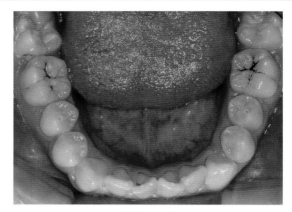

图19-3-10

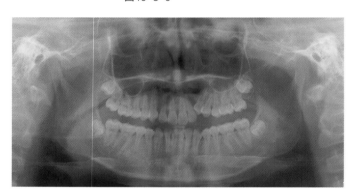

图19-3-11

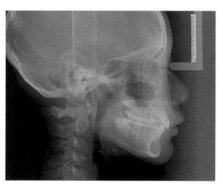

图19-3-12a

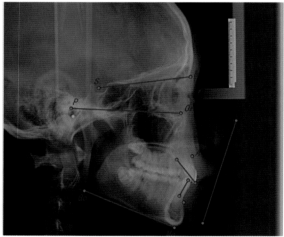

图19-3-12b

DCA头影测量精华版

一、颌骨突度（矢状向）　　　数据分析：

1. ［83°］　　SNA=84.23°　　1. 上颌骨略突

2. ［80°］　　SNB=80.04°　　2. 下颌骨正常

3. ［3°］　　ANB=4.18°　　3. 骨性Ⅰ类

二、颌骨高度（垂直向）

4. ［25°］　　MP-FH=20.22°　　4. 骨型 低角

三、切牙唇倾度

5. ［105°］　　UI-SN=120.01°　　5. 上前牙唇倾

6. ［92°］　　LI-MP=96.10°　　6. 下前牙略唇倾

7. ［125°］　　UI-LI=114.02°

四、侧貌（突度）

8. ［75°］　　Z角=75.22°　　7. 侧貌尚可

9. ［67°］　　FMIA=63.68°

诊断：

（1）安氏Ⅱ类2分类亚类。

（2）深覆𬌗Ⅲ度。

（3）深覆盖Ⅰ度。

（4）牙列拥挤。

（5）23唇向低位，牙根向远中倾斜。

拟订矫治计划：

（1）拔牙矫治方案（择期拔除左上7）。

（2）全口粘接武氏直丝弓托槽。

（3）上颌采用单侧磨牙推进器推后技术（左侧），因患者未过生长发育高峰期，不适合植入支抗钉加强支抗，故上颌制作小联合平导装置，推磨牙向后的同时打开咬合。

（4）左侧上颌采用单侧推磨牙向后为23开辟间隙，排齐整平上下颌牙列，关闭推后间隙，采用颌间牵引的方式调整尖牙，磨牙达到中性关系，精细调整后牙咬合关系。

（5）前牙中线对齐，达到较好的覆𬌗、覆盖关系。

（6）拆除矫治器，佩戴活动保持器，进入保持阶段。

矫治思路探索：这是一位14岁的恒牙期患者，颜面对称、侧貌直面型，安氏Ⅱ类2分类亚类的错𬌗畸形，23唇向低位，牙轴斜向近中，即冠向近中倾斜，牙根向远中，全口32颗牙。12、11、21、22舌倾。前牙深覆𬌗Ⅱ度。垂直骨面型：均角，右侧磨牙中性关系，左侧磨牙远中尖对尖关系。

下颌牙列轻度拥挤，23与33、34无咬合接触，呈现局部小开𬌗状况。上下牙列中线基本对齐。

如何解决23的就位空间、将其排入正常牙列，调整左侧远中磨牙关系至中性关系是正畸医生需要解决的问题。本案例的难点在于该患者的23牙根向远中倾斜，其牙根长又粗壮，牙周膜面积大，通过正畸手段实施控根移动，将其牙根向近中移动阻力大是矫治的难点。在移动23的过程中，还需要三维方向把控，𬌗向移动、建立尖牙中性关系，这都对正畸医生提出了挑战。另外在尖牙𬌗向移动的过程中，由于其牙根斜向远中与第一前磨牙的牙根靠得很近，如何避开第一前磨牙的干扰和碰撞，也是考验正畸医生的把控能力。

我们给家长列出了两个拔牙矫治设计方案：①拔除4颗牙的矫治方案：为了获得23排入牙列的空间位置，根据该患者的牙列状况及面型分析，我们会设计3个5、1个4的拔牙矫治方案，即拔除3颗第二前磨牙及1颗第一前磨牙。②拔除1颗牙的矫治设计方案：拔除左侧上颌1颗第二磨牙，实施推磨牙向后技术、扩展后牙弓间隙，将23排入正常牙列，其后的第三磨牙会向近中、𬌗方移动，与第一磨牙建立邻接关系，取代第二磨牙。

患者家长赞同拔除1颗牙的矫治设计方案。

对于这样的患者笔者是如何设计矫治方案，如何实施磨牙推进器推后，从而获得间隙？扩展后牙弓，如何保持间隙和利用间隙排齐拥挤前牙的？特别是唇向低位牙轴斜向远中的阻生尖牙是如何就位的？拔除27后，28是如何萌出并取代27的？经治正畸医生是通过什么样的矫治方法与技巧破解这些一连串难题的？

一个个疑问摆在临床医生面前，下面让我们随着该患者的矫治进程，典型矫治特色技术通过一一梳理，解析大家想知道的矫治细节。

（二）磨牙推进器如何实施单侧推磨牙向后矫治目标

1. 矫治过程-1（2019-03-01）

初始阶段，该患者全口粘接了武氏直丝弓托槽，上颌牙弓使用0.018in澳丝弯制随形弓、下颌牙弓使用了0.014in镍钛丝排齐牙列（图19-3-13）。上颌𬌗面观，装配了不对称基牙固定式平导，13、23的托槽翼套上了分牙橡皮圈，缓冲口腔软组织的摩擦及不适（图19-3-14，图19-3-15）。

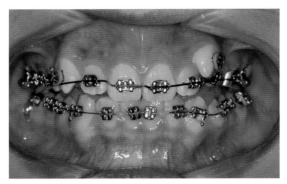

图19-3-13

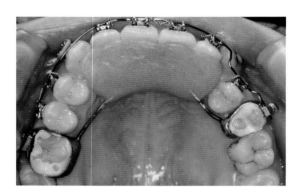

图19-3-14

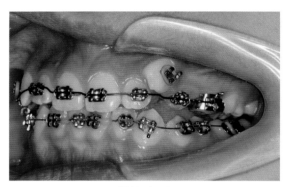

图19-3-15

2. 矫治过程-2（2019-03-08）

该患者按矫治计划拔除了27，上颌左侧装配了第三代粘接式磨牙推进器，启动矫治力推磨牙向后移动。小固定式平导在这里有两个作用：①作为推磨牙向后的支抗装置，对抗磨牙推进器的反作用力。②打开咬合，使上下后牙产生空隙，减少推磨牙向后移动的阻力（图19-3-16～图19-3-18）。

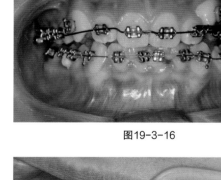

图19-3-16

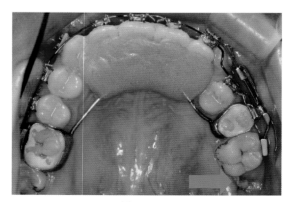

图19-3-17

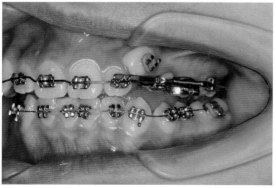

图19-3-18

3. 矫治过程-3（2019-05-10）

该磨牙推进器施力推磨牙向后2个月，26顺利向远中移动，远移距离约2.5mm，符合1～1.5mm/月的速率。上颌中切牙间出现约1mm缝隙（图19-3-19～图19-3-21）。

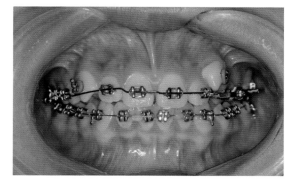

图19-3-19

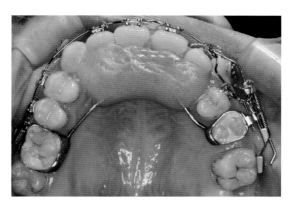

图19-3-20

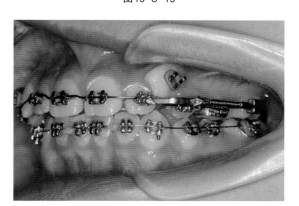

图19-3-21

4. 矫治过程-4（2019-09-08）

装配磨牙推进器实施推磨牙向后矫治时间6个月，远移距离4.5mm，磨牙偏中性近中关系，达到磨牙远移预期目标（图19-3-22～图19-3-24）。

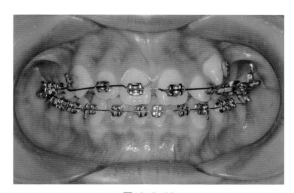

图19-3-22

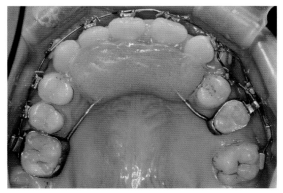

图19-3-23

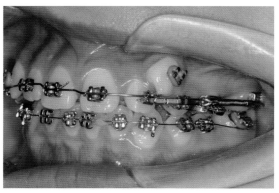

图19-3-24

复诊处置：拆除磨牙推进器，上颌装配大联合腭托装置（16、26磨牙作为带环固位基牙），保持推磨牙向后的间隙，尽可能地将磨牙远移获得的间隙分配给前牙应用，不让后牙利用，进入Ⅱ期矫治阶段。上颌用0.016in镍钛丝排齐牙列，13纳入托槽槽沟，25-26采用分牙橡皮圈1个变2个模式弹力牵引。下颌更换新的0.014in镍钛丝排齐牙列（图19-3-25～图19-3-27）。

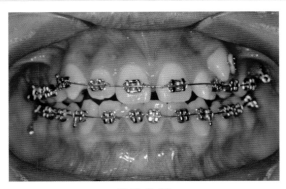

图19-3-25

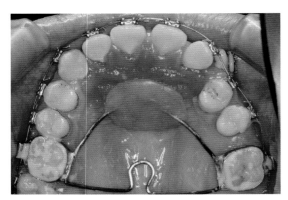

图19-3-26

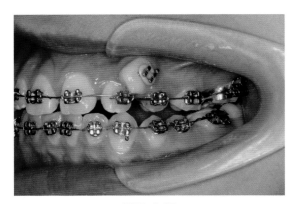

图19-3-27

5. 矫治过程-5（2019-10-27）

Ⅱ期治疗第一次复诊处置：上颌已经更换了0.016in澳丝，为了保护22，使用了组牙置放推杆与推簧组合技术，推24、25远中移动，同时在26磨牙带环的颊面管牵引钩与25之间，使用了分牙橡皮圈1个变2个的弹力牵引方法，利用联合腭托强有力的支抗拉25远移（图19-3-28～图19-3-30）。

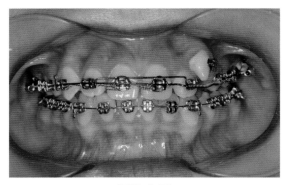

图19-3-28

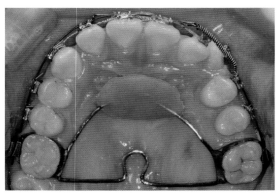

图19-3-29

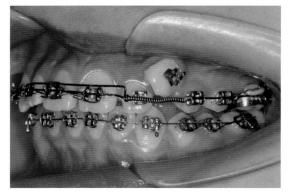

图19-3-30

（三）Ⅱ期治疗中的关键环节：如何将远中倾斜的唇向低位尖牙排入正常牙列

1. 矫治过程-1（2019-12-01）

要想将尖牙排入牙列，首先需要获得必要的空间。Ⅰ期完成推磨牙向后的目标仅仅是第一步。第一磨牙远移，提供的间隙在25与26之间，离尖牙需要的空间隔着2个牙位。Ⅱ期的任务是要保持好磨牙远移的间隙，利用好这个珍贵的间隙，让24、25远移，把这个珍贵的间隙挪移到前牙区、分配给最需要空间的尖牙。

该患者采用推杆与镍钛螺旋推簧的技术与分牙橡皮圈1个变2个的弹力拉25远移的方法，经过2个多月的疗程，逐渐将25、24推移向远中，同时开展23最大径的萌出就位空间。此时，使用了0.012in镍钛丝作为片段辅弓，将23托槽槽沟纳入矫治器系统，该片段弓置放于相应牙列托槽的龈沟，结扎翼上结扎固定（图19-3-31~图19-3-33）。

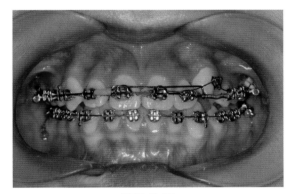

图19-3-31

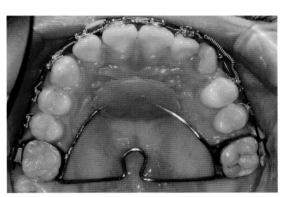

图19-3-32

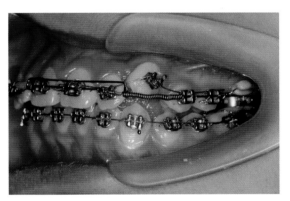

图19-3-33

2. 矫治过程-2（2020-01-05）

Ⅱ期治疗的第3个月，尖牙已经获得足够的就位空间，目前治疗重要的任务是如何克服骨阻力，把牙轴斜向远中唇向低位的尖牙拉入牙列。

笔者使用了0.016in澳丝作为正畸主弓丝，在23牙位弯制了匣形曲，同时用0.8mm不锈钢丝弯制了武氏助萌牵引辅弓。由于上颌尖牙托槽的位置距离牙列正畸弓丝较大，匣形曲不能纳入尖牙托槽的槽沟，于是我们变通一下位置，将匣形曲的就位弓丝与尖牙托槽切端翼沟扎在一起（图19-3-37箭头处）。

武氏助萌牵引辅弓置放于上颌牙列托槽的切端，通过N个结扎丝、多个牙位托槽拴系固位，牵引辅弓的挂钩置于尖牙的𬌗方偏远中部位，在尖牙托槽与辅弓挂钩之间挂上橡皮链。这样构成2股矫治力体系，正畸主弓丝匣形曲在牙列的龈端（上半部）利用回弹力将尖牙的牙轴向近中摆动的同时向𬌗方移动。武氏助萌牵引辅弓则在牙列的𬌗方（下半部），通过橡皮链拉尖牙向远中、𬌗方移动。

下颌更换0.016in澳丝排牙（图19-3-34～图19-3-36）。

口腔全景片显示武氏助萌牵引辅弓就位的状况（图19-3-38）。

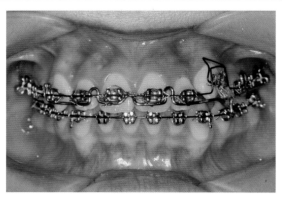

图19-3-34

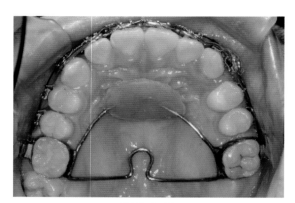

图19-3-35

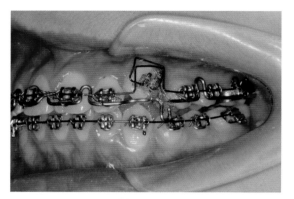

图19-3-36

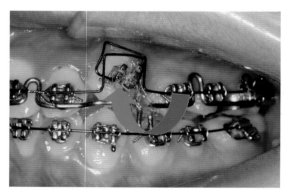

图19-3-37

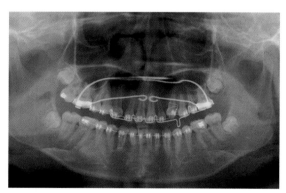

图19-3-38

3. 矫治过程-3（2020-01-17）

间隔2周复诊，在上述2股正畸牵引力的作用下，23按预期矫治目标顺势而下，向𬌗方、远中移动，原本牙轴斜向远中、唇向低位尖牙托槽的切端翼沟已经与正畸主弓接近在一个平面上（图19-3-39～图19-3-41）。

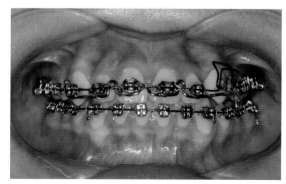

图19-3-39

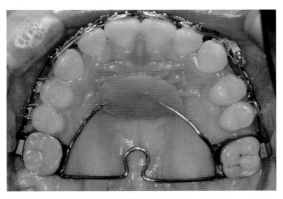

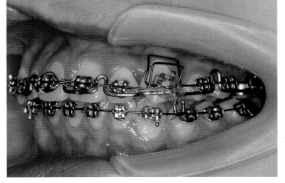

图19-3-40　　　　　　　　　　　　　　　图19-3-41

复诊处置：图19-3-43可以清晰地观察到：23与24之间约有1.8mm间隙，说明在Ⅱ期治疗中24、25利用推磨牙向后获得的间隙已经顺利远中移动，23在排入牙列后还有充足的间隙。这为后续进一步竖直23提供了有利条件。

这次复诊，我们拆除了匣形曲的正畸主弓丝，更换了0.016in镍钛丝平直弓丝。在23托槽的龈端粘接了武氏多功能牵引钩，22托槽的龈端粘接了钳夹固定式牵引钩，在多功能牵引钩与上颌中切牙切端的粗丝牵引辅弓之间挂橡皮链，实施控根移动拉尖牙根向近中移动（图19-3-42~图19-3-44）。

武氏助萌牵引辅弓继续留在这里有两个作用：一个是作为粗丝辅弓加强前牙支抗，挂橡皮链拉尖牙牙根向近中移动，实施控根移动，纠正远中倾斜的斜轴；另一个是维持尖牙扩展的空间，便于实施正畸矫治力，调控尖牙的三维移动。

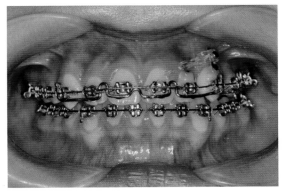

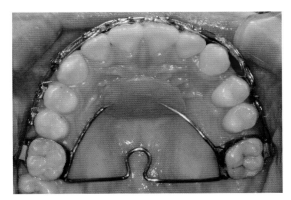

图19-3-42　　　　　　　　　　　　　　　图19-3-43

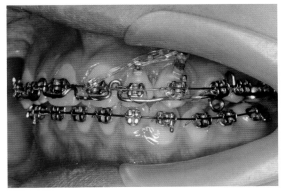

图19-3-44

4. 矫治过程-4（2020-03-22）

复诊检查：该患者经过上述复合矫治力实施控根移动治疗，原本斜向远中的尖牙牙根完全直立且有点偏向近中，达到良好矫治效果（图19-3-45～图19-3-47）。拍摄X线头颅定位侧位片及口腔全景片如图19-3-48和图19-3-49所示。

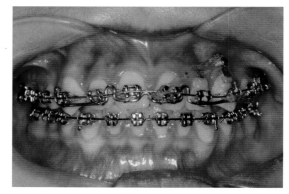

图19-3-45

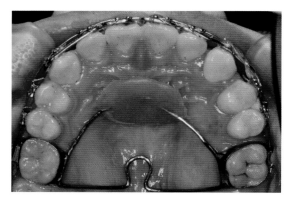

图19-3-46

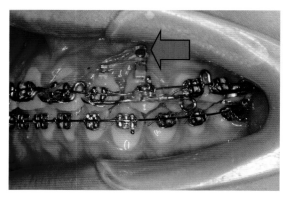

图19-3-47

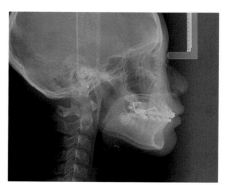

图19-3-48

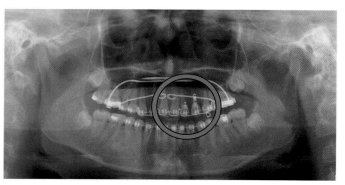

图19-3-49

复诊处置：我们拆除了武氏助萌牵引辅弓，正畸主弓丝更换了0.018in澳丝，左侧配置了澳丝滑动架与Ⅱ类颌间弹力牵引，其目的是继续远移24、25，为调整尖牙中性关系创造有利条件，配备了协同远中牵引的力量为：腭侧24舌侧扣挂橡皮链至TPA磨牙带环侧的钢丝上（图19-3-50～图19-3-52）。

右侧橡皮圈从下颌46、45直接挂在尖牙托槽的牵引钩上，构成短Ⅱ类颌间牵引的平衡力量（图19-3-53）。

注意：这次复诊，患者反馈信息为舌头出现溃疡与不适（图19-3-54绿色箭头处），仔细检查发现是支抗装置TPA上的U形曲压迫舌头造成的。于是，我们将U形曲采用塑胶板包裹起来（图19-3-51）。

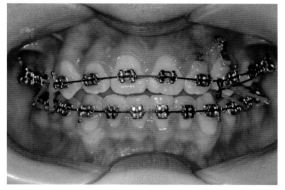

图19-3-50

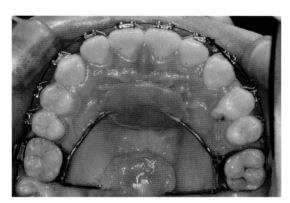

图19-3-51

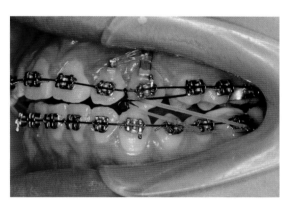

图19-3-52

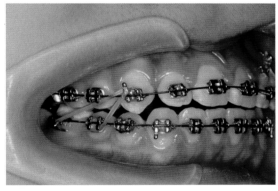

图19-3-53

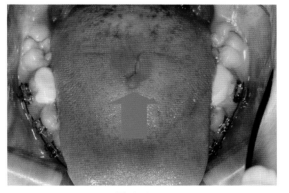

图19-3-54

5. 矫治过程-5（2020-07-17）

该患者Ⅱ期矫治9个月，两侧尖牙、磨牙达到中性关系，前牙覆殆、覆盖正常。24、25远移到位。25与26建立紧密邻接关系。上下牙列中线基本对齐。两侧尖牙与侧切牙之间尚有余隙。13、23托槽位置重新定位粘接，上颌更换0.018in镍钛丝排齐牙列。

为了防止尖牙斜轴的反弹复发，在第一磨牙与尖牙多功能牵引钩之间采用了0.25mm结扎丝紧密结扎拴系固定作为阶段保持。下颌使用了正扎蛤蟆弓技术打开咬合，进行前牙垂直向的控制（图19-3-55～图19-3-60）。

X线头颅定位侧位片及口腔全景片显示目前治疗的牙列状况（图19-3-61，图19-3-62）。

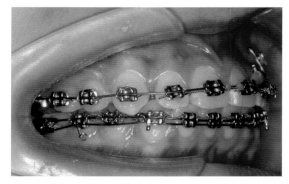

图19-3-55

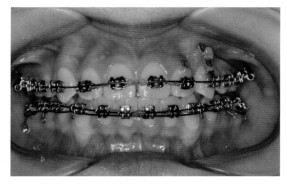

图19-3-56

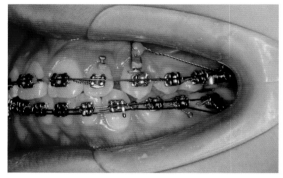

图19-3-57

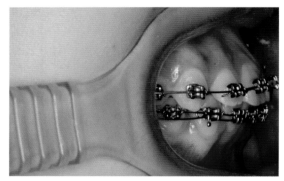

图19-3-58

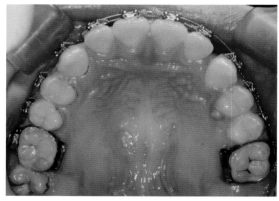

图19-3-59

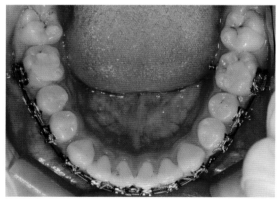

图19-3-60

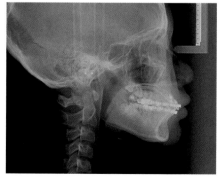

图19-3-61

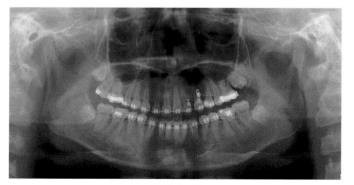

图19-3-62

（四）矫治后期精细调整咬合关系

1. 矫治过程-1（2021-03-14）

Ⅱ期矫治15个月，前牙余隙已经关闭，磨牙、尖牙基本达到中性关系，上下牙列中线对齐，前牙覆𬌗、覆盖正常。

上颌前牙使用了0.8mm不锈钢丝弯制了短扁担弓（扁担弓挂钩置于尖牙的近中），装配扁担弓后，挂3/16in橡皮圈实施Ⅱ类颌间牵引，进一步调整磨牙与尖牙关系（图19-3-63～图19-3-68）。

目前的期待：左侧上颌第三磨牙的萌出及排入正常牙列。如果第三磨牙萌出有困难，则酌情采用正畸手段干预。

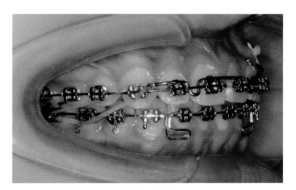
图19-3-63

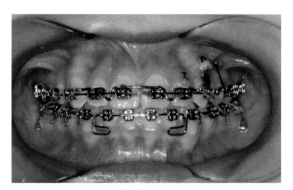
图19-3-64

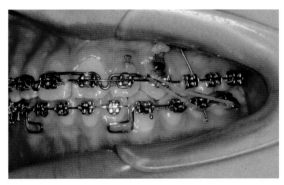
图19-3-65

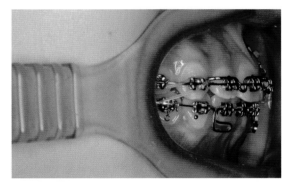
图19-3-66

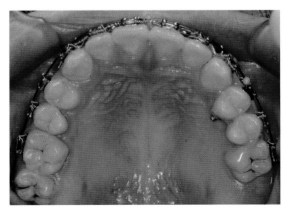
图19-3-67

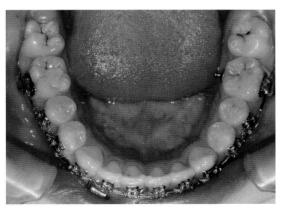
图19-3-68

2. 矫治过程-2（2021-06-27）

患者就诊时拍摄正畸标准面像（图19-3-69～图19-3-72）。

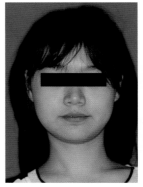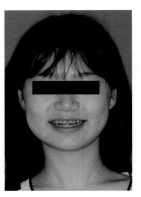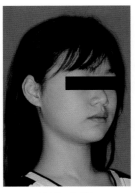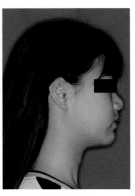

图19-3-69　　　　　　　　图19-3-70　　　　　　　　图19-3-71　　　　　　　　图19-3-72

　　Ⅱ期矫治18个月，达到预期矫治目标，磨牙、尖牙建立尖窝相嵌的咬合关系，上下牙列中线对齐，前牙覆𬌗、覆盖正常。可喜的状况是上颌左侧第三磨牙露出3/4牙冠𬌗面牙尖（图19-3-77绿色箭头处），上颌23托槽龈端粘接的武氏多功能牵引钩已经拆除，下颌37、47粘接磨牙颊面管，下颌牙列更换了0.017in×0.025in不锈钢方丝弯制的靴形曲标准弓形正畸主弓丝，将37、47纳入矫治体系。配置了标准蛤蟆弓龈端结扎固定，调控上下颌前牙的覆𬌗关系。上颌前牙继续使用短扁担弓，挂1/4in橡皮圈实施Ⅱ类颌间牵引（图19-3-73～图19-3-78）。

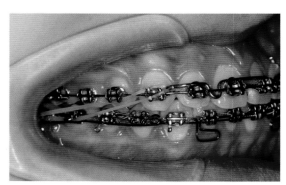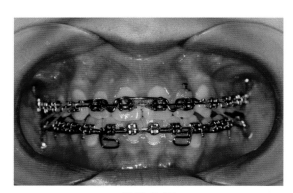

图19-3-73　　　　　　　　　　　　　　　　图19-3-74

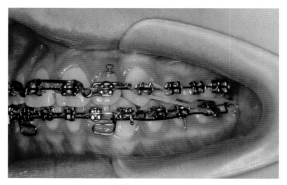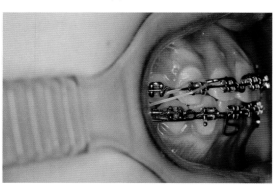

图19-3-75　　　　　　　　　　　　　　　　图19-3-76

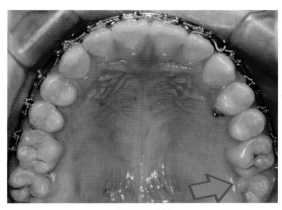

图19-3-77

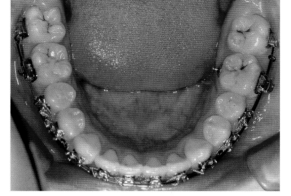

图19-3-78

X线头颅定位侧位片及口腔全景片显示矫治过程-2的牙列状况，38已经向殆方、近中排入牙列，并且与36建立邻接关系，牙冠即将与对颌牙建立咬合关系（图19-3-79，图19-3-80）。

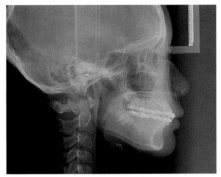

图19-3-79

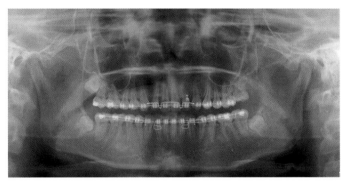

图19-3-80

笔者研发的正畸专利附件：武氏多功能牵引钩及长柄粘接式牵引钩，其装置底座附有网底结构（图19-3-81～图19-3-84）。

此阶段。正畸医生和患者家长交代，待患者左上第三磨牙排入正常牙列，建立咬合关系，即结束矫治。

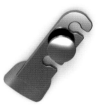

图19-3-81

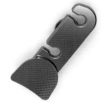

图19-3-82

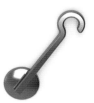

图19-3-83

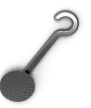

图19-3-84

（五）矫治经验与体会

1. 患者14岁，恒牙列初期，上颌前牙中度拥挤，23唇向低位，牙根斜向远中，深覆𬌗Ⅱ度，上颌牙量大于骨量，需要拔牙矫治提供空间排齐牙列。口腔全景片显示牙列数目完整，4颗第三磨牙牙胚清晰可见。

2. 设计拔牙矫治单侧推磨牙向后，拔除1颗牙齿（27），为26远移提供良好路径（先决条件，后面有替代27的28）。

3. 装配磨牙推进器推后矫治器，使用个性化联合平导支抗（非对称基牙16、25）。即固定式平导与TPA构成的联合支抗装置。联合支抗装置的平导可以压低前牙、垫开咬合，作为抵消推磨牙向后矫治力的反作用力支抗，同时减少推磨牙向后移动的阻力。

4. 整个矫治分为两个阶段，即Ⅰ期单侧磨牙推进器推后技术矫治阶段和Ⅱ期固定矫治器阶段。

5. 第Ⅰ期磨牙推进器推后技术矫治阶段，上颌牙列粘接托槽，使用了0.018in澳丝弯制随形弓，旨在加强上颌前牙支抗，下颌装配固定矫治器使用镍钛丝排齐牙列。在完成推后矫治目标，拆除磨牙推进器及联合平导支抗装置，试戴磨牙带环及时制作装配16、26为基牙的大联合腭托装置，维持扩展后牙弓获得的珍贵间隙。

6. Ⅱ期治疗充分利用后牙弓扩展间隙，采用推杆与镍钛螺旋推簧结合的技术与分牙橡皮圈1个变2个的弹力拉25远移的方法，逐牙远移15、14，为完全唇向低位、牙根远中倾斜的23提供必要的就位空间。

7. 如何处理上颌唇向低位斜轴的尖牙，这是Ⅱ期治疗的难点。最具挑战性的地方，就是上颌尖牙长而粗大的牙根如何克服骨阻力，实施控根移动，回到正常的位置，这也是该患者矫治成功的亮点。

经上述正畸手段的共同努力，唇向低位斜轴的23获得足够的间隙。采用匣形曲及武氏助萌牵引辅弓配合弹力牵引，以及多功能牵引钩控根移动的综合矫治，将尖牙顺利排入牙列，远中倾斜的粗大牙根，摆向近中，恢复正常的轴倾度。

四、推后矫治替牙晚期Ⅱ类案例

（一）初诊

2018年6月16日，患者，女性，初诊年龄11岁。初诊时拍摄正畸标准面像（图19-4-1~图19-4-4）。

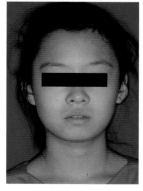 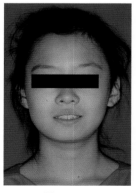 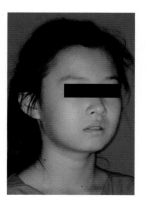 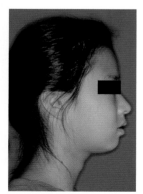

| 图19-4-1 | 图19-4-2 | 图19-4-3 | 图19-4-4 |

主诉：牙齿不整齐。

检查：面部左右稍不对称，右>左，颏点右偏；侧面观是直面型。口腔全景片、X线头颅定位侧位片及头影测量分析如图19-4-11和图19-4-12a、b所示。

口内检查：混合牙列晚期，53、65乳牙滞留；双侧尖牙关系中性，磨牙关系远中，上颌前牙覆盖下颌前牙牙冠唇面1/2，但不超过2/3。上下前牙切端前后向距离4mm，15偏舌侧扭转，下前牙轻度拥挤，32舌倾（图19-4-5~图19-4-10）。

诊断：

（1）安氏Ⅱ类1分类。

（2）深覆𬌗Ⅱ度。

（3）深覆盖Ⅰ度。

（4）轻度牙列拥挤。

（5）个别乳牙滞留。

矫治计划：非拔牙矫治，采用推磨牙向后，调整磨牙关系及前牙覆𬌗、覆盖；排齐整平牙列，关闭剩余间隙；建立后牙紧密咬合关系，维持稳定后，拆除矫治器，佩戴保持器，进入保持阶段。

矫治思路探索：这是一个11岁的女孩，处于替牙期晚期75尚未脱落，53残根滞留。两侧磨牙及尖牙轻度远中错𬌗关系。上颌第二磨牙尚未萌出，前牙覆盖3mm，下颌牙列拥挤约2mm，属于不拔牙矫治范围。我们经过综合分析并与家长沟通后，决定采用推磨牙向后，扩展后牙段间隙，调整磨牙关系，内收前突的牙弓，使前牙建立正常的覆𬌗、覆盖关系。

矫治设计推磨牙向后涉及的问题是：上颌75滞留，25尚未萌出，即使露出牙尖也无法装配带环，对于常规推磨牙向后矫治器配套使用的小联合平导支抗装置的基牙是第二前磨牙，其带环就位就是一个难题。

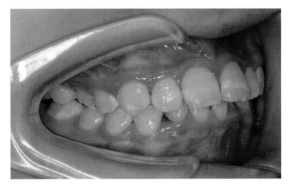

图19-4-5

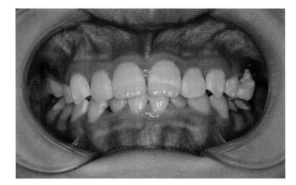

图19-4-6

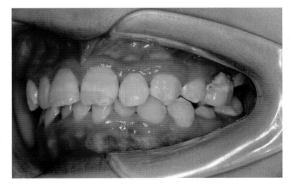

图19-4-7

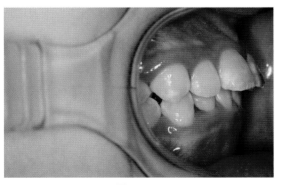

图19-4-8

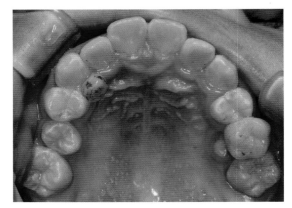

图19-4-9

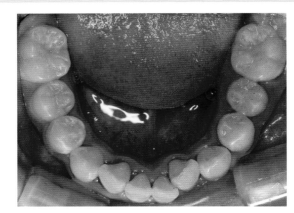

图19-4-10

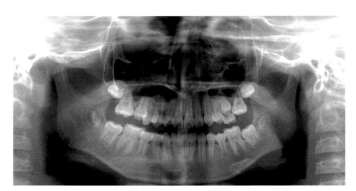

图19-4-11

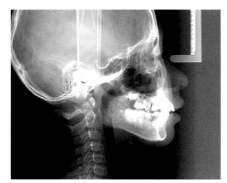

图19-4-12a

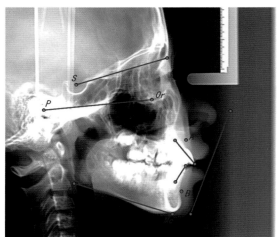

图19-4-12b

DCA头影测量精华版

一、颌骨突度（矢状向）   数据分析：

1. ［83°］ SNA=85.50°   1. 上颌骨略突
2. ［80°］ SNB=78.95°   2. 下颌骨尚可
3. ［3°］ ANB=6.56°   3. 骨性 Ⅱ类

二、颌骨高度（垂直向）

4. ［25°］ MP-FH=23.30°   4. 骨型 低角

三、切牙唇倾度

5. ［105°］ UI-SN=112.20°   5. 上前牙唇倾
6. ［92°］ LI-MP=104.17°   6. 下前牙唇倾
7. ［125°］ UI-LI=108.90°

四、侧貌（突度）

8. ［75°］ Z角=63.95°   7. 侧貌前突
9. ［67°］ FMIA=52.53°

　　为此，笔者打破常规思维，移动一个牙位，把通常置放在5上的带环放在4上，这样组成的小联合平导装置形成一侧基牙带环是5，另一侧基牙带环则成为4，很明显是一个不对称的布局。矫治设计双侧推磨牙向后，支抗基牙带环一边长、一边短，必定会造成两侧推磨牙向后的速度与效率不一致。见招拆招，如何破局，也是该患者实施推磨牙向后矫治器的一个亮点。

　　让我们带着疑问、随着笔者的思路去推开这扇困惑的大门。

（二）矫治阶段

1. 矫治过程-1（实施磨牙推进器矫治技术阶段：初装磨牙推进器）（2018-07-21）

患者就诊时拍摄正畸标准面像（图19-4-13～图19-4-16）。

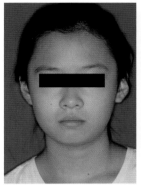
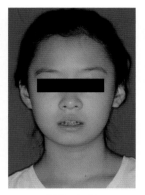
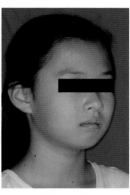
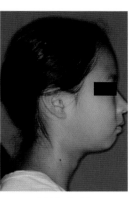

图19-4-13　　　　　　图19-4-14　　　　　　图19-4-15　　　　　　图19-4-16

（1）矫治器：装配第三代磨牙推进器推后矫治器，16、26使用了粘接式磨牙颊面管，由于上颌第二磨牙没有萌出，故不需要装配磨牙平移引导杆。上半口也没有粘接固定矫治器托槽。

（2）支抗装置：该患者处于替牙晚期，就诊时，65滞留，松动Ⅱ度。小联合平导装置基牙选择第二前磨牙时遇到困难，右侧15可选择制作个别前磨牙带环，左侧25刚刚露出腭尖，根本无法使用带环作为小联合平导装置的基牙。该患者两侧均要推磨牙向后，按照常规思维，不可能一侧用第一前磨牙作为基牙，另一侧用第二前磨牙作为基牙，制作不对称联合平导的装置。

为此，笔者另辟蹊径，把不可能变成可能，小联合平导支抗选择15、24作为基牙。但左右基牙明显不对称，特别是24，位置太靠前，装配磨牙推进器压缩弹簧会使不上劲，释放不出矫治力。为了消除这个"短板效应"，在24基牙远中侧用粗不锈钢丝设置了一个方框支架，方框置于26的近中缘，将25的整个牙冠框住。我们在26近中缘方框的钢丝上拴系结扎丝，使支点位置远移，给磨牙推进器加力，压缩弹簧就会非常方便。这样一来，两侧拴系结扎丝固位点的距离相当，实施对称压缩弹簧给磨牙推进器加力的问题，也就迎刃而解了（图19-4-17～图19-4-21）。

（3）下颌牙列轻度拥挤，属于不拔牙矫治范围，我们粘接了下半口武氏直丝弓托槽，使用0.014in镍钛丝排齐牙列。适度地唇展牙弓排齐牙列，有利于减小前牙深覆盖（图19-4-22）。

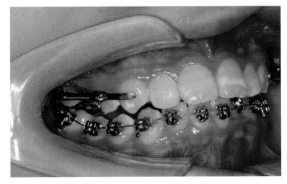
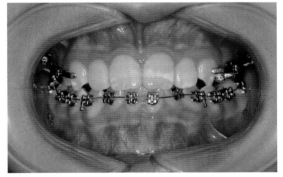

图19-4-17　　　　　　　　　　　　　　　　　图19-4-18

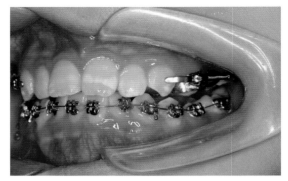
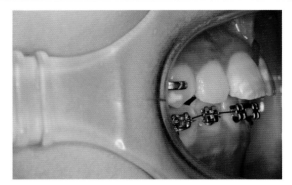

图19-4-19　　　　　　　　　　　　　　　　图19-4-20

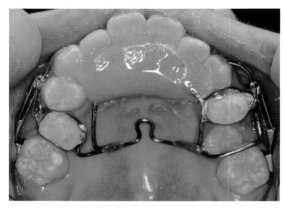
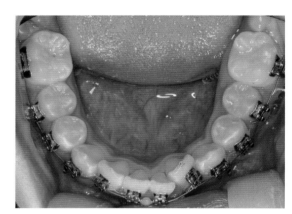

图19-4-21　　　　　　　　　　　　　　　　图19-4-22

2. 矫治过程-2（2018-08-22）

患者就诊时拍摄正畸标准面像（图19-4-23～图19-4-26）。

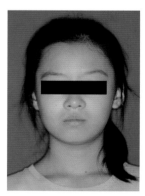
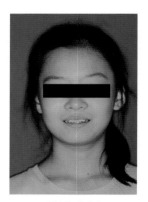
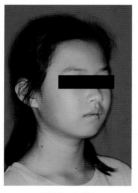
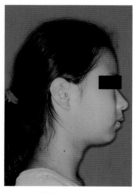

图19-4-23　　　　　　　　图19-4-24　　　　　　　　图19-4-25　　　　　　　　图19-4-26

　　该磨牙推进器施力推磨牙向后1个月，16、26顺利向远中移动，远移距离约1mm，符合1～1.5mm/月的速率。小联合平导支抗固位稳定。下颌牙列使用镍钛丝排牙已经出现效果。拥挤的前牙列较前排齐（图19-4-27～图19-4-32）。

　　笔者为了增强推磨牙向后的支抗作用，通常将改良Nance托与TPA组合在一起应用，每侧共用一个前磨牙带环就位基牙，我们称之为小联合腭托。小联合腭托（包括小联合平导）是指磨牙推进器推后矫治器配套使用的支抗装置，由小Nance托（平导）与TPA联合组成。用以对抗推磨牙向后的反作用力。

　　大联合腭托是指完成磨牙推进器推后矫治目标后使用的扩展间隙保持装置，在正畸临床完成推磨牙向后矫治目标后，需要即刻装配间隙保持器，这时正畸临床上需要选择16、26的磨牙带环及较长、较粗的连接钢丝支架制作联合腭托，这个联合腭托比小联合腭托体积大，称之为大联合腭托装置，避免混淆概念。

大联合腭托由常规Nance托与TPA联合组成，每侧共用一个磨牙带环就位基牙。用以维持推磨牙向后，扩展后牙弓获得的间隙，防止远移的磨牙回弹、侵蚀间隙。正畸临床用其间隙可以排齐拥挤的牙列，内收前突的牙弓，调整不协调的磨牙关系。大联合腭托两侧固位磨牙带环基牙为第一磨牙（16、26），其带环有成品供应，临床医生经试戴后，选择合适带环型号即可制作应用。

小联合腭托（平导）是磨牙推进器推后矫治器的专用配套支抗装置，大联合腭托则应用较广，除了维持推磨牙向后、扩展后牙弓获得的间隙外，还可应用于其他固定矫治器需要增强后牙支抗的设计，起到维持上颌牙弓宽度的作用，通过挂橡皮圈实施颌间跨𬌗交互弹力牵引，矫治下颌后牙舌倾导致的牙弓狭窄、后牙深覆盖、甚至锁𬌗的问题。

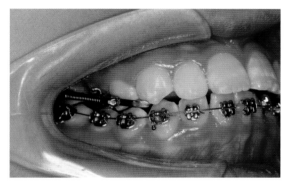

图19-4-27

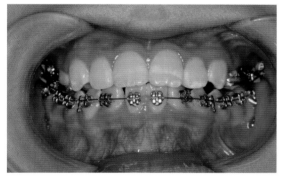

图19-4-28

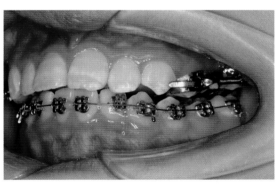

图19-4-29

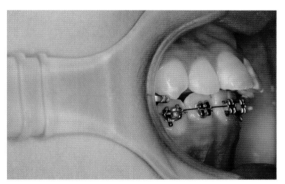

图19-4-30

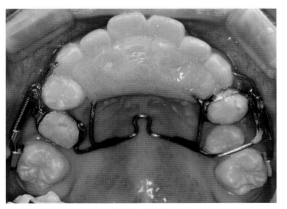

图19-4-31

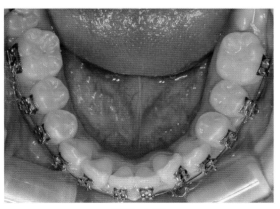

图19-4-32

正畸小贴士：常规Nance托，TPA（横腭杆）的固位磨牙带环基牙是16、26，正畸临床用其来增强上颌后牙支抗，Nance托的支抗作用大于TPA。在磨牙推进器推后矫治技术中，推磨牙向后使用的支抗则是改良Nance托，因为要推第一磨牙远移，选择的固位带环基牙是15、25，需要医生制作前磨牙个别带环。

3. 矫治过程-3（2018-10-27）

患者就诊时拍摄正畸标准面像（图19-4-33～图19-4-36）。

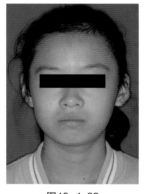 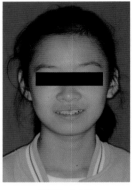 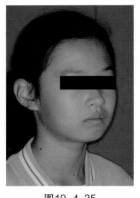 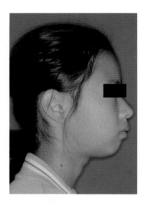

| 图19-4-33 | 图19-4-34 | 图19-4-35 | 图19-4-36 |

磨牙推进器施力推磨牙向后3个月零6天，16、26顺利朝远中移动，每侧远移距离约3.5mm，达到预期矫治目标。小联合平导支抗固位稳定，25牙冠已经大部分萌出，颊面可以粘接正畸附件（图19-4-37～图19-4-42）。

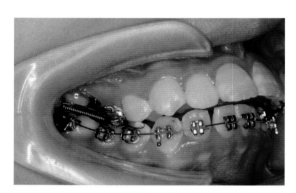 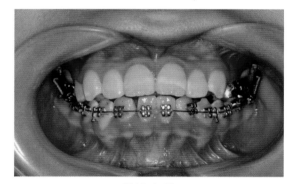

图19-4-37　　　　　　　　　　　　　　　　图19-4-38

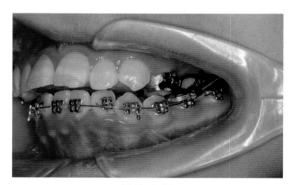 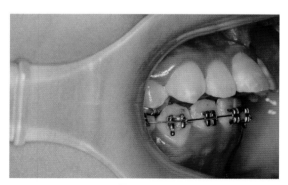

图19-4-39　　　　　　　　　　　　　　　　图19-4-40

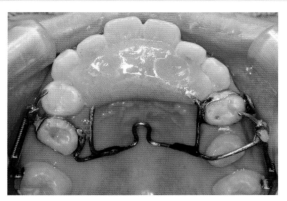

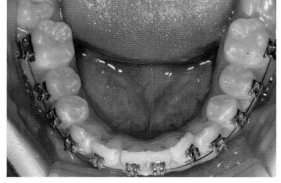

图19-4-41 图19-4-42

复诊处置：拆除磨牙推进器，试戴第一磨牙带环，取模，制作16、26为基牙的大联合平导保持间隙装置并及时装配，粘上半口武氏直丝弓托槽，上颌牙列使用0.014in镍钛纳丝入托槽排牙，右上使用分牙橡皮圈1个变2个拉第二前磨牙远中移动，左上第二前磨牙未完全萌出，先粘接舌侧扣，悬吊结扎。下颌牙列使用原镍钛丝，32纳入托槽结扎。

接下来，进入Ⅱ期固定矫治器治疗阶段（图19-4-43~图19-4-48）。

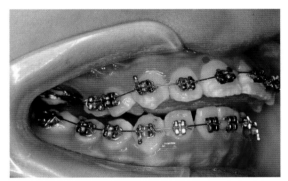

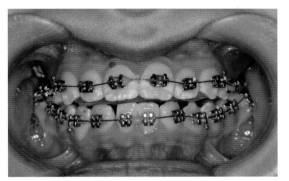

图19-4-43 图19-4-44

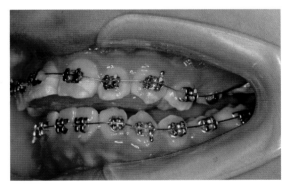

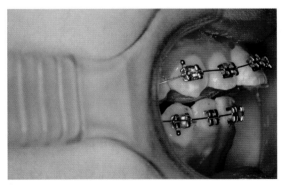

图19-4-45 图19-4-46

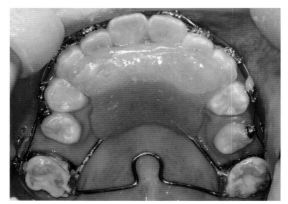

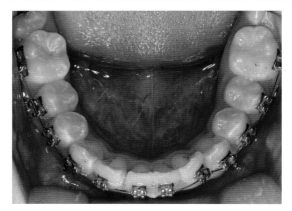

图19-4-47

图19-4-48

4. 矫治过程-4（2019-01-05）

患者就诊时拍摄正畸标准面像（图19-4-49 ~ 图19-4-52）。

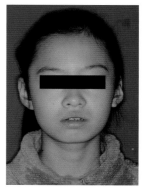

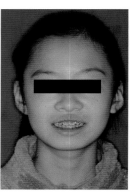

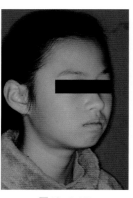

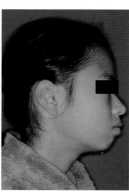

图19-4-49　　　　　　图19-4-50　　　　　　图19-4-51　　　　　　图19-4-52

Ⅱ期治疗2个月零9天复诊：前牙咬合无接触、轻度开𬌗状况。分析原因，可能是使用平导时间过长的副作用。后牙段扩展的间隙，利用TPA支抗，两侧磨牙带环颊面管经使用分牙橡皮圈1个变2个的弹性牵引力下，14、15及24、25已经逐渐向远中移动，下颌牙列已经排齐，更换了0.016in澳丝平弓（图19-4-58）。

复诊可见：口内已经拆除了固定式平导，保留了TPA（图19-4-57）。为了解决前牙的开𬌗状况，上颌牙弓使用了0.014in镍钛丝，前牙段配置了扁担弓，下颌牙列扎上银丝蛤蟆弓；使用2根0.25mm结扎丝打结拧在一起，在上颌11-21之间制作正中牵引钩，上颌正中牵引钩（左）-13托槽牵引钩至43托槽牵引钩-42龈端托槽翼处；上颌正中牵引钩（右）-23托槽牵引钩至33托槽牵引钩-32龈端托槽翼处，挂5/16in橡皮圈实施前牙区颌间轻力弹力牵引。21、22之间牵引23托槽牵引钩至33托槽牵引钩和32龈端托槽翼处；13龈端对应扁担弓挂钩至45-46牵引钩；23龈端对应扁担弓挂钩处至35-36牵引钩挂3/16in橡皮圈，实施两侧颌间正三角形Ⅱ类牵引（图19-4-53 ~ 图19-4-56）。

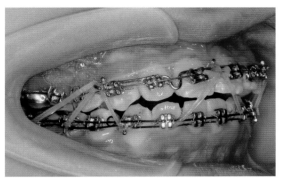
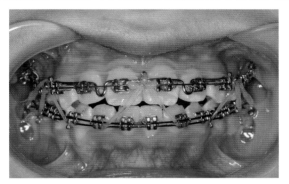

图19-4-53　　　　　　　　　　图19-4-54

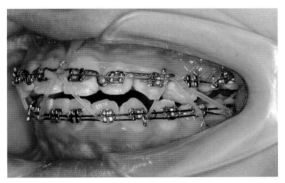
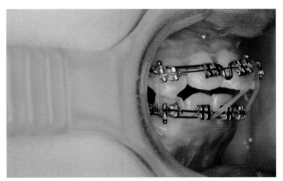

图19-4-55　　　　　　　　　　图19-4-56

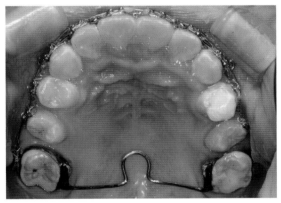
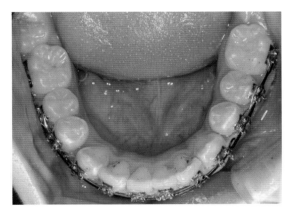

图19-4-57　　　　　　　　　　图19-4-58

5. 矫治过程-5（2019-03-23）

患者就诊时拍摄正畸标准面像（图19-4-59～图19-4-62）。

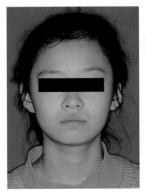
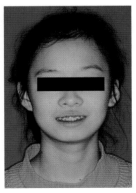
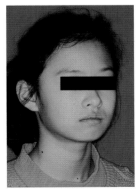
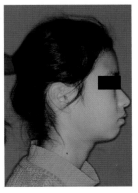

图19-4-59　　　图19-4-60　　　图19-4-61　　　图19-4-62

Ⅱ期治疗5个月，经上述联合应用蛤蟆弓矫治技术，前牙暂时性开𬌗问题获得解决，建立了前牙覆𬌗关系。

上颌牙弓更换0.018in×0.025in不锈钢方丝，在尖牙近中缘弯制的T形曲标准弓形，下颌使用标准蛤蟆弓调控垂直向关系，两侧方丝T形曲作为挂钩分别与下颌第一磨牙、第二前磨牙之间，挂3/16in橡皮圈实施Ⅱ类颌间牵引（图19-4-63~图19-4-68）。

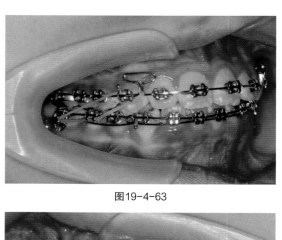

图19-4-63

图19-4-64

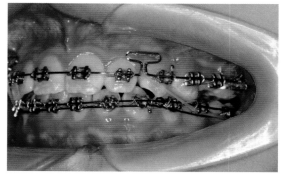

图19-4-65

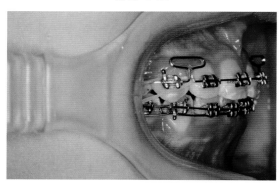

图19-4-66

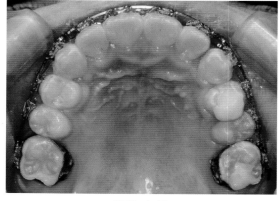

图19-4-67

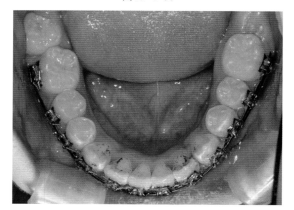

图19-4-68

6. 矫治过程-6（2019-11-03）

Ⅱ期治疗12个月，为了纠正上颌前牙的轴倾度，这次复诊使用了倒置梅花弓结扎方式实施负转矩移动、下颌使用龈向正扎蛤蟆弓技术控制前牙垂直向的覆𬌗关系（图19-4-69~图19-4-74）。

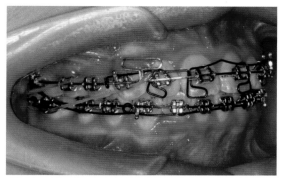

图19-4-69

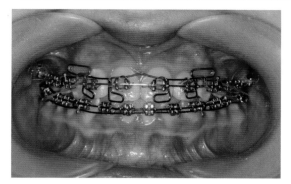

图19-4-70

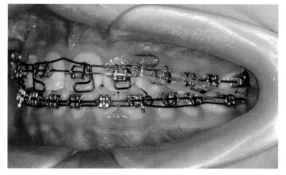

图19-4-71

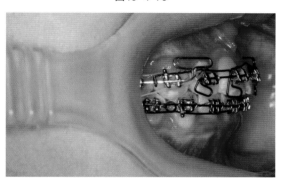

图19-4-72

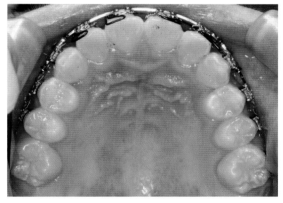

图19-4-73

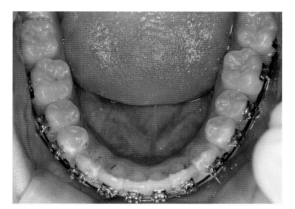

图19-4-74

7. 矫治过程-7（2020-01-11）

患者就诊时拍摄正畸标准面像（图19-4-75～图19-4-78）。

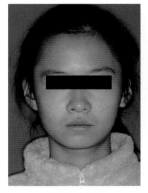

图19-4-75

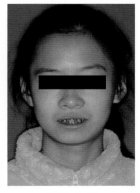

图19-4-76

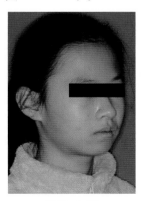

图19-4-77

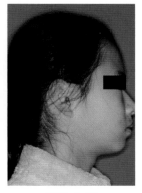

图19-4-78

Ⅱ期矫治13个月，达到预期矫治目标。上下牙列排列整齐，中线对齐，两侧尖牙、磨牙中性关系，前牙覆𬌗、覆盖正常（图19-4-79～图19-4-84）。

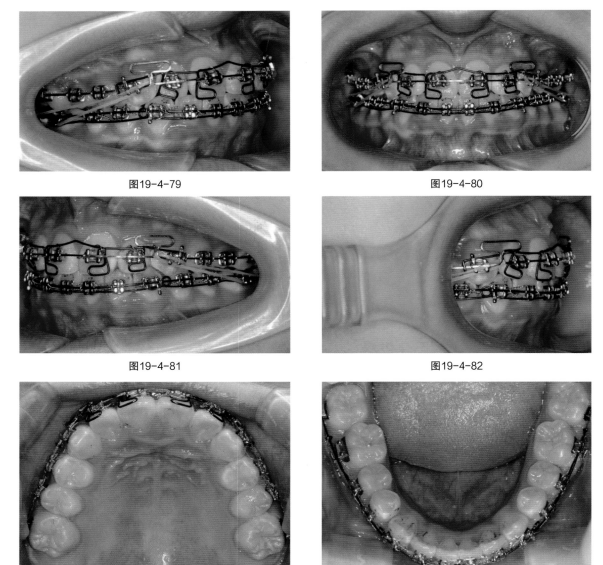

图19-4-79

图19-4-80

图19-4-81

图19-4-82

图19-4-83

图19-4-84

复诊处置：拆除固定矫治器，结束正畸治疗（图19-4-85～图19-4-90）。当天佩戴保持器，交代有关注意事项。矫治结束前拍摄头颅定位侧位片及口腔全景片如图19-4-91和图19-4-92所示。

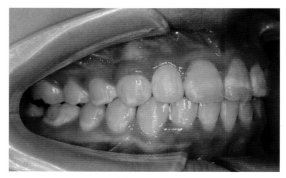

图19-4-85

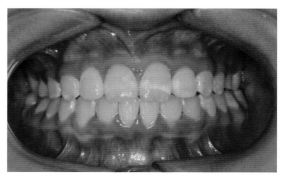

图19-4-86

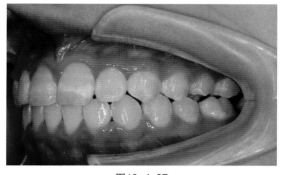

图19-4-87

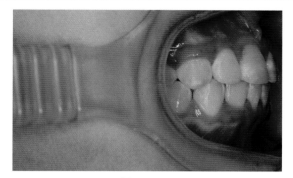

图19-4-88

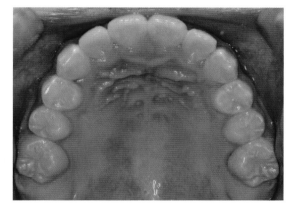

图19-4-89

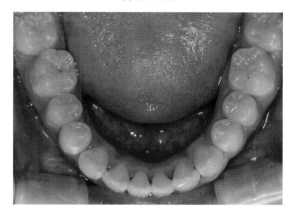

图19-4-90

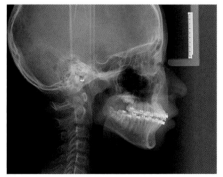

图19-4-91

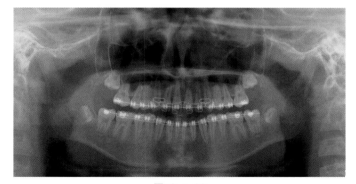

图19-4-92

8. 矫治过程-8（2021-01-23）

患者就诊时拍摄正畸标准面像（图19-4-93～图19-4-96）。

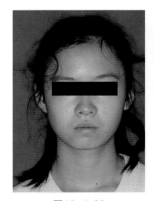

图19-4-93

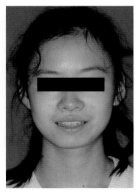

图19-4-94

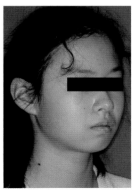

图19-4-95

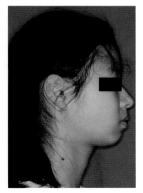

图19-4-96

9. 矫治结束1年后复查

矫治结果稳定，上下牙列排列整齐、中线对齐，两侧尖牙、磨牙中性关系，前牙覆𬌗、覆盖正常（图19-4-97～图19-4-102）。上下颌佩戴压膜保持器，遵从医嘱，依从性好。口腔卫生状况良好（图19-4-105～图19-4-110）。

口腔全景片、X线头颅定位侧位片及头影测量分析显示矫治结束1年后的牙列状况（图19-4-103，图19-4-104a，b），头影测量数据SNA 84.31°、SNB 80.13°、ANB角4.18°，为Ⅰ类骨面型。A点后移，B点前移。侧貌较矫治前和谐、漂亮。比较初诊头影测量数据SNA 85.59°、SNB 79.94°、ANB角5.59°。

矫治前后X线头影测量重叠图如图19-4-111和图19-4-112所示。

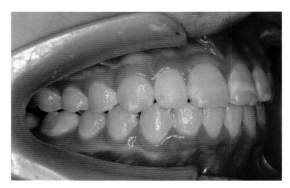

图19-4-97

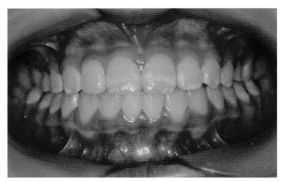

图19-4-98

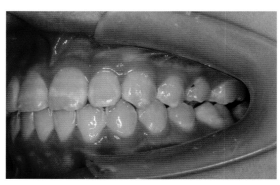

图19-4-99

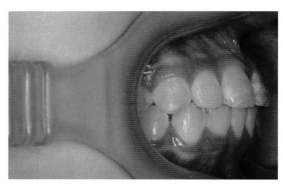

图19-4-100

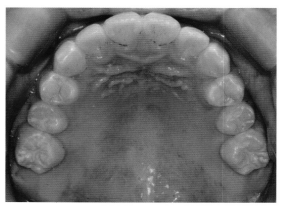

图19-4-101

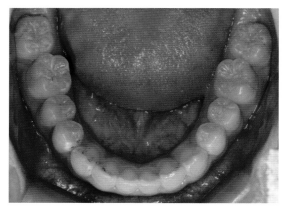

图19-4-102

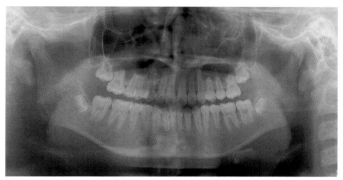
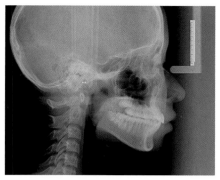

图19-4-103

图19-4-104a

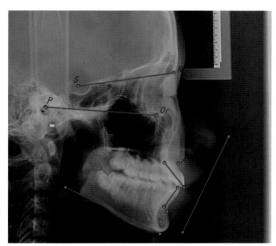

图19-4-104b

DCA头影测量精华版

一、颌骨突度（矢状向）　　　　数据分析：

1.〔83°〕　SNA=84.59°　　1. 上颌骨略突

2.〔80°〕　SNB=79.12°　　2. 下颌骨尚可

3.〔3°〕　　ANB=5.47°　　　3. 骨性Ⅱ类

二、颌骨高度（垂直向）

4.〔25°〕　MP-FH=22.73°　4. 骨型 低角

三、切牙唇倾度

5.〔105°〕　UI-SN=119.11°　5. 上前牙唇倾

6.〔92°〕　LI-MP=97.17°　　6. 下前牙唇倾

7.〔125°〕　UI-LI=108.35°

四、侧貌（突度）

8.〔75°〕　Z角=69.53°　　7. 侧貌前突

9.〔67°〕　FMIA=60.10°

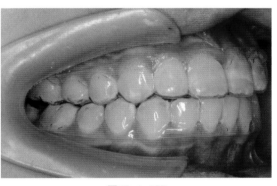

图19-4-105

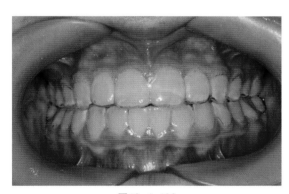

图19-4-106

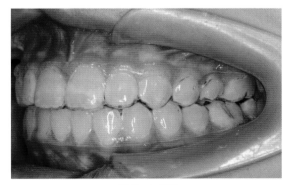

图19-4-107

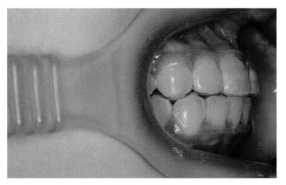

图19-4-108

163

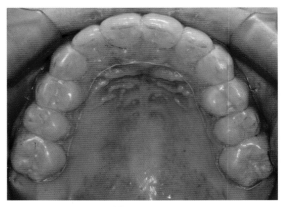
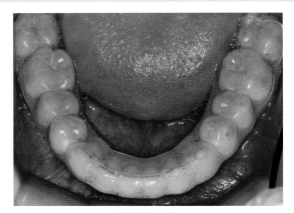

图19-4-109   图19-4-110

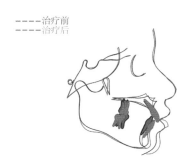
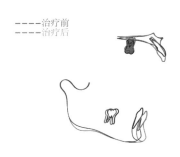

图19-4-111   图19-4-112

（三）矫治经验与体会

1. 这个案例抓住了生长发育的良好时机进行推磨牙向后的矫治治疗（上颌第二磨牙没有萌出），在上颌装配磨牙推进器矫治的同时，下颌装配了固定矫治器排齐牙列。

2. 推后使用了小联合平导装置，根据患者牙列萌出特点，做出适宜的改良制作与应用，方框支架的创新设计，解决了上颌左侧因第二前磨牙萌出高度不足、无法作为支抗装置基牙问题，同时理顺了磨牙推进器的结扎丝回拉压缩弹簧支撑点问题。小联合平导既可作为推后的正畸支抗，抵消推磨牙向后的反作用力，又可垫开咬合，减少推磨牙远移的阻力。

3. 在Ⅱ期固定矫治器治疗阶段，使用了扁担弓加强上颌前牙支抗，通过与Ⅱ类颌间牵引，控制上颌前牙的唇展。对于前牙覆𬌗的问题适时使用了蛤蟆弓技术进行垂直向的调控。为了纠正上颌前牙的轴倾度，矫治后期使用了倒置梅花弓结扎方式实施负转矩移动的正畸手段，取得了良好的矫治效果。

五、拔17、27推后矫治Ⅱ类下颌3颗切牙案例

（一）初诊

2018年8月22日，患者，女性，初诊年龄15岁。初诊时拍摄正畸标准面像（图19-5-1～图19-5-4）。

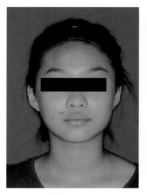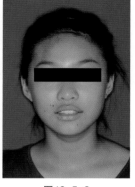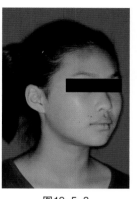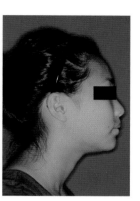

图19-5-1　　　　　　　　　图19-5-2　　　　　　　　　图19-5-3　　　　　　　　　图19-5-4

主诉：左上有"小虎牙"影响美观，前来就诊。

检查：面部左右基本对称，侧貌正常。口腔全景片、X线头颅定位侧位片及头影测量分析如图19-5-11和图19-5-12a、b所示。

口内检查：全口恒牙列，17-27，37-47。上颌前牙段拥挤度约为4mm，23颊侧位萌出，12、22扭转，33-34间隙约1mm，41缺失，下颌Spee氏曲线陡峭；双侧磨牙、尖牙关系远中，前牙深覆盖约6mm，上颌前牙牙冠覆盖超过下颌前牙牙冠唇面1/3。口腔全景片显示4颗第三磨牙牙胚均存在（图19-5-5～图19-5-10）。

诊断：

（1）安氏Ⅱ类1分类错𬌗。

（2）前牙深覆盖Ⅱ度。

（3）前牙深覆𬌗Ⅰ度。

（4）上颌牙列轻度拥挤。

（5）下颌3颗切牙案例（41缺失）。

矫治设计：

方案1：单颌减数前磨牙，拔除14、24。全口直丝弓矫治器，联合腭托加强后牙支抗，排齐整平牙弓，关闭拔牙间隙，调整前牙覆𬌗、覆盖关系及磨牙、尖牙咬合关系，待牙齿排列整齐、咬合关系稳定后，拆除固定矫治器，佩戴保持器维持。

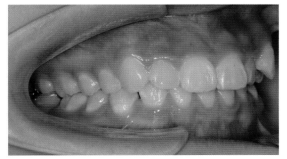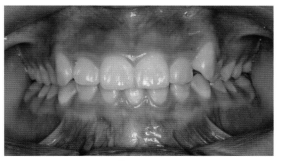

图19-5-5　　　　　　　　　　　　　　　　　图19-5-6

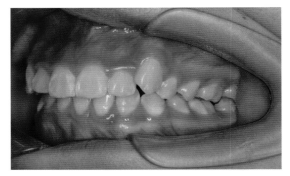

图19-5-7

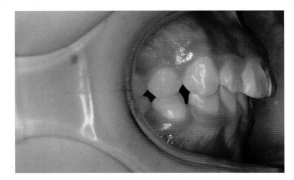

图19-5-8

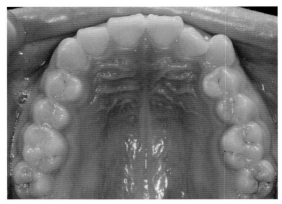

图19-5-9

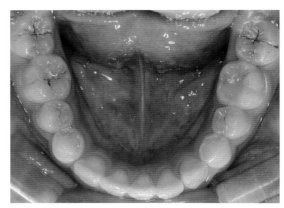

图19-5-10

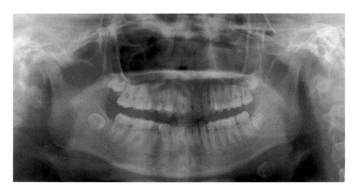

图19-5-11

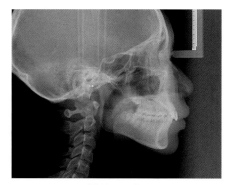

图19-5-12a

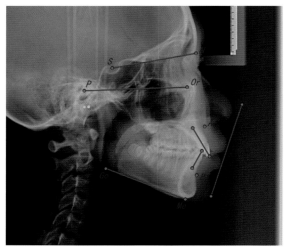

图19-5-12b

DCA头影测量精华版

一、颌骨突度（矢状向）　　　　数据分析：

1. ［83°］ SNA=86.37° 　　1. 上颌骨略突

2. ［80°］ SNB=80.06° 　　2. 下颌骨正常

3. ［3°］ ANB=6.31° 　　3. 骨性 Ⅱ类

二、颌骨高度（垂直向）

4. ［25°］ MP-FH=23.66° 　　4. 骨型 低角

三、切牙唇倾度

5. ［105°］ UI-SN=109.95° 　　5. 上前牙唇倾

6. ［92°］ LI-MP=96.96° 　　6. 下前牙略唇倾

7. ［125°］ UI-LI=121.13°

四、侧貌（突度）

8. ［75°］ Z角=69.85° 　　7. 侧貌凸面型

9. ［67°］ FMIA=59.38°

方案2：单颌减数磨牙，拔除27、17。选择15、25基牙制作个性化联合腭托，装配磨牙推进器，推磨牙向后矫治，使用直丝弓托槽矫治器，利用推后获得的后牙弓间隙，排齐整平牙列，内收前突的牙弓，建立接近正常的前牙覆𬌗、覆盖关系，后牙建立尖窝相嵌的紧密咬合关系，待牙齿排列整齐、咬合关系稳定后，拆除固定矫治器，佩戴保持器维持。

正畸思路探索：这是一个15岁的女孩，下颌3颗切牙案例，尖牙及两侧磨牙轻度远中错𬌗关系。4颗第二磨牙建𬌗，X线片显示4颗第三磨牙均有正常牙胚，上前牙覆盖深3mm，深覆𬌗Ⅱ度，上下牙列中线不齐。我们经过临床详细检查、综合分析，与家长沟通后，决定采用拔除后面的磨牙，即减数上颌第二磨牙推磨牙向后，扩展后牙弓间隙，用其调整磨牙关系，内收前突的牙弓，达到前牙建立接近正常的覆𬌗、覆盖关系。第三磨牙在矫治的后期会自然向近中、𬌗向萌出，取代第二磨牙排入牙列队伍。

矫治设计磨牙推进器推磨牙向后涉及的问题是：下颌3颗切牙，上下颌中线无法对齐。覆盖会较牙齿数目正常者大一点，当然也可采取上颌前牙邻面去釉减径的方法获得波顿指数协调。但这对面型的影响甚微。患者家长赞同拔除17、27的磨牙减数设计方案，但不同意邻面去釉减径的治疗方法。

为此，我们设计制作了磨牙推进器推后的小联合腭托支抗装置。在装配磨牙推进器推后矫治器的同时，上下颌牙列装配固定矫治器。

减数第二磨牙，实施推磨牙向后矫治设计，第三磨牙能够自然萌出，并近中平移取代第二磨牙吗？

让我们带着疑问、随着思路去推开这扇困惑的大门。

（二）矫治阶段

1. 矫治过程-1（2018-10-28）

患者就诊时拍摄正畸标准面像（图19-5-13～图19-5-16）。

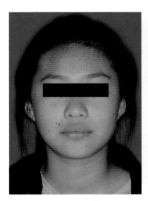 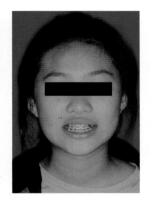 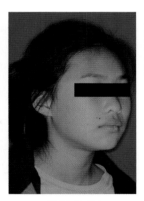 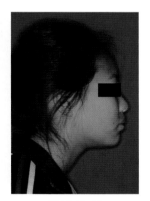

图19-5-13　　　　　　图19-5-14　　　　　　图19-5-15　　　　　　图19-5-16

2018年10月28日就诊：抛光清洁上下颌牙列的唇面，上颌14-24，下颌37-47。酸蚀，涂布粘接剂粘接Damon Q自锁托槽（23未粘接托槽），上颌使用0.018in澳丝纳入托槽，15、25近中及远中邻面使用分牙橡皮圈分牙。下颌使用0.014in镍钛丝纳入自锁托槽，弓丝末端回弯，下颌第一磨牙牙冠𬌗面使用蓝胶𬌗垫（图19-5-17～图19-5-22）。

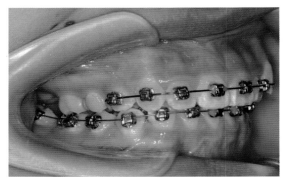

图19-5-17

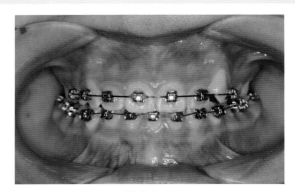

图19-5-18

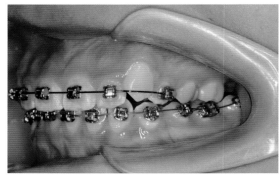

图19-5-19

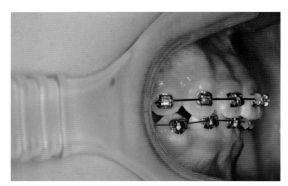

图19-5-20

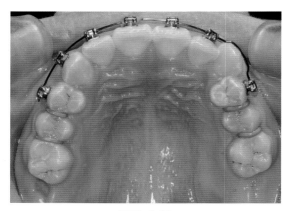

图19-5-21

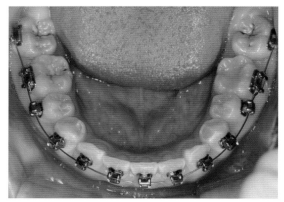

图19-5-22

2. 矫治过程-2（**2018-11-10**）

患者就诊时拍摄正畸标准面像（图19-5-23 ~ 图19-5-26）。

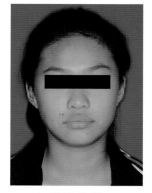

图19-5-23

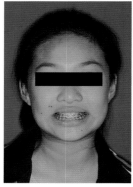

图19-5-24

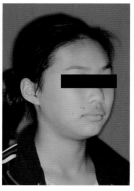

图19-5-25

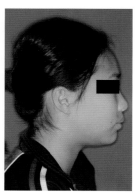

图19-5-26

复诊检查：15、25经过分牙，其牙的近、远中邻面已经获得缝隙。

复诊处置：拆除分牙橡皮圈、用磨牙带环改制成15、25个别前磨牙带环，上颌制作并装配小联合腭托，按常规程序安放磨牙推进器推后矫治器，实施推磨牙向远中移动（图19-5-27～图19-5-32）。

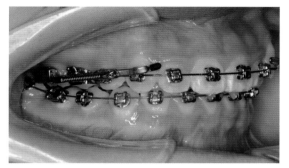

图19-5-27

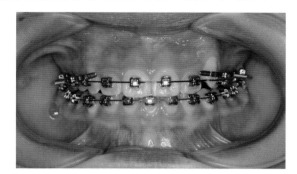

图19-5-28

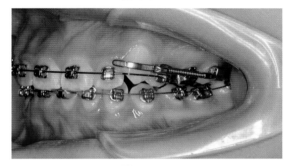

图19-5-29

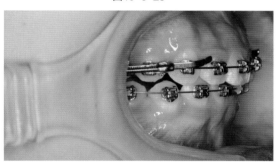

图19-5-30

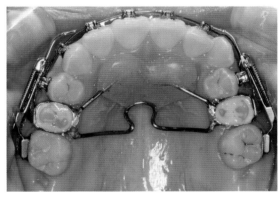

图19-5-31

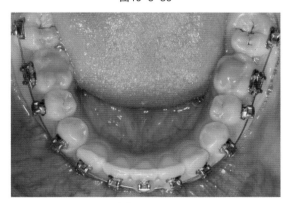

图19-5-32

3. 矫治过程-3（2018-12-15）

患者就诊时拍摄正畸标准面像（图19-5-33～图19-5-36）。

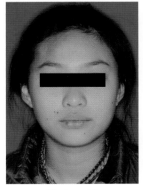

图19-5-33

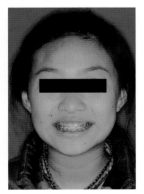

图19-5-34

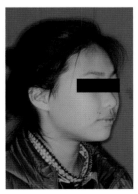

图19-5-35

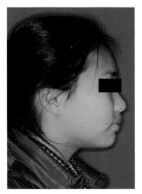

图19-5-36

复诊检查：磨牙推进器施力推磨牙向后1个月，两侧16、26已经向远中移动，15-16，25-26之间出现缝隙，推磨牙远移距离各约1mm（图19-5-37～图19-5-42）。

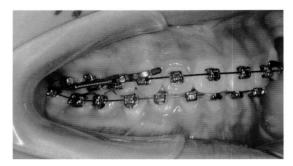

图19-5-37

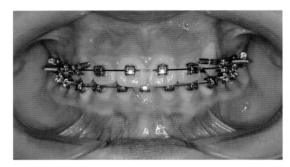

图19-5-38

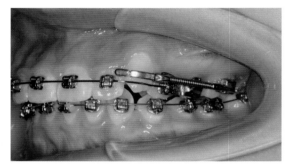

图19-5-39

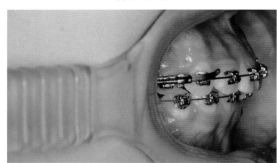

图19-5-40

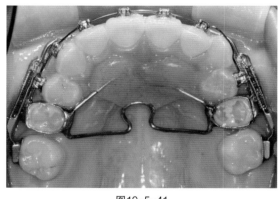

图19-5-41

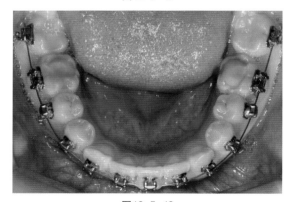

图19-5-42

复诊处置：结扎丝回拉压缩弹簧，继续给磨牙推进器加力，实施推磨牙向远中移动（图19-5-43～图19-5-48）。

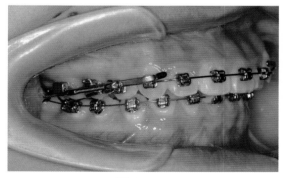

图19-5-43

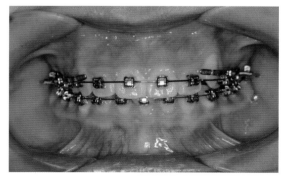

图19-5-44

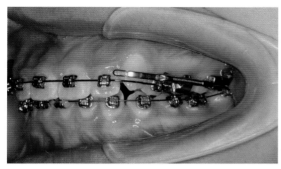

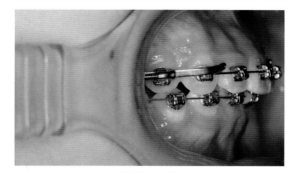

图19-5-45

图19-5-46

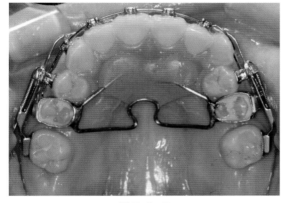

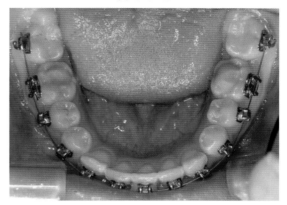

图19-5-47

图19-5-48

X线头颅定位侧位片及口腔全景片显示装配磨牙推进器实施推后矫治1个月的牙列状况（图19-5-49，图19-5-50）。

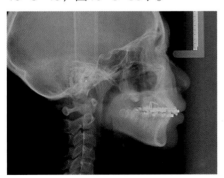

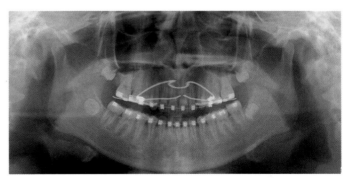

图19-5-49

图19-5-50

4. 矫治过程-4（2019-01-26）

患者就诊时拍摄正畸标准面像（图19-5-51～图19-5-54）。

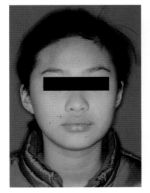

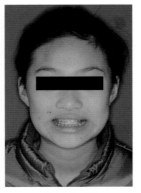

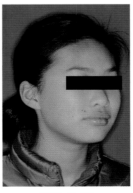

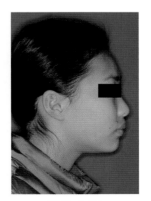

图19-5-51　　　　　　　图19-5-52　　　　　　　图19-5-53　　　　　　　图19-5-54

磨牙推进器施力推磨牙向后2个月复诊，16、26顺利向远中移动，16远移距离约2.0mm，26远移距离约2.5mm（图19-5-55～图19-5-60）。

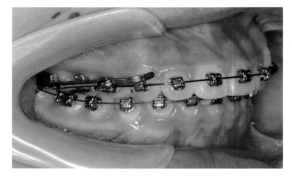

图19-5-55

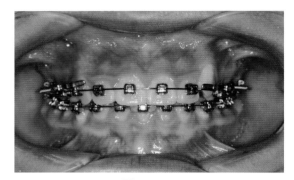

图19-5-56

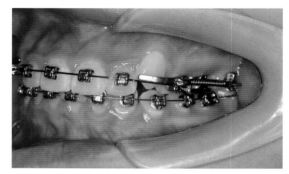

图19-5-57

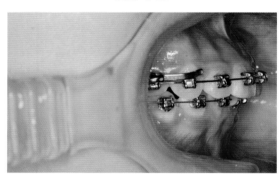

图19-5-58

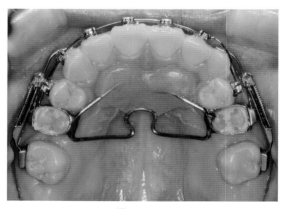

图19-5-59

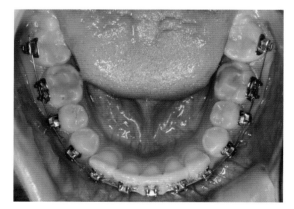

图19-5-60

　　复诊处置：上颌两侧磨牙推进器压缩推簧加力，继续推磨牙向远中移动（图19-5-61～图19-5-66）。

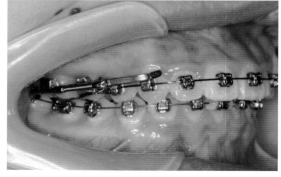

图19-5-61

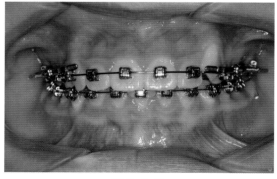

图19-5-62

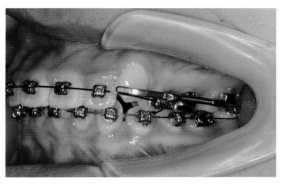

图19-5-63

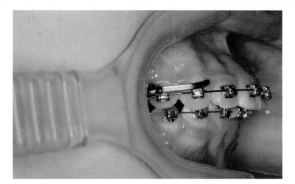

图19-5-64

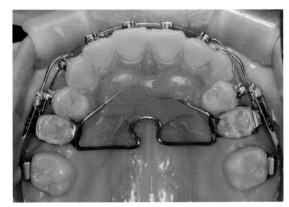

图19-5-65

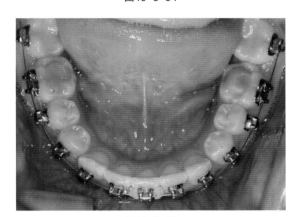

图19-5-66

5. 矫治过程-5（2019-03-02）

患者就诊时拍摄正畸标准面像（图19-5-67～图19-5-70）。

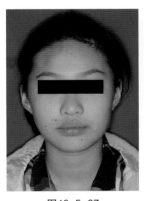

图19-5-67

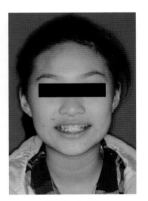

图19-5-68

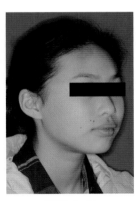

图19-5-69

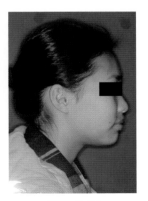

图19-5-70

复诊检查：磨牙推进器推后获得足够间隙，15-16之间间隙约4.0mm，25-26之间间隙约4.2mm。达到第Ⅰ期推后，扩展后牙弓矫治设计目标，进入第Ⅱ期矫治阶段（图19-5-71～图19-5-76）。

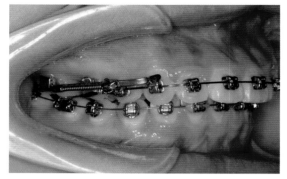

图19-5-71

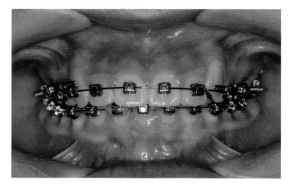

图19-5-72

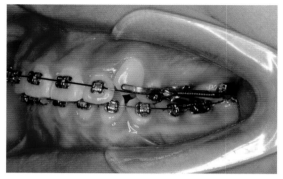

图19-5-73

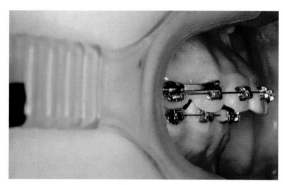

图19-5-74

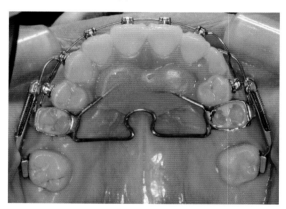

图19-5-75

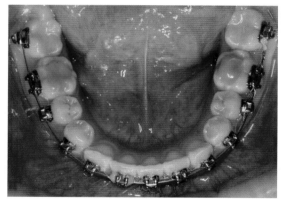

图19-5-76

复诊处置：上颌拆除磨牙推进器及小联合腭托装置，上颌16、26选择合适磨牙带环制作并及时装配大联合腭托装置，保持推后获得的后牙弓间隙。

上下颌牙列更换0.018in澳丝平弓，上颌牙弓两侧装配0.018in澳丝弯制的滑动架，滑动架远中固位圈紧抵15、25托槽的近中，其近中端固位圈置放于尖牙托槽的近中侧。下颌两侧35-37、45-47采用0.25mm结扎丝紧密"8"字结扎，在35、45安放结扎丝牵引钩，在35-37、45-57分别挂1/4in橡皮圈至上颌同侧滑动架近中端的牵引圈上，实施Ⅱ类颌间牵引。通过对颌支抗及滑动架组合的弹力牵引实施矫治力远移15、25（图19-5-77~图19-5-82）。

X线头颅定位侧位片及口腔全景片显示磨牙推进器实施推后矫治3个半月，完成第Ⅰ阶段矫治目标的牙列状况。采用磨牙推进器推后技术，16、26冠根基本呈平行向远中移动态势（图19-5-83，图19-5-84）。

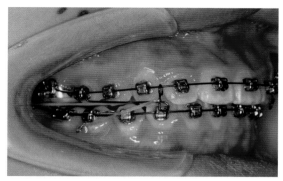

图19-5-77

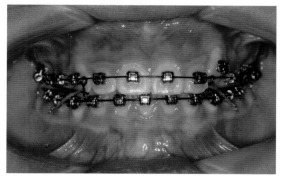

图19-5-78

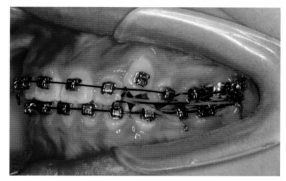

图19-5-79

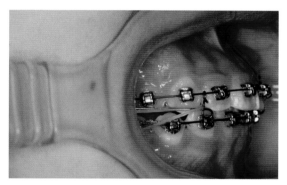

图19-5-80

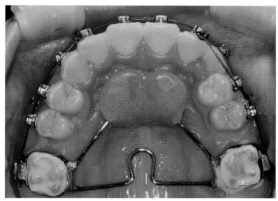

图19-5-81

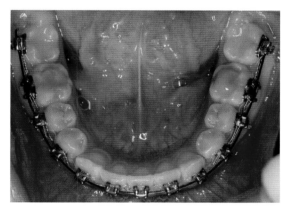

图19-5-82

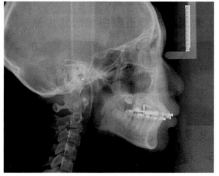

图19-5-83

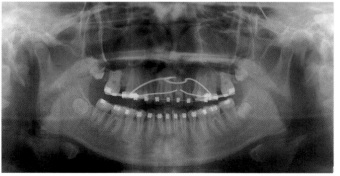

图19-5-84

6. 矫治过程-6（2019-05-04）

患者就诊时拍摄正畸标准面像（图19-5-85～图19-5-88）。

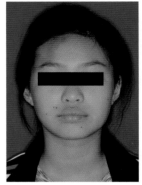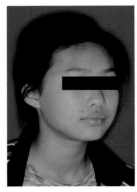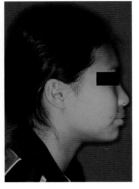

| 图19-5-85 | 图19-5-86 | 图19-5-87 | 图19-5-88 |

复诊检查：Ⅱ期治疗的第2个月，15、25已经平稳向远中移动。右上15-16间隙0.5mm，14-15间隙1.5mm。左上25-26间隙2mm，24-25间隙1mm。咬合位观察，上颌前牙切缘覆盖下颌托槽2/3，覆𬌗呈加深状态。上颌牙弓略宽于下颌牙弓，考虑到Ⅱ类牵引有缩窄下颌牙弓的副作用。

复诊处置：将右侧滑动架固位圈抵住尖牙托槽近中。以期通过Ⅱ类颌间牵引将尖牙同步向远中移动，左侧滑动架位置同前。下颌配置了四眼蛤蟆弓，用以打开咬合、对抗颌间牵引的负移动。

Ⅱ类颌间牵引加大力度，35-37、45-57分别挂2根1/4in橡皮圈至上颌同侧滑动架近中端的牵引圈上（图19-5-89～图19-5-94）。

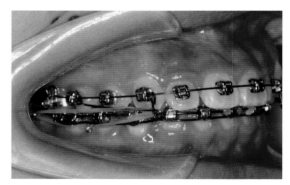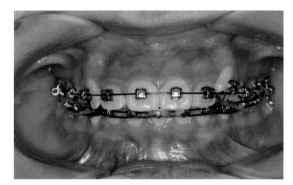

| 图19-5-89 | 图19-5-90 |

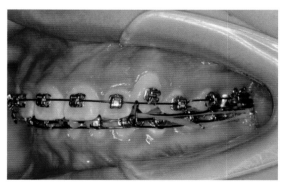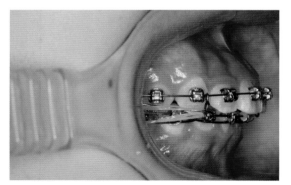

| 图19-5-91 | 图19-5-92 |

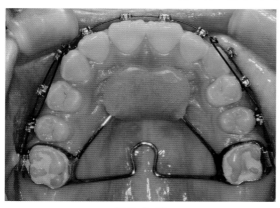

图19-5-93

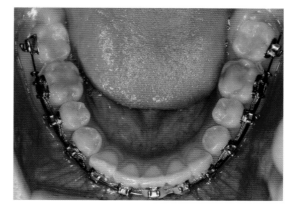

图19-5-94

7. 矫治过程-7（2019-07-07）

患者就诊时拍摄正畸标准面像（图19-5-95～图19-5-98）。

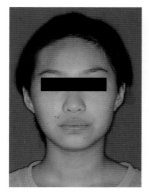

图19-5-95

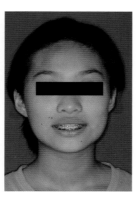

图19-5-96

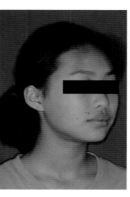

图19-5-97

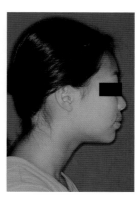

图19-5-98

复诊检查：Ⅱ期治疗的第4个月，咬合已经打开，下颌前牙托槽切缘全部露出来。15、25已经远中移动基本到位。

复诊处置：上颌更换0.018in×0.025in不锈钢方丝弯制的方丝滑动架，左侧滑动架至37挂两根1/4in橡皮圈牵引，右侧滑动架至47挂1根1/4in橡皮圈实施Ⅱ类颌间不对称力量牵引。下颌继续使用四眼蛤蟆弓（图19-5-99～图19-5-104）。

X线头颅定位侧位片及口腔全景片显示Ⅱ期治疗第4个月的牙列状况（图19-5-105，图19-5-106）。

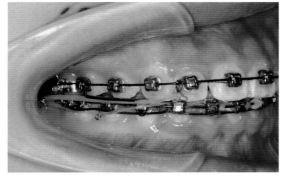

图19-5-99

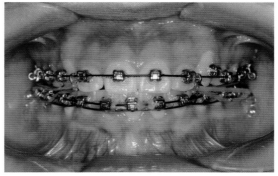

图19-5-100

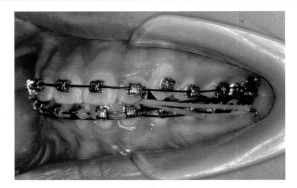

图19-5-101

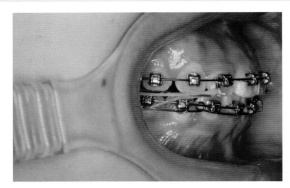

图19-5-102

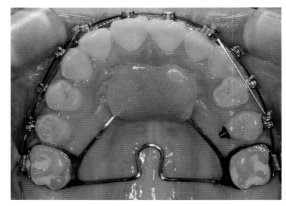

图19-5-103

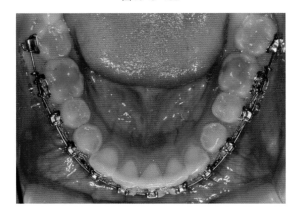

图19-5-104

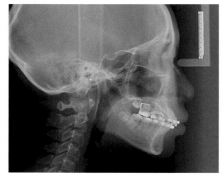

图19-5-105

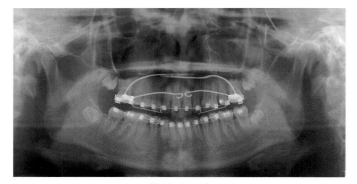

图19-5-106

8. 矫治过程-8（2019-08-10）

患者就诊时拍摄正畸标准面像（图19-5-107～图19-5-110）。

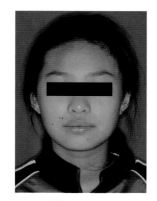

图19-5-107

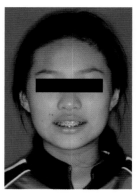

图19-5-108

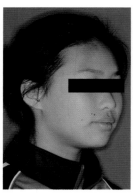

图19-5-109

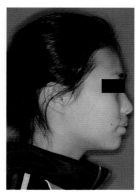

图19-5-110

复诊检查：Ⅱ期治疗的第5个月，15、25已经远中移动到位，与16、26靠拢。14-15间隙1mm，24-25间隙1.5mm（图19-5-111~图19-5-116）。

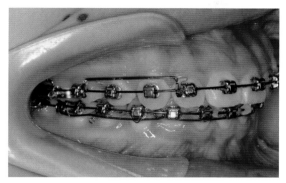

图19-5-111

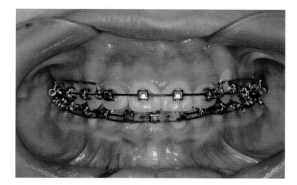

图19-5-112

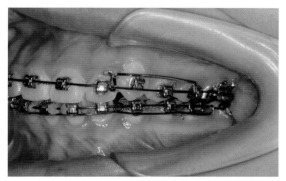

图19-5-113

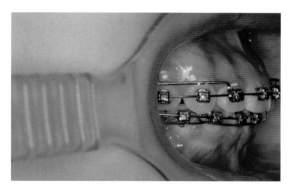

图19-5-114

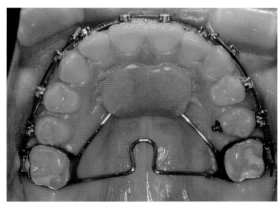

图19-5-115

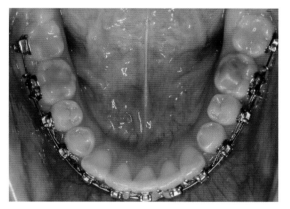

图19-5-116

复诊处置：拆除大联合腭托的Nance托，保留TPA装置。

减少颌间牵引力度，下颌继续使用四眼蛤蟆弓，采用左侧滑动架至37挂1根1/4in橡皮圈牵引，右侧滑动架至47挂1根1/4in橡皮圈实施Ⅱ类颌间牵引（图19-5-117~图19-5-122）。

X线头颅定位侧位片及口腔全景片显示Ⅱ期治疗第5个月的牙列状况，18、28已经逐渐向殆方、近中移动（图19-5-123，图19-5-124）。

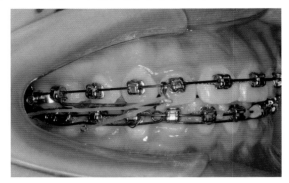

图19-5-117

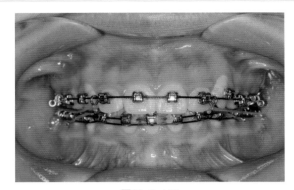

图19-5-118

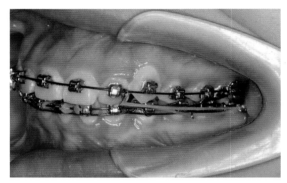

图19-5-119

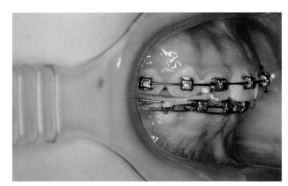

图19-5-120

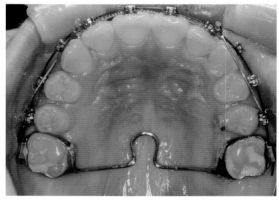

图19-5-121

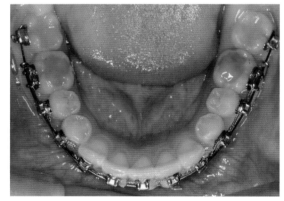

图19-5-122

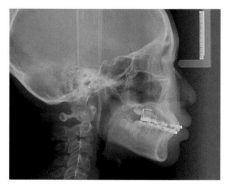

图19-5-123

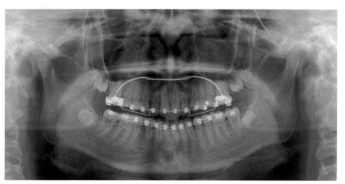

图19-5-124

9. 矫治过程-9（2019-10-06）

患者就诊时拍摄正畸标准面像（图19-5-125～图19-5-128）。

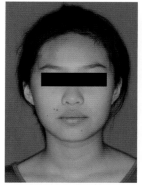
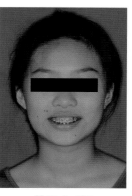
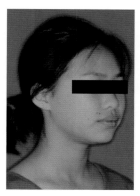
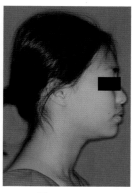

| 图19-5-125 | 图19-5-126 | 图19-5-127 | 图19-5-128 |

复诊检查：Ⅱ期治疗的第7个月，14、24已经远中移动到位。与15、25靠拢。23排入牙列。上下牙列排齐、托槽槽沟呈直线化。上颌4颗切牙间出现散在间隙。

复诊处置：上颌更换0.017in×0.025in不锈钢方丝，尖牙近中缘设置T形曲的标准弓形正畸主弓丝，12-22采用橡皮链弹力牵引关闭散隙，下颌置换0.018in澳丝带摇椅平弓，配置长腿蛤蟆弓。

上颌两侧T形曲分别挂1根1/4in橡皮圈牵引至同侧下颌35-37、45-47，实施长三角形Ⅱ类颌间牵引（图19-5-129～图19-5-134）。

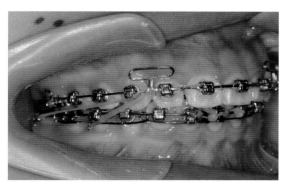
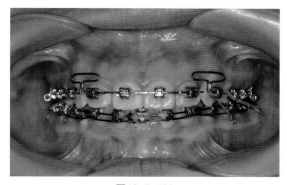

| 图19-5-129 | 图19-5-130 |

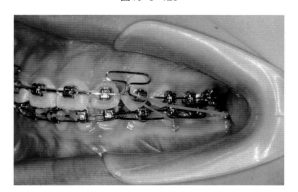
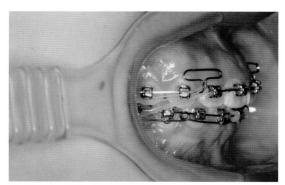

| 图19-5-131 | 图19-5-132 |

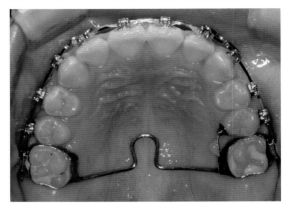

图19-5-133

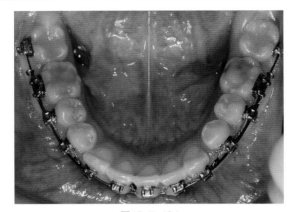

图19-5-134

10. 矫治过程-10（2020-03-28）

患者就诊时拍摄正畸标准面像（图19-5-135～图19-5-138）。

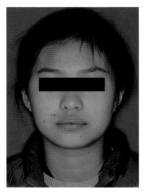

图19-5-135

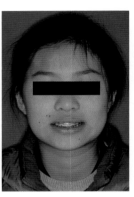

图19-5-136

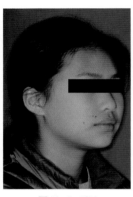

图19-5-137

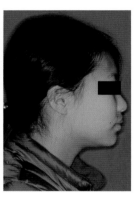

图19-5-138

复诊检查：Ⅱ期治疗的第12个月，上下牙列排齐，TPA已经拆除。上下牙弓后牙宽度协调。磨牙中性关系，尖牙中性偏远中关系，前牙覆𬌗基本正常，覆盖比正常偏大一点（因为下颌3颗切牙的缘故）。

复诊处置：调整上颌正畸主弓丝方丝T形曲，将4颗切牙水平段弓丝龈向抬高1mm，压低上颌前磨牙，磨牙带环颊面管远中弓丝末端回抽加力。下颌更换0.017in×0.025in不锈钢方丝、尖牙近中缘设置靴形曲的标准弓形正畸主弓丝，在上颌方丝T形曲与下颌同第一磨牙、第二磨牙之间挂1/4in橡皮圈实施Ⅱ类颌间弹力牵引。

33、34托槽龈侧用光固化树脂粘接钳夹固定式游离牵引钩，34与36之间挂橡皮链，41-42与33之间挂橡皮链。其目的是调整个别牙齿的轴倾度（图19-5-139～图19-5-144）。

X线头颅定位侧位片及口腔全景片显示Ⅱ期治疗第12个月的牙列状况，33、34的牙根不平行，2颗牙的根尖靠得太近（图19-5-145，图19-5-146）。

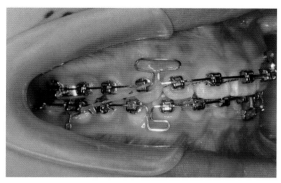

图19-5-139

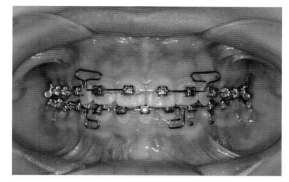

图19-5-140

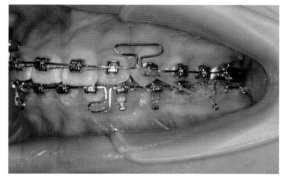

图19-5-141

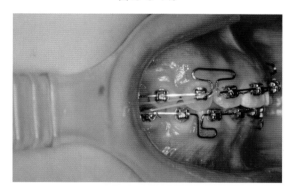

图19-5-142

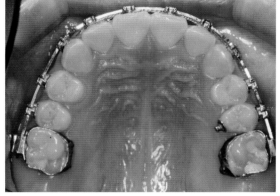

图19-5-143

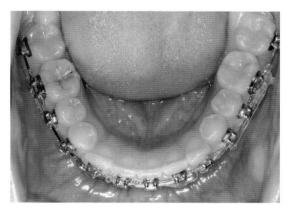

图19-5-144

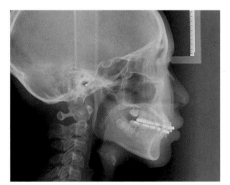

图19-5-145

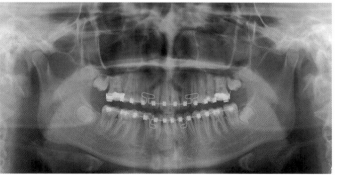

图19-5-146

11. 矫治过程-11（2020-07-01）

患者就诊时拍摄正畸标准面像（图19-5-147～图19-5-150）。

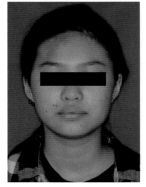
图19-5-147

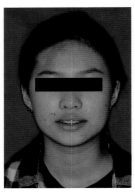
图19-5-148

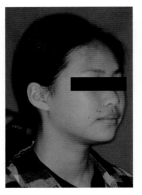
图19-5-149

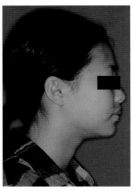
图19-5-150

复诊检查：Ⅱ期治疗的第16个月，矫治基本达到预期目标，磨牙中性关系，尖牙中性偏远中关系，下颌33-34、43-44之间尚有不足1mm散隙，前牙覆𬌗基本正常，覆盖比正常稍偏大一点。

复诊处置：继续在上颌方丝T形曲与下颌同侧第一磨牙、第二磨牙之间挂1/4in橡皮圈实施Ⅱ类颌间弹力牵引（图19-5-151～图19-5-156）。

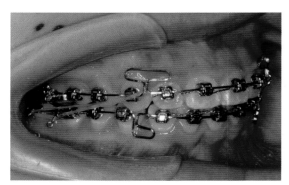
图19-5-151

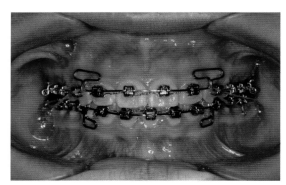
图19-5-152

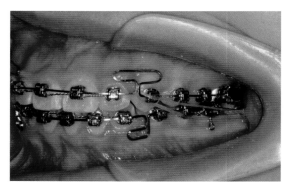
图19-5-153

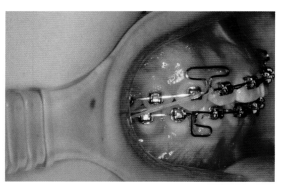
图19-5-154

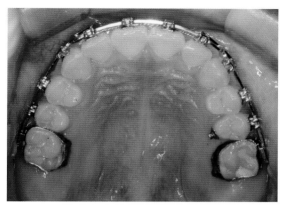

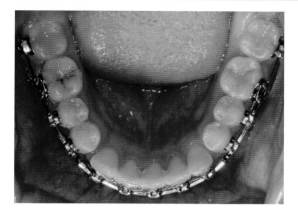

图19-5-155　　　　　　　　　　　　　　　　　　图19-5-156

12. 矫治过程-12（2020-08-30）

患者就诊时拍摄正畸标准面像（图19-5-157～图19-5-160）。

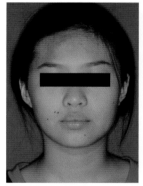
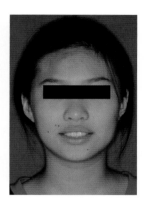
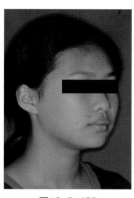
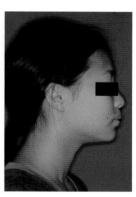

图19-5-157　　　　　　　图19-5-158　　　　　　　图19-5-159　　　　　　　图19-5-160

复诊检查：Ⅱ期治疗的第17个月，矫治达到预期目标，上下牙列排齐、磨牙中性偏近中关系，尖牙中性偏远中关系，前牙覆𬌗关系正常，覆盖比正常稍偏大一点（图19-5-161～图19-5-166）。

复诊处置：拆除固定矫治器，结束主动矫治。佩戴霍利（Hawley）保持器，交代有关注意事项。

X线头颅定位侧位片及口腔全景片显示Ⅱ期治疗第17个月的牙列状况，18、28已经与17、27靠近，即将破龈萌出。下颌牙列的牙根接近平行（图19-5-167，图19-5-168）。

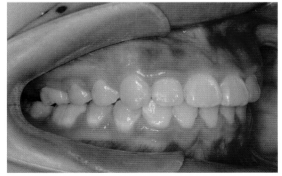

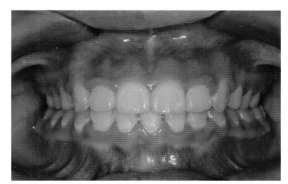

图19-5-161　　　　　　　　　　　　　　　　　　图19-5-162

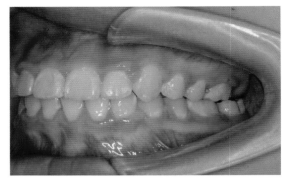
图19-5-163

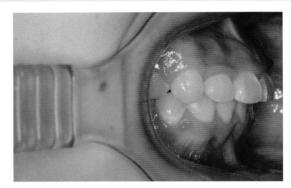
图19-5-164

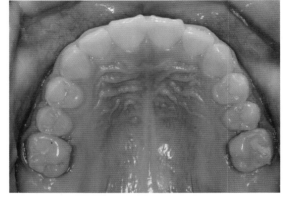
图19-5-165

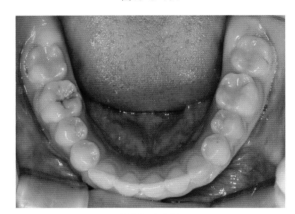
图19-5-166

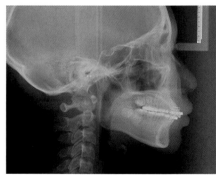
图19-5-167

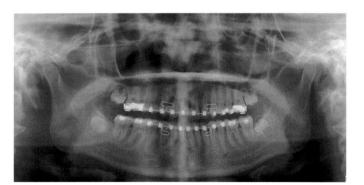
图19-5-168

13. 矫治过程-13（2021-01-17）

患者就诊时拍摄正畸标准面像（图19-5-169~图19-5-172）。

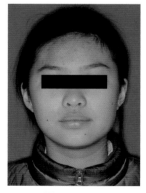
图19-5-169

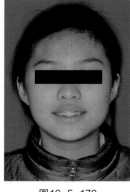
图19-5-170

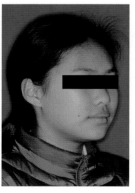
图19-5-171

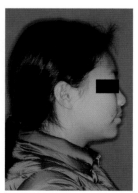
图19-5-172

复诊检查：矫治结束5个月复查，矫治结果稳定，咀嚼功能良好，上下牙列整齐，18、28排入正常牙列，以及顺利取代17、27的位置，与16、26建立邻接关系，与对颌建立咬合关系。磨牙中性偏近中关系，尖牙基本中性关系，前牙覆𬌗关系正常，覆盖比正常稍大一点（图19-5-173～图19-5-178）。

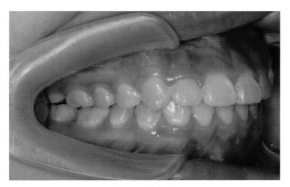

图19-5-173

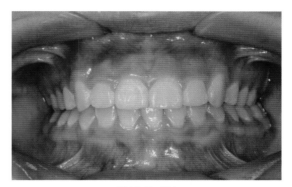

图19-5-174

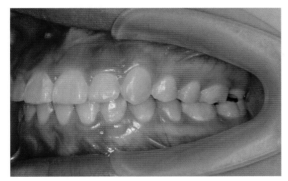

图19-5-175

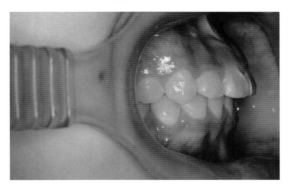

图19-5-176

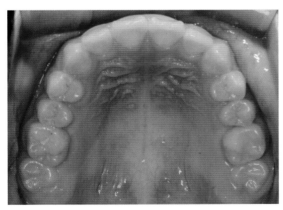

图19-5-177

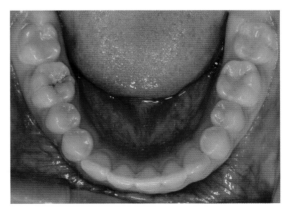

图19-5-178

该患者佩戴霍利（Hawley）保持器的牙列状况（图19-5-181～图19-5-186）。

复诊处置：调整霍利（Hawley）保持器，交代佩戴有关注意事项。X线头颅定位侧位片及口腔全景片显示结束后5个月复查的牙列状况，18、28已经与16、26靠拢，达到预期目标（图19-5-179，图19-5-180）。矫治前后X线头影测量重叠图如图19-5-187和图19-5-188所示。

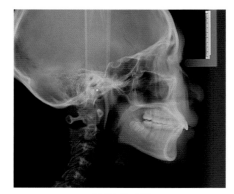

图19-5-179a

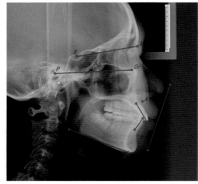

DCA头影测量精华版

一、颌骨突度（矢状向）　　　数据分析：
1.［83°］　SNA=85.20°　　1. 上颌骨略突
2.［80°］　SNB=80.20°　　2. 下颌骨正常
3.［3°］　ANB=5.00°　　　3. 骨性 Ⅱ类
二、颌骨高度（垂直向）
4.［25°］　MP-FH=24.72°　4. 骨型 均角
三、切牙唇倾度
5.［105°］　UI-SN=109.78°　5. 上前牙唇倾
6.［92°］　LI-MP=102.83°　6. 下前牙略唇倾
7.［125°］　UI-LI=115.35°
四、侧貌（突度）
8.［75°］　Z角=69.12°　　7. 侧貌凸面型
9.［67°］　FMIA=52.45°

图19-5-179b

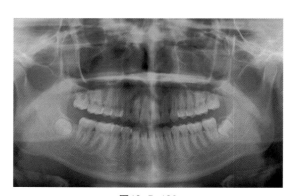

图19-5-180

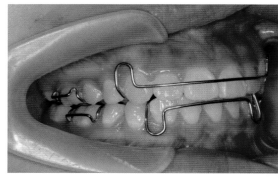

图19-5-181

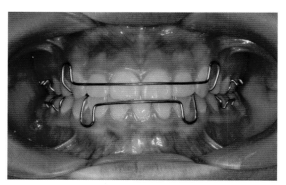

图19-5-182

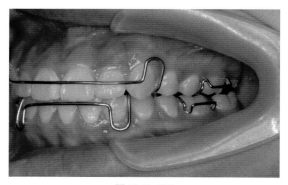

图19-5-183

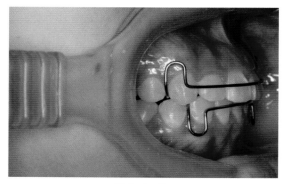

图19-5-184

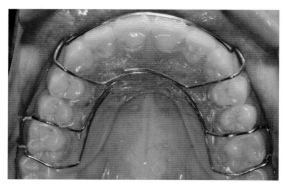

图19-5-185

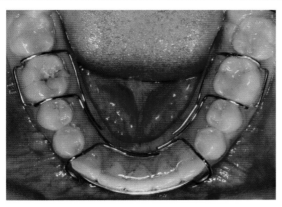

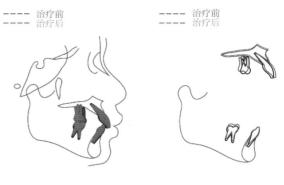

| 图19-5-186 | 图19-5-187 | 图19-5-188 |

（三）矫治经验与体会

1. 患者15岁，恒牙列，磨牙远中关系Ⅱ类错𬌗，下颌3颗切牙案例。前牙覆盖较大、深覆𬌗Ⅱ度，X线口腔全景片显示4颗第三磨牙均有正常牙胚。

非常规拔牙矫治设计，采取减数磨牙拔17、27，使用磨牙推进器矫治技术推上颌双侧磨牙向后，扩展后牙弓间隙，用其调整磨牙关系，内收前突的牙弓，达到前牙建立接近正常的覆𬌗、覆盖关系。矫治结束，上颌两侧第三磨牙自然萌出，取代了减数第二磨牙的位置。

2. 该患者采取减数第二磨牙的非常规拔牙矫治设计特点，能够为推磨牙向后矫治提供空间，消除磨牙远移的阻力。同时也为第三磨牙的自然萌出、近中平移提供良好的条件。

3. 第三磨牙取代减数的第二磨牙，矫治结束5个月复查，上下颌牙齿排列整齐，18、28向近中、𬌗方排入正常牙列，取代17、27的位置，与16、26建立邻接关系，与对颌建立咬合关系。

4. 由于减数的是牙弓后段的第二磨牙，而不是牙弓中段的前磨牙，这就保障了切牙、尖牙、前磨牙及第一磨牙之前牙列数目、排列顺序及功能的完整。对维护上下颌骨的形态、患者良好的面容，起到基础支撑作用。

5. 该患者使用磨牙推进器矫治技术不同于传统的矫治程序，在装配磨牙推进器的同时，上下颌粘接了固定矫治器托槽，而不是在完成推后目标，进入第Ⅱ期再上固定矫治器。

6. 上颌牙列托槽一开始就用上了0.018in澳丝作为正畸主弓丝，将15-25整个牙列组合成一个团体单位，有助于维护上颌牙列的稳定性，加入抵消磨牙推进器推磨牙向后的支抗体系，防止前牙覆盖加大。

7. 该患者使用的是小联合腭托装置作为磨牙推进器推后矫治器的支抗装置，具备较适宜的支抗力值，由于该患者的矫治设计是减数第二磨牙，使用磨牙推进器实施推磨牙向后的阻力比较小。从另一角度分析，需要对抗磨牙推进器推后的支抗值相应减小。

8. 推磨牙向后应用的是第三代粘接式磨牙推进器。

六、拔28单侧推后矫治Ⅱ类2分类亚类案例

（一）初诊

2017年3月9日，患者，女性，初诊年龄21岁。
主述：牙齿排列不齐，门牙内扣，影响美观且咀嚼不便，要求矫治。

检查：面部左右基本对称，面部三等分基本协调。恒牙列18-28，38-48；右侧磨牙中性关系，左侧磨牙远中尖对尖关系，右侧尖牙中性关系，左侧尖牙远中关系；下前牙咬伤上腭黏膜；前牙舌倾呈闭锁𬌗关系。

诊断：

（1）安氏Ⅱ类2分类亚类错𬌗畸形。

（2）骨性Ⅱ类错𬌗。

（3）深覆𬌗Ⅲ度。

（4）低角。

矫治设计：

（1）非常规拔牙矫治计划：拔除左侧上下颌磨牙28、38。

（2）左侧上颌装配颧突钉磨牙推进器，推后扩展后牙弓间隙，利用推后获得的间隙，排齐牙列，调整磨牙关系、尖牙关系。

（3）上颌活动式平导与下颌蛤蟆弓联合应用，打开咬合矫治深覆𬌗。

（4）前牙达到接近正常的覆𬌗、覆盖关系，尖牙、磨牙达到中性关系。

（5）佩戴个性化保持器。

患者就诊时拍摄正畸标准面像（图19-6-1～图19-6-4）。

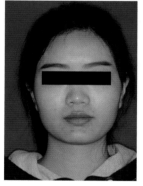 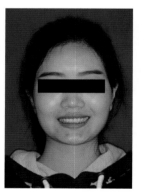 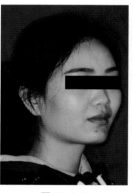 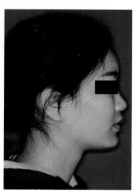

图19-6-1　　　　　　　图19-6-2　　　　　　　图19-6-3　　　　　　　图19-6-4

初诊临床检查牙𬌗像照片（图19-6-5～图19-6-10）。口腔全景片、X线头颅定位侧位片及头影测量分析如图19-6-11和图19-6-12a、b所示。

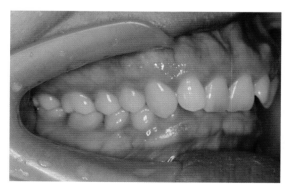 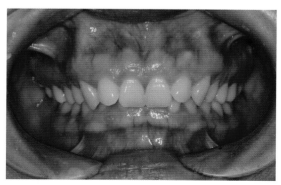

图19-6-5　　　　　　　　　　　　　　　图19-6-6

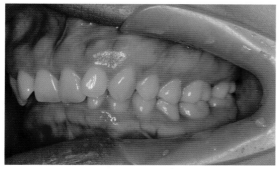

图19-6-7

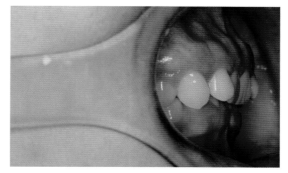

图19-6-8

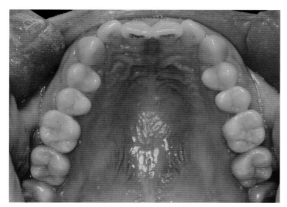

图19-6-9

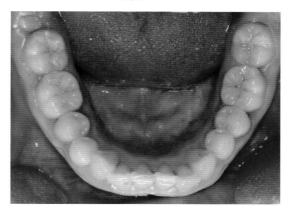

图19-6-10

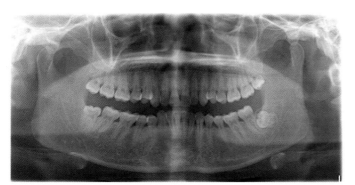

图19-6-11

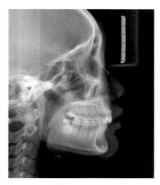

图19-6-12a

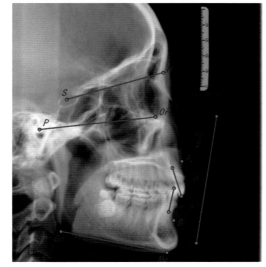

图19-6-12b

DCA头影测量精华版

一、颌骨突度（矢状向）　　　　数据分析：

1.［83°　］　　SNA=85.53°　　　1. 上颌骨略突

2.［80°　］　　SNB=77.91°　　　2. 下颌骨发育不足

3.［3°　］　　ANB=7.62°　　　3. 骨性 Ⅱ类

二、颌骨高度（垂直向）

4.［25°　］　　MP-FH=17.95°　　4. 骨型 低角

三、切牙唇倾度

5.［105°　］　　UI-SN=91.47°　　5. 上前牙舌倾

6.［92°　］　　LI-MP=90.77°　　6. 下前牙舌倾

7.［125°　］　　UI-LI=150.13°

四、侧貌（突度）

8.［75°　］　　Z角=74.86°　　　7. 侧貌尚可

9.［67°　］　　FMIA=71.28°

（二）矫治阶段

1. 矫治过程-1（2017-03-20）

患者就诊时拍摄正畸标准面像（图19-6-13～图19-6-16）。

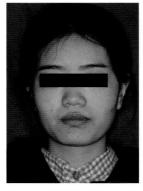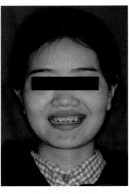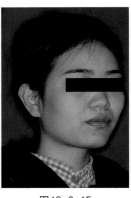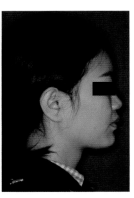

图19-6-13　　　　　　　图19-6-14　　　　　　　图19-6-15　　　　　　　图19-6-16

装配固定矫治器及辅助装置：清洁16至25唇侧牙面，粘接德国非凡金属自锁托槽，26清洁牙面后粘接配套颊面管、装配第三代磨牙推进器，25与26之间颧突下膜龈联合处、局麻下植入规格2.0mm×10mm正畸不锈钢微螺钉，微螺钉与22-23之间使用0.25mm结扎丝紧密结扎固定，组成颧突钉支抗体系。装配磨牙推进器压缩弹簧加力；上颌主弓丝采用0.018in澳丝弯制随形弓（图19-6-17～图19-6-22）。

口腔全景片及X线头颅正位片显示装配上颌单侧装配磨牙推进器及颧突钉植入的状况（图19-6-23，图19-6-24）。

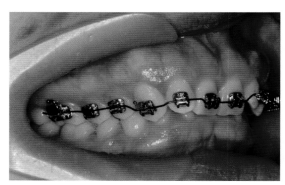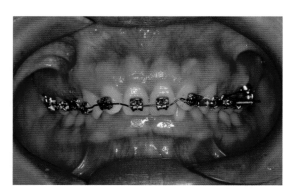

图19-6-17　　　　　　　　　　　　　　　　　图19-6-18

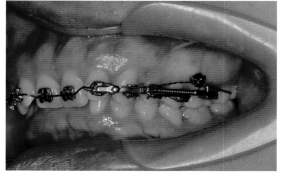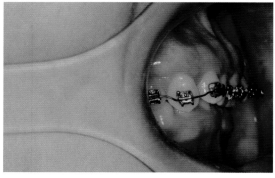

图19-6-19　　　　　　　　　　　　　　　　　图19-6-20

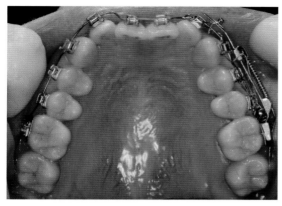

图19-6-21

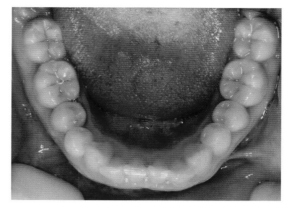

图19-6-22

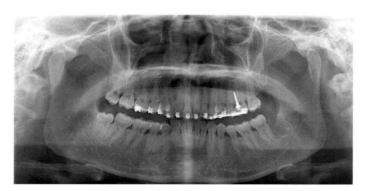

图19-6-23

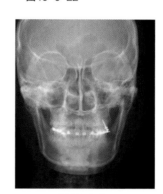

图19-6-24

2. 矫治过程-2（2017-05-25）

患者就诊时拍摄正畸标准面像（图19-6-25～图19-6-28）。

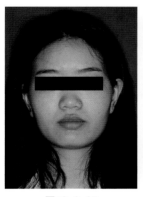

图19-6-25

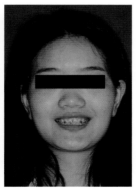

图19-6-26

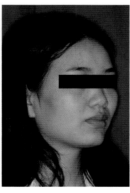

图19-6-27

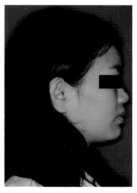

图19-6-28

颧突钉支抗单侧磨牙推进器施力推磨牙向后2个月，26、27已经向远中移动，远移距离约1mm，单侧推2颗磨牙向后矫治进程不太顺利。

为此，在16及24、25牙冠𬌗面置放了蓝胶𬌗垫，减少磨牙推进器推磨牙远移阻力（图19-6-29～图19-6-34）。

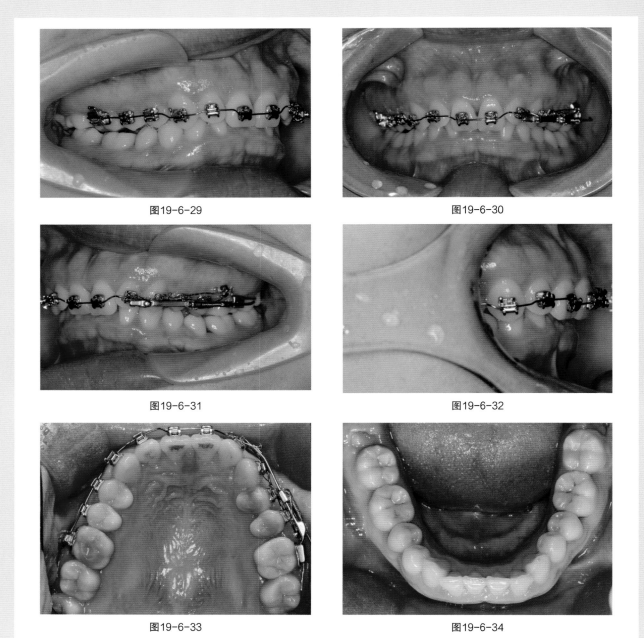

图19-6-29

图19-6-30

图19-6-31

图19-6-32

图19-6-33

图19-6-34

3. 矫治过程-3（2017-07-16）

患者就诊时拍摄正畸标准面像（图19-6-35～图19-6-38）。

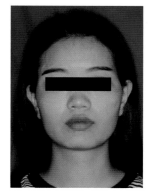

图19-6-35

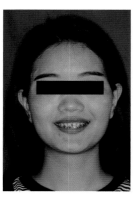

图19-6-36

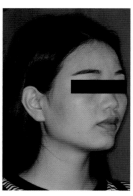

图19-6-37

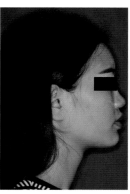

图19-6-38

复诊处置：单侧磨牙推进器施力推磨牙向后4个月，26、27向远中移动速度较慢，15牙冠远中舌向旋转。11、21在磨牙推进器推后的反作用力下唇展（图19-6-39～图19-6-44）。

磨牙推进器用结扎丝压缩弹簧施力，继续推磨牙向后。

思考问题：如何解决15牙冠远中舌向旋转的问题？

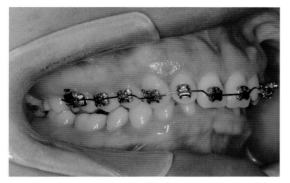

图19-6-39

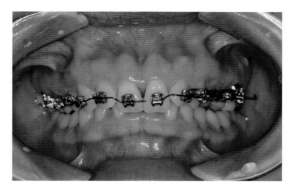

图19-6-40

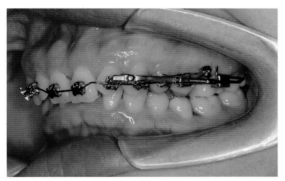

图19-6-41

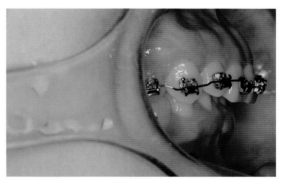

图19-6-42

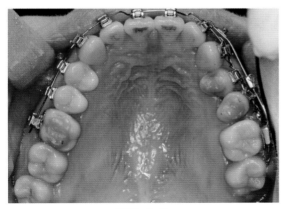

图19-6-43

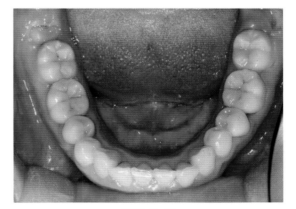

图19-6-44

4. 矫治过程-4（2017-10-17）

患者就诊时拍摄正畸标准面像（图19-6-45～图19-6-48）。

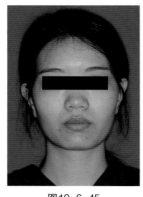

图19-6-45

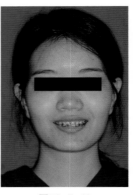

图19-6-46

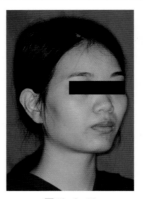

图19-6-47

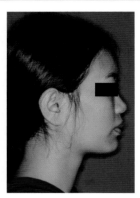

图19-6-48

　　磨牙推进器施力推磨牙向后接近7个月，26、27已经平稳向远中移动，远移距离约5.0mm，达到第Ⅰ期矫治目标。23、24、25牙冠舌面粘接了舌侧扣，通过挂橡皮链弹力牵引，纠正了25的远中舌向旋转（图19-6-49～图19-6-54）。

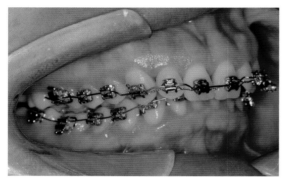

图19-6-49

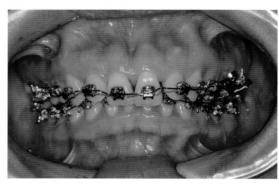

图19-6-50

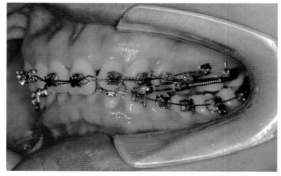

图19-6-51

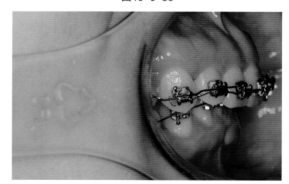

图19-6-52

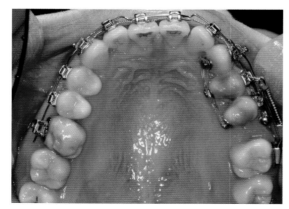

图19-6-53

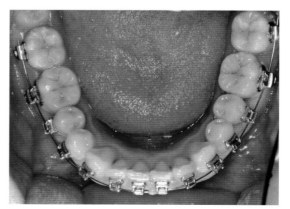

图19-6-54

复诊处置：下颌牙列清洁唇颊侧牙面粘接金属自锁托槽，下颌主弓丝更换0.016in澳丝摇椅弓，配置0.016in澳丝弯制长腿蛤蟆弓正扎压低下前牙打开咬合；左上拆除磨牙推进器，粘接金属自锁托槽，上颌更换0.018in澳丝平弓，在16与26颊面管近中弯制停止曲，23远中至26近中置放0.018in×0.025in不锈钢方丝弯制的滑动架；上颌佩戴附有切端钩的活动式平导打开咬合；13-16、46挂1/4in橡皮圈颌间牵引，左上方丝滑动架至26和36挂1/4in橡皮圈颌间牵引，进入第Ⅱ期固定矫治器治疗阶段（图19-6-55～图19-6-60）。

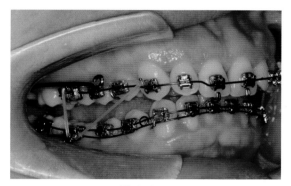

图19-6-55

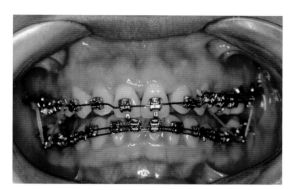

图19-6-56

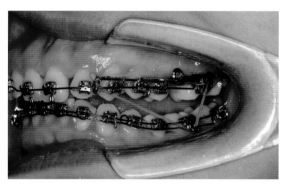

图19-6-57

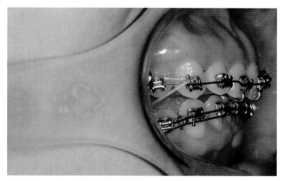

图19-6-58

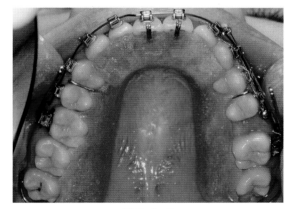

图19-6-59

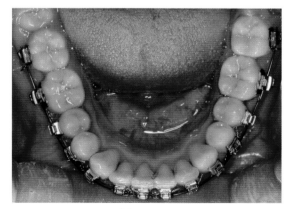

图19-6-60

5. 矫治过程-5（2017-12-18）

患者就诊时拍摄正畸标准面像（图19-6-61～图19-6-64）。

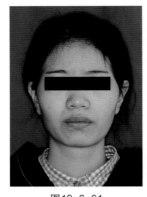
图19-6-61

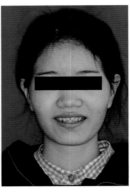
图19-6-62

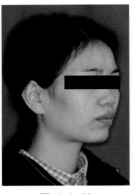
图19-6-63

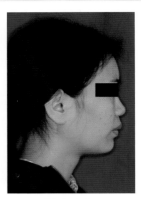
图19-6-64

经上处理，下颌Spee氏曲线基本整平，上颌牙弓排列整齐已经构建正常的前牙弧度，后牙建立咬合接触关系，下颌中线左偏2mm（图19-6-65～图19-6-70）。

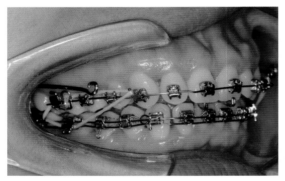
图19-6-65

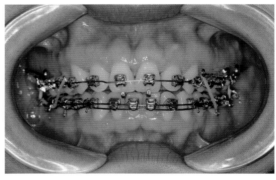
图19-6-66

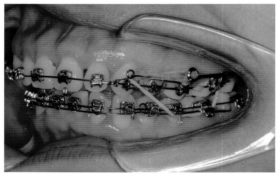
图19-6-67

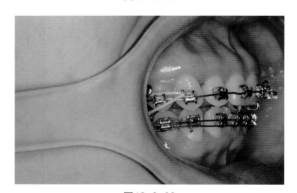
图19-6-68

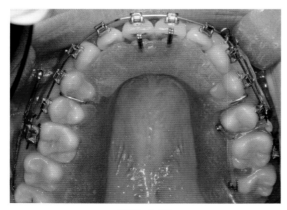
图19-6-69

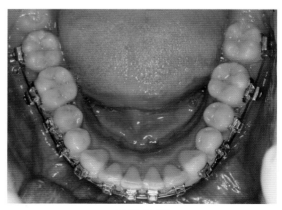
图19-6-70

198

　　复诊处置：上颌停止佩戴活动式平导；25和27舌侧粘接舌侧扣，23远中至26近中更换0.018in澳丝弯制的滑动架，13-16与45-46挂1/4in橡皮圈颌间牵引，23处滑动架至26与35-36挂1/4in橡皮圈颌间牵引（图19-6-71～图19-6-76）。

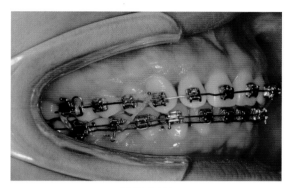

图19-6-71

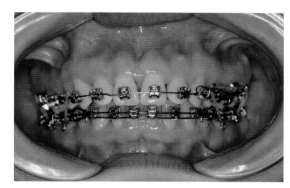

图19-6-72

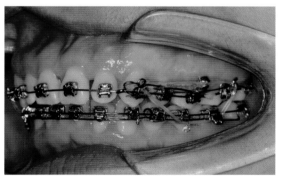

图19-6-73

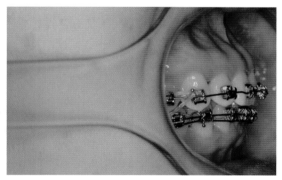

图19-6-74

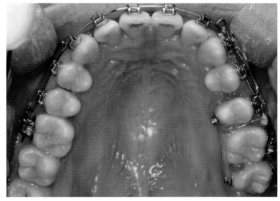

图19-6-75

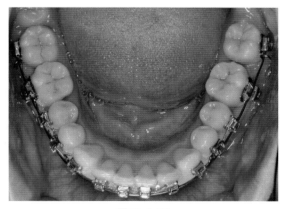

图19-6-76

6. 矫治过程-6（2018-05-20）

　　患者就诊时拍摄正畸标准面像（图19-6-77～图19-6-80）。

　　经上述方法矫治，上下颌牙列中线基本对齐，左侧磨牙推进器推磨牙向后，扩展后牙弓间隙，已经被前磨牙远移利用。磨牙由远中关系调整为中性关系，左上散在间隙基本关闭，后牙咬合关系良好。

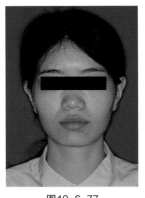

图19-6-77

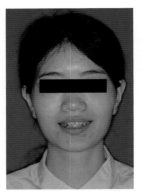

图19-6-78

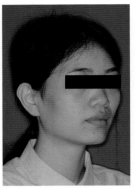

图19-6-79

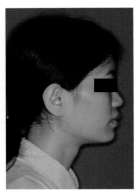

图19-6-80

　　复诊处置：上颌主弓丝更换0.017in×0.025in不锈钢方丝于12-13之间，22-23之间弯制T形曲；上颌前牙采用成品控根辅弓——五曲前牙转矩簧，实施冠唇向转矩；13与46-47挂1/4in橡皮圈颌间牵引，23与36-37挂1/4in橡皮圈颌间牵引（图19-6-81～图19-6-86）。

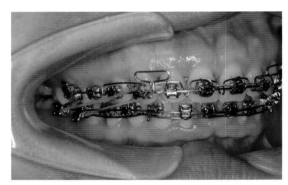

图19-6-81

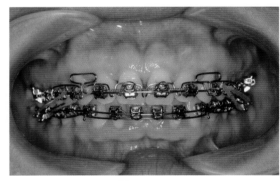

图19-6-82

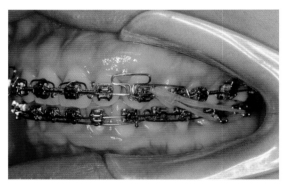

图19-6-83

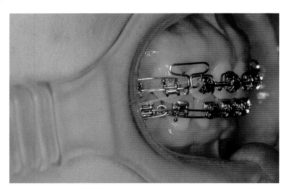

图19-6-84

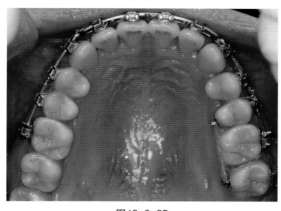

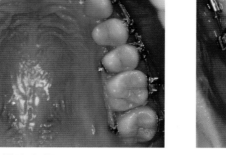

图19-6-85　　　　　　　　　　　　　　　　图19-6-86

7. 矫治过程-7（2018-10-21）

患者就诊时拍摄正畸标准面像（图19-6-87～图19-6-90）。

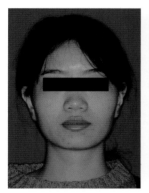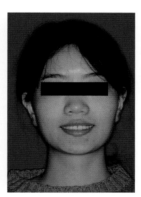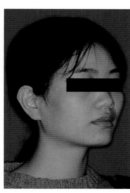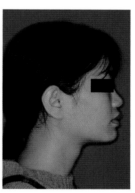

图19-6-87　　　　　　　图19-6-88　　　　　　　图19-6-89　　　　　　　图19-6-90

Ⅱ期治疗第13个月，上下前牙中线对齐，前牙覆𬌗、覆盖关系正常，双侧尖牙中性关系，磨牙中性关系。后牙建立紧密咬合关系，侧貌良好，达到预期矫治目标，结束主动矫治（图19-6-91～图19-6-96）。

复诊处置：上下颌拆除固定矫治器托槽及磨牙颊面管，清理牙面多余粘接剂，抛光牙面，清理牙结石，取藻酸盐印模，灌制石膏模型，设计制作个性化保持器。

口腔全景片、X线头颅定位侧位片、矫治前后X线头影测量分析及头影重叠图如图19-6-97～图19-6-100所示。

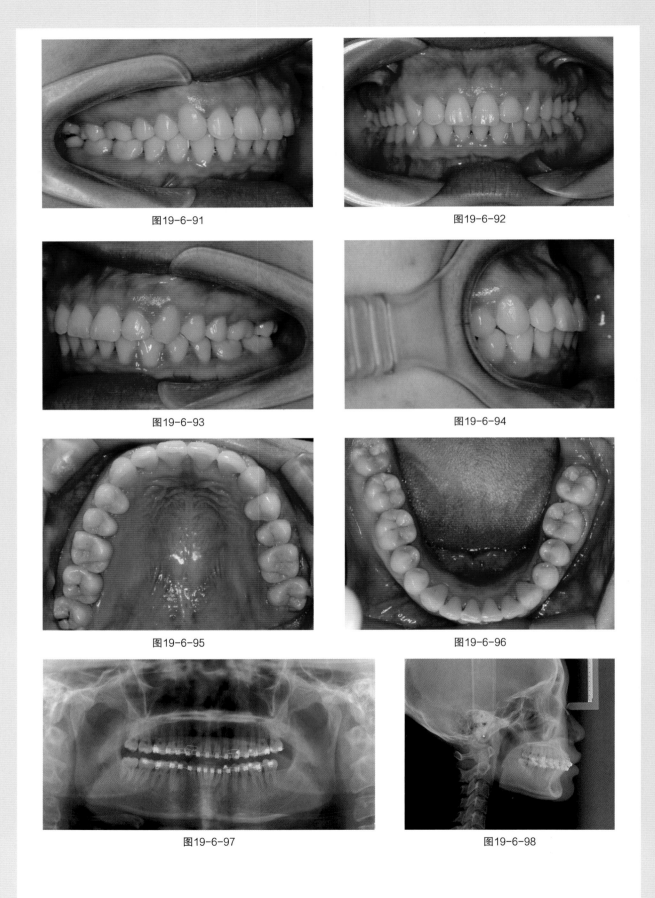

图19-6-91

图19-6-92

图19-6-93

图19-6-94

图19-6-95

图19-6-96

图19-6-97

图19-6-98

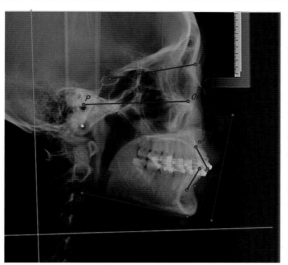

DCA头影测量精华版

一、颌骨突度（矢状向）　　数据分析：
1.［83°］　　SNA=83.23°　　1. 上颌骨发育尚可
2.［80°］　　SNB=79.83°　　2. 下颌骨发育尚可
3.［3°］　　ANB=3.40°　　　3. 骨性Ⅰ类
二、颌骨高度（垂直向）
4.［25°］　　MP-FH=14.93°　　4. 骨型 低角
三、切牙唇倾度
5.［105°］　　UI-SN=106.95°　　5. 上前牙尚可
6.［92°］　　LI-MP=106.88°
7.［125°］　　UI-LI=123.11°　　6. 下前牙尚可
四、侧貌（突度）
8.［75°］　　Z角=77.25°
9.［67°］　　FMIA=58.19°　　　7. 侧貌尚可

图19-6-99　矫治后X线头影测量分析

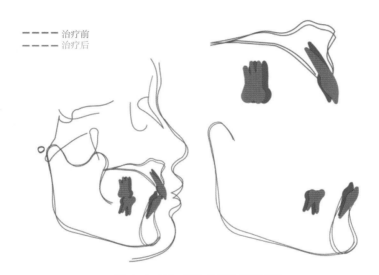

－－－－ 治疗前
－－－－ 治疗后

图19-6-100　矫治前后头影重叠图

（三）矫治经验与体会

这是一例女性成人安氏Ⅱ类2分类亚类错𬌗畸形、低角、Ⅲ度深覆𬌗案例。该案例设计采用非常规拔牙矫治的方法，拔除左侧上下颌第三磨牙。全口粘接德国非凡金属自锁托槽，采用细丝轻力矫治体系矫治牙齿。因患者为安氏Ⅱ类2分类亚类错𬌗畸形，为了使左侧尖牙、磨牙达到中性关系，采用了颧突钉磨牙推进器推后技术推磨牙向后，提供后牙段空间，使远中磨牙关系调整为中性关系。同时，磨牙推进器的反作用力使舌倾的上前牙唇展恢复了前牙弓弧度、获得接近正常的覆盖关系。上颌使用附有切端钩的活动式平导装置；下颌使用武氏蛤蟆弓技术整平牙弓；与此同时，23远中至26近中先后置放了方丝滑动架及澳丝滑动架配合Ⅱ类颌间弹力牵引，借助武氏蛤蟆弓的作用力，在压低下前牙的同时升高后牙，打开咬合，改善深覆𬌗。此阶段巧妙地运用了滑动架这个辅助小装置，并借助了颌间弹性牵引，较好地维持了磨牙推进器推后所推出的间隙，为后期调整前牙中线和尖牙中性关系奠定了基础，后续按常规矫治方式精细调整，使上下前牙中线对齐，覆𬌗、覆盖关系正常，尖牙、磨牙达到中性关系，获得了较理想的矫治效果。

七、补偿拔45推后矫治二次治疗Ⅱ类案例

（一）初诊

2019年2月14日，患者，女性，初诊年龄22岁。就诊时拍摄正畸标准面像（图19-7-1~图19-7-4）。

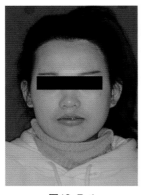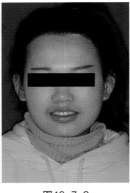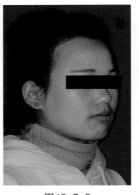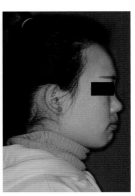

| 图19-7-1 | 图19-7-2 | 图19-7-3 | 图19-7-4 |

主诉：外院拔牙矫治2年后自觉效果不佳，前来就诊。

检查：面部左右不对称，右侧>左侧；侧面观为突面型，颏唇沟深。

口内检查：全口恒牙列，14、24、34缺失（外院第一次正畸治疗拔除），15、25近远中各约有1mm间隙；45近中约2.0mm，远中约0.5mm。左侧尖牙远中关系，磨牙远中关系；右侧尖牙近中关系，磨牙完全近中关系；前牙覆𬌗过浅，深覆盖5mm（图19-7-5~图19-7-10）。口腔全景片、X线头颅定位侧位片、头影测量分析及根尖片如图19-7-11~图19-7-14所示。

诊断：

（1）安氏Ⅱ类1分类错𬌗畸形。

（2）深覆盖Ⅱ度。

（3）二次矫治患者。

（4）上下牙列中线不齐（首次矫治设计拔除3颗前磨牙）。

矫治计划：45补偿拔除，上颌装配磨牙推进器推磨牙向后调整磨牙关系及前牙突度；排齐整平牙列，关闭拔牙间隙；调整尖牙、磨牙关系，中线对正；待牙齿稳定后，拆除矫治器，佩戴保持器，进入保持阶段。

下半口粘接金属自锁托槽（45因设计拔除未粘接托槽），上0.012in镍钛圆丝，排齐牙齿（图19-7-15~图19-7-20）。

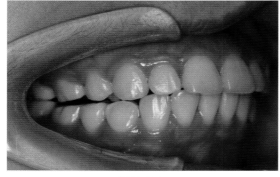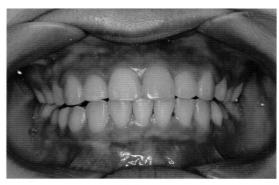

| 图19-7-5 | 图19-7-6 |

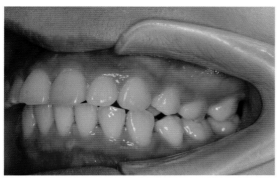

图19-7-7

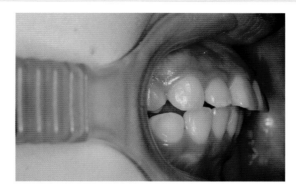

图19-7-8

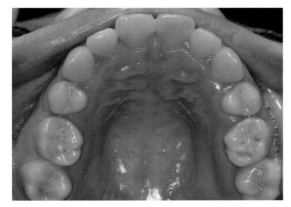

图19-7-9

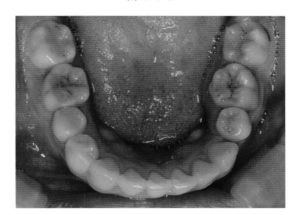

图19-7-10

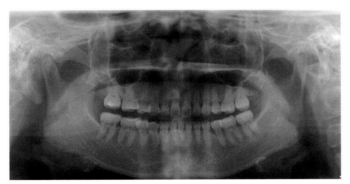

图19-7-11

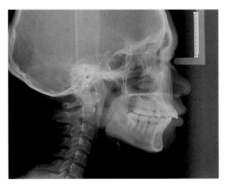

图19-7-12a

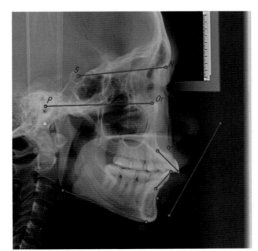

DCA头影测量精华版

一、颌骨突度（矢状向） 数据分析：

1. ［83°］ SNA=86.17° 1. 上颌骨略突
2. ［80°］ SNB=80.66° 2. 下颌骨尚可
3. ［3°］ ANB=5.51° 3. 骨性 Ⅱ类

二、颌骨高度（垂直向）

4. ［25°］ MP-FH=23.04° 4. 骨型 低角

三、切牙唇倾度

5. ［105°］ UI-SN=128.32° 5. 上前牙唇倾
6. ［92°］ LI-MP=109.48° 6. 下前牙唇倾
7. ［125°］ UI-LI=94.92°

四、侧貌（突度）

8. ［75°］ Z角=60.06° 7. 侧貌前突
9. ［67°］ FMIA=47.49°

图19-7-12b 矫治后X线头影测量分析

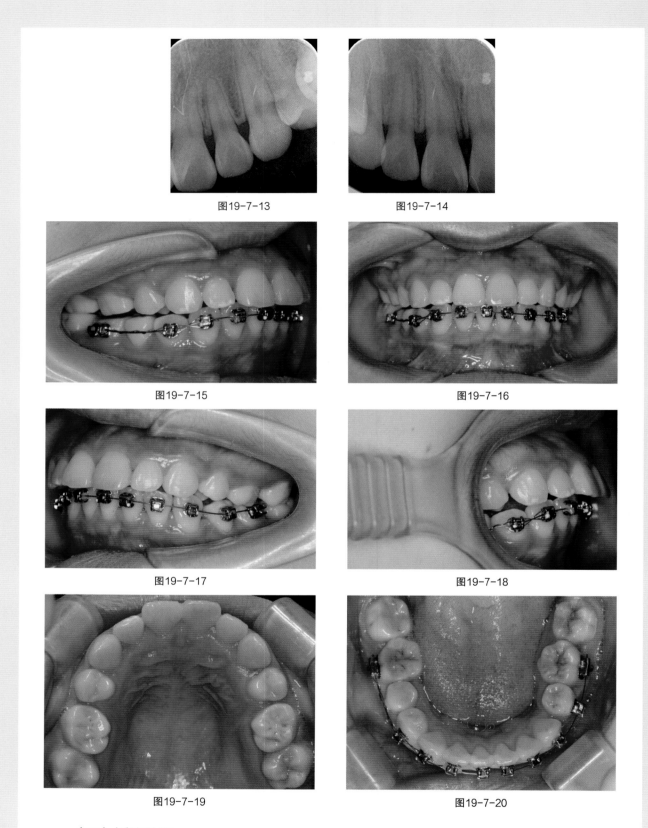

图19-7-13

图19-7-14

图19-7-15

图19-7-16

图19-7-17

图19-7-18

图19-7-19

图19-7-20

（二）矫治阶段

1. 矫治过程-1（2019-02-25）

装配磨牙推进器、固定矫治器：清洁15~25唇侧牙面，粘接金属自锁托槽，16、26清洁牙面后，粘接第三代磨牙推进器推后专用颊面管（配置磨牙平移引导杆），15~16、25~26之间分别在上颌颧突下膜龈联合处、局麻下植入规格2.0mm×10mm正畸不锈钢微螺钉，微螺钉与12-13、22-23之间使用0.25mm结扎丝紧密结扎固定，组成两侧颧突钉支抗体系。装配磨牙推进器结扎丝压缩弹簧加力；上颌主弓丝采用0.018in澳丝平弓（图19-7-21～图19-7-32）。

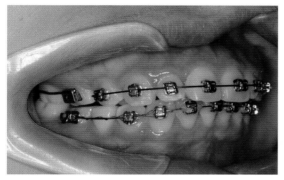

图19-7-21

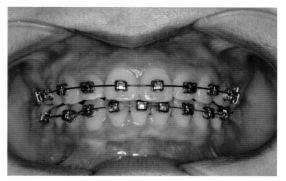

图19-7-22

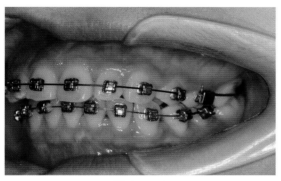

图19-7-23

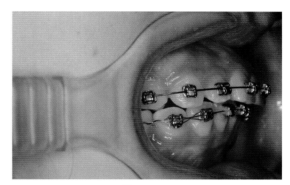

图19-7-24

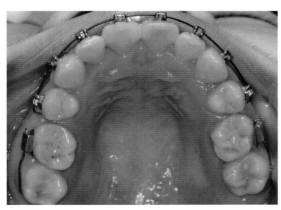

图19-7-25

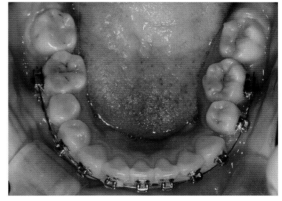

图19-7-26

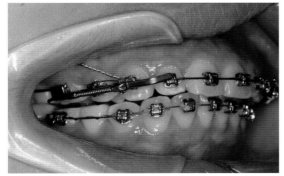

图19-7-27

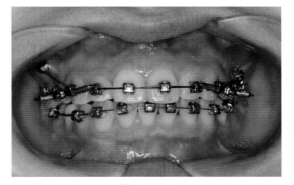

图19-7-28

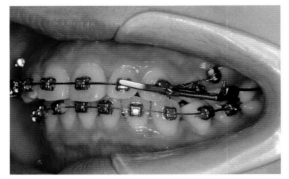

图19-7-29

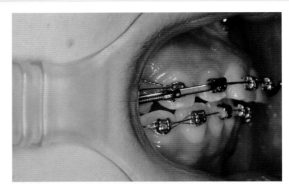

图19-7-30

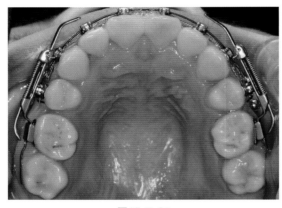

图19-7-31

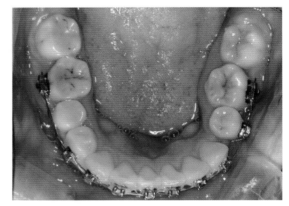

图19-7-32

2. 矫治过程-2（2019-03-25）

　　上颌第一磨牙与第二前磨牙之间约有2mm间隙；装配推磨牙向后矫治器治疗1个月复诊，上颌两侧16、26已经朝远中移动，右侧后牙弓扩展间隙约1.5mm，左侧后牙弓扩展间隙约1.0mm。45按预约时间局麻下拔除，交代拔牙术后注意事项（图19-7-33～图19-7-38）。

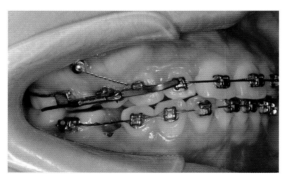

图19-7-33

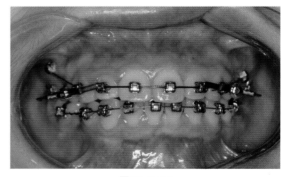

图19-7-34

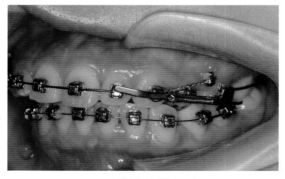

图19-7-35

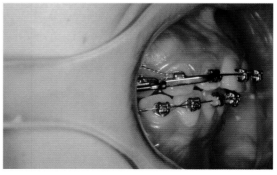

图19-7-36

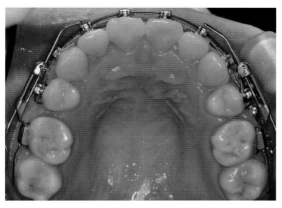

图19-7-37

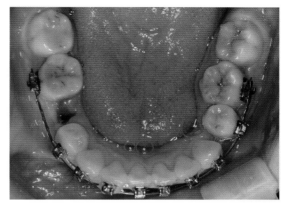

图19-7-38

3. 矫治过程-3（2019-05-10）

推磨牙向后矫治器治疗接近3个月复诊，上颌两侧16-17、26-27远中移动，右侧扩展后牙弓间隙约3.0mm，左侧扩展后牙弓间隙约2.5mm，磨牙顺利平稳远移。

上颌装配了0.8mm不锈钢丝弯制的扁担弓高位牵引钩，两侧颧突钉与扁担弓高位牵引钩之间挂上了拉簧，其目的是增强上颌前牙支抗，防止前牙伸长（图19-7-39 ~ 图19-7-44）。

X线头颅侧位片及口腔全景片显示磨牙推进器推后的矫治进展及装配扁担弓高位牵引钩的状况（图19-7-45，图19-7-46）。

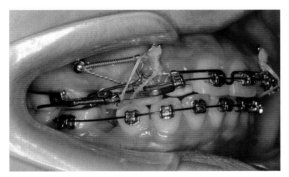

图19-7-39

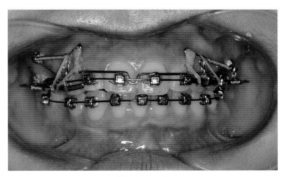

图19-7-40

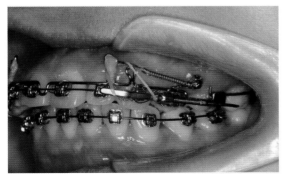

图19-7-41

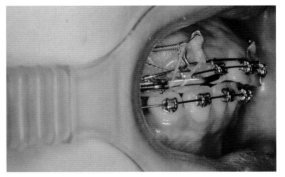

图19-7-42

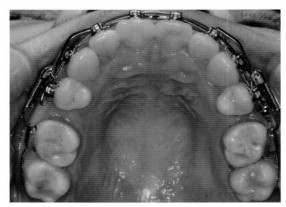
图19-7-43

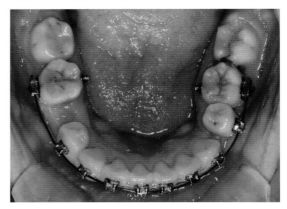
图19-7-44

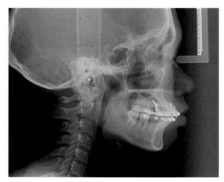
图19-7-45

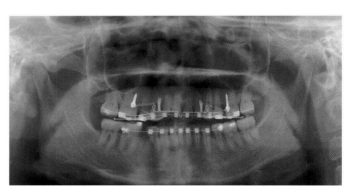
图19-7-46

4. 矫治过程-4（2019-08-05）

复诊处置：推磨牙向后矫治器治疗接近6个月复诊，上颌两侧16-17、26-27平稳远中移动，右侧磨牙推进器扩展后牙弓间隙约6.0mm，左侧扩展后牙弓间隙约5.5mm，两侧磨牙顺利平稳远移（图19-7-47～图19-7-52）。两侧磨牙推进器结扎丝压缩弹簧继续加力。

X线头颅侧位片及口腔全景片显示磨牙推进器推后的矫治进展及颧突钉与扁担弓高位牵引钩之间拉簧牵引的状况（图19-7-53，图19-7-54）。

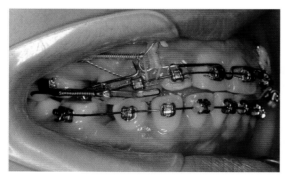
图19-7-47

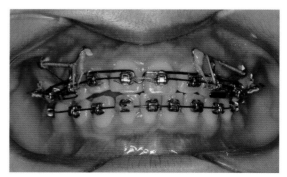
图19-7-48

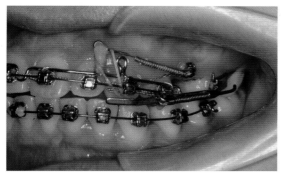

图19-7-49

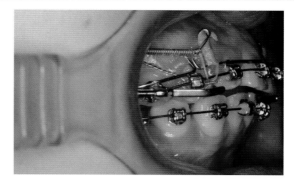

图19-7-50

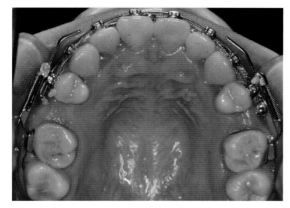

图19-7-51

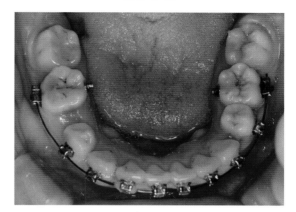

图19-7-52

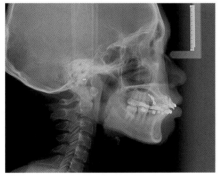

图19-6-53

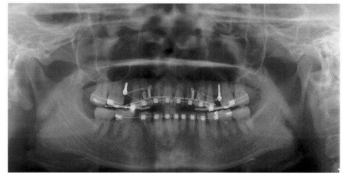

图19-6-54

5. 矫治过程-5（2019-10-10）

推磨牙向后矫治器治疗9个半月复诊，上颌两侧16-17、26-27平稳远中移动，右侧推后磨牙远移、扩展后牙弓间隙约8.0mm，左侧扩展后牙弓间隙约7.5mm，达到过矫正目标，两侧磨牙呈近中关系，进入第Ⅱ期固定矫治器治疗阶段。

复诊处置：拆除磨牙推进器及其附件，粘接16、26直丝弓颊面管。上颌牙弓更换0.018in澳丝平弓，在16、26颊面管近中套上推簧配置滑动架抵住推簧，在颧突钉与滑动架之间拴系结扎丝。通过适度压缩推簧维持磨牙远移间隙。上颌前牙段还配置了常规扁担弓，下颌更换0.018in澳丝平弓，下颌第一磨牙舌面粘接舌侧扣。

采用下颌颊侧36-37、46-47分别与上颌前牙扁担弓牵引钩之间、下颌舌侧第一磨牙舌侧与上颌前牙扁担弓之间挂1/4in橡皮圈，实施复合Ⅱ类颌间牵引（图19-7-55～图19-7-60）。

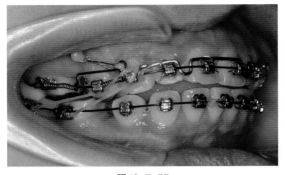

图19-7-55

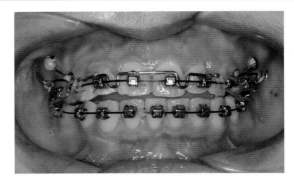

图19-7-56

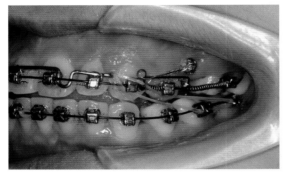

图19-7-57

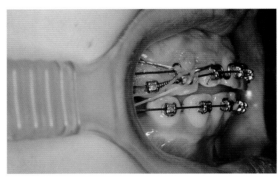

图19-7-58

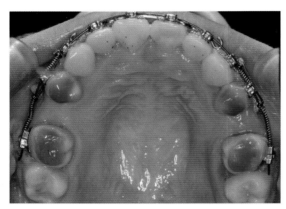

图19-7-59

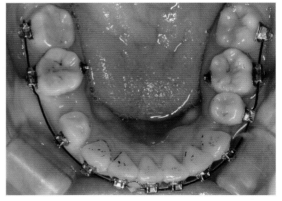

图19-7-60

X线头颅侧位片及口腔全景片显示磨牙推进器推后达到过矫正目标的状况，16、26牙冠及牙根接近整体平行远中移动的效果（图19-7-61，图19-7-62）。

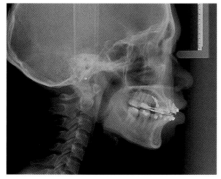

图19-7-61

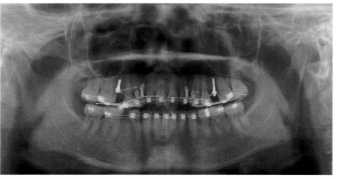

图19-7-62

6. 矫治过程-6（2019-12-21）

Ⅱ期治疗的第2个月，下颌更换0.017in×0.025in不锈钢方丝在两侧尖牙近中缘弯制靴形曲的正畸弓丝，上颌滑动架与推簧组合装置加力，下颌36-37、46-47分别用0.25mm结扎丝紧密结扎。

复诊处置：采用下颌颊侧36、46分别与上颌前牙滑动架牵引钩之间，下颌舌侧36、46舌侧扣与上颌前牙滑动牵引钩之间挂1/4in橡皮圈，实施复合Ⅱ类颌间牵引（图19-7-63～图19-7-68）。

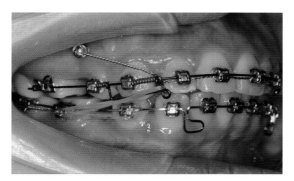

图19-7-63

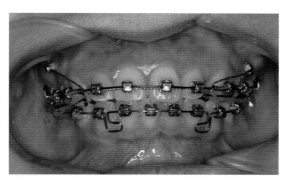

图19-7-64

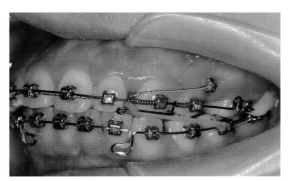

图19-7-65

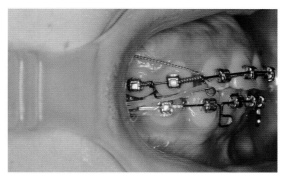

图19-7-66

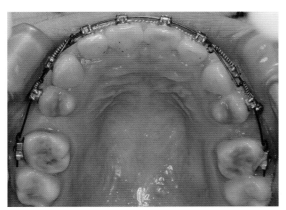

图19-7-67

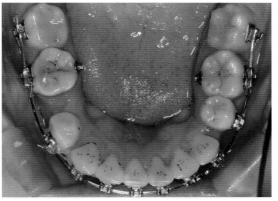

图19-7-68

7. 矫治过程-7（2020-04-21）

患者就诊时拍摄正畸标准面像（图19-7-69～图19-7-72）。

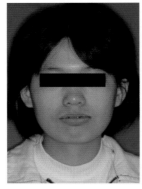
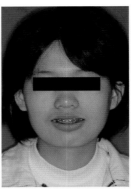
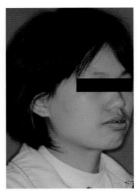
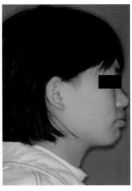

| 图19-7-69 | 图19-7-70 | 图19-7-71 | 图19-7-72 |

Ⅱ期治疗的第6个月，上颌17、27粘接托槽，纳入固定矫治器体系，上颌更换0.018in镍钛圆丝；27-24用0.012in镍钛圆丝片段辅弓结扎于牙列托槽龈方，辅助排齐局部牙列。上颌前牙配置用0.8mm不锈钢圆丝弯制的扁担弓，拉簧从颧突支抗钉拉至扁担弓；下颌用0.018in澳丝弯制平弓＋蛤蟆弓；下颌右侧46舌侧挂1/4in橡皮圈拉至同侧上颌前牙扁担弓挂钩处。下颌左侧36舌侧与颊侧挂1/4in橡皮圈至上颌前牙滑动牵引钩，实施不对称复合Ⅱ类颌间牵引（图19-7-73～图19-7-78）。

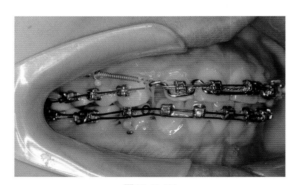
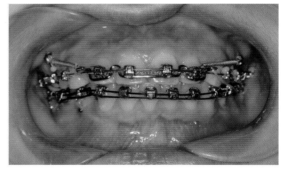

| 图19-7-73 | 图19-7-74 |

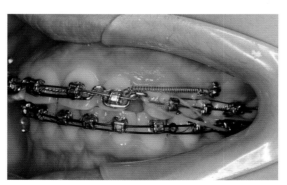
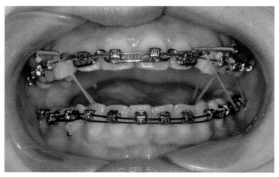

| 图19-7-75 | 图19-7-76 |

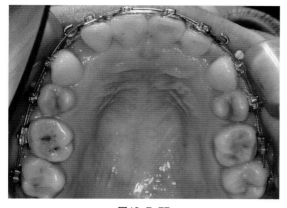

图19-7-77

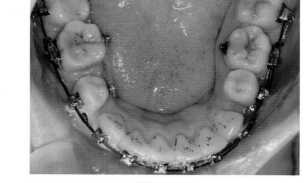

图19-7-78

8. 矫治过程-8（2020-07-02）

患者就诊时拍摄正畸标准面像（图19-7-79～图19-7-82）。

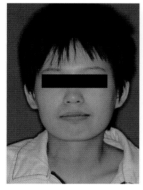

图19-7-79

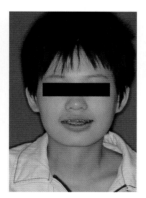

图19-7-80

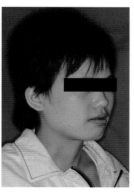

图19-7-81

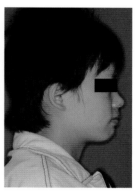

图19-7-82

Ⅱ期治疗的第9个月，上颌前牙12-13间隙1.5mm，22-23间隙约1.0mm。下颌46-44间隙约3.5mm。

复诊处置：上颌更换0.018in澳丝平弓，前牙段配置0.8mm不锈钢丝扁担弓高位牵引钩，镍钛螺旋拉簧从扁担弓牵引钩拉至颧突支抗钉。

下颌更换0.017in×0.025in不锈钢方丝在两侧尖牙近中缘弯制靴形曲的正畸弓丝，46挂橡皮链至同侧靴形曲，47与同侧方丝靴形曲之间挂镍钛螺旋拉簧，关闭46-44之间的拔牙间隙。

下颌颊侧36、46分别与上颌前牙扁担弓牵引钩之间，下颌舌侧36、46舌侧扣与上颌前牙扁担弓牵引钩之间挂1/4in橡皮圈，实施复合Ⅱ类颌间牵引（图19-7-83～图19-7-88）。

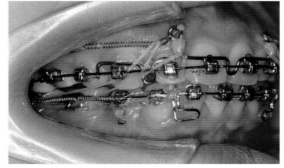

图19-7-83

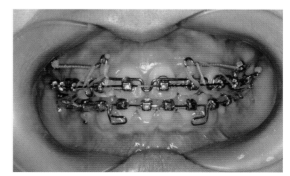

图19-7-84

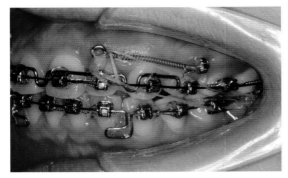

图19-7-85

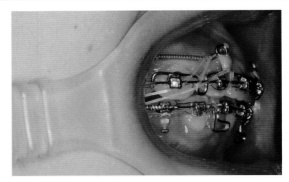

图19-7-86

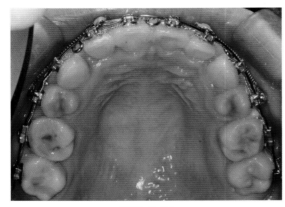

图19-7-87

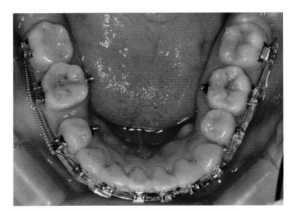

图19-7-88

9. 矫治过程-9（2020-09-21）

Ⅱ期治疗的第11个月，上颌前牙12-13间隙1.0mm，22-23间隙约0.5mm。下颌46-44间隙约1.5mm。下颌中线左偏3mm。

复诊处置：下颌方丝靴形曲的正畸弓丝加摇椅曲，配置蛤蟆弓，46-44舌侧扣挂橡皮链牵引，46颊侧与方丝靴形曲之间挂镍钛螺旋拉簧，继续关闭46-44之间的拔牙间隙。

上颌颊侧17-16与下颌靴形曲之间挂1/4in橡皮圈实施Ⅲ类颌间牵引，下颌36舌侧挂1/4in橡皮圈至上颌前牙扁担弓高位牵引钩。36-37颊侧与上颌前牙扁担弓高位牵引钩之间挂1/4in橡皮圈，实施复合Ⅱ类颌间牵引（图19-7-89～图19-7-94）。

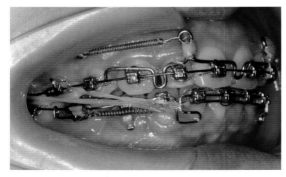

图19-7-89

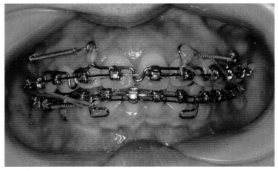

图19-7-90

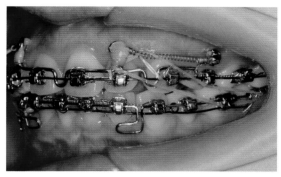
图19-7-91

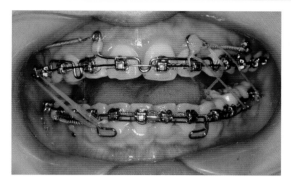
图19-7-92

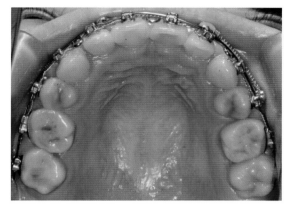
图19-7-93

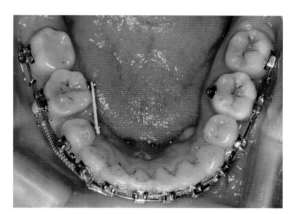
图19-7-94

10. 矫治过程-10（2020-10-31）

Ⅱ期治疗的第12个月，26托槽脱落，16托槽位置偏近中，重新定位粘接。上颌更换0.018in镍钛圆丝，12-22紧密"8"字连续结扎，上颌前牙更换常规0.8mm不锈钢丝弯制的扁担弓。

下颌更换0.017in×0.025in不锈钢方丝在尖牙近中缘弯制的靴形曲，适当加小摇椅弯，重新加大蛤蟆弓的弯折角度结扎。

上颌右侧16颧突钉至下颌前牙靴形曲挂1/4in橡皮圈，上颌左侧颧突钉-前牙扁担弓牵引钩至下颌36-37挂1/4in橡皮圈，实施斜四边形颌间牵引（图19-7-95～图19-7-100）。

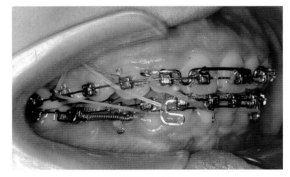
图19-7-95

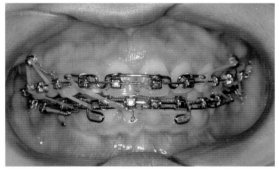
图19-7-96

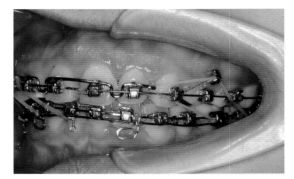

图19-7-97

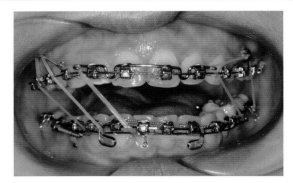

图19-7-98

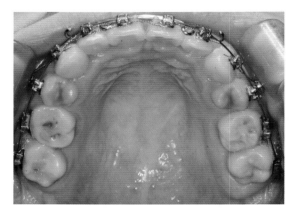

图19-7-99

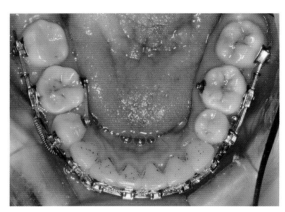

图19-7-100

11. 矫治过程-11（2020-12-25）

患者就诊时拍摄正畸标准面像（图19-7-101～图19-7-104）。

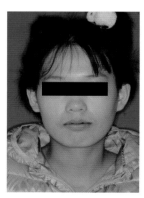

图19-7-101

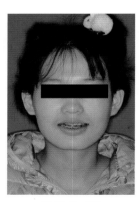

图19-7-102

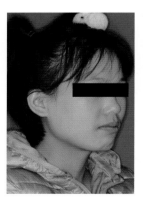

图19-7-103

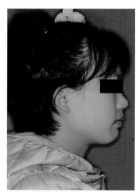

图19-7-104

Ⅱ期治疗的第14个月，上颌牙列更换0.018in澳丝平弓加摇椅曲，配置正畸蛤蟆弓，下颌保留上次使用的蛤蟆弓，实施双颌蛤蟆弓矫治技术整平牙弓。

17-16至47-43挂1/4in橡皮圈颌间牵引，左上颧突钉-27至下颌37-36挂1/4in橡皮圈牵引（图19-7-105～图19-7-110）。

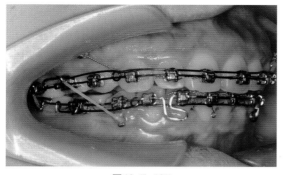

图19-7-105

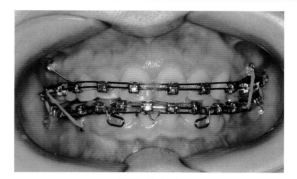

图19-7-106

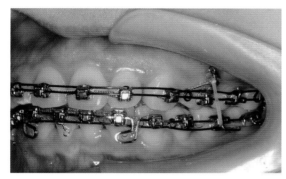

图19-7-107

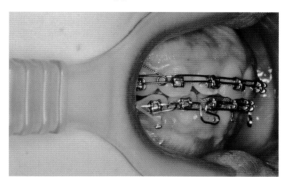

图19-7-108

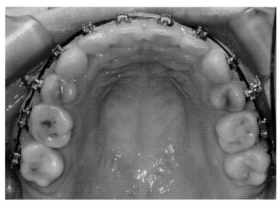

图19-7-109

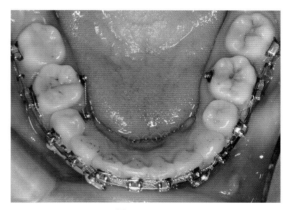

图19-7-110

12. 矫治过程-12（2021-01-27）

患者就诊时拍摄正畸标准面像（图19-7-111～图19-7-114）。

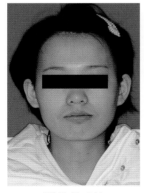

图19-7-111

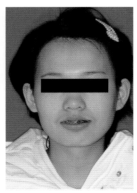

图19-7-112

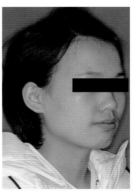

图19-7-113

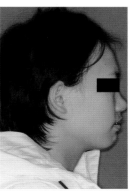

图19-7-114

Ⅱ期治疗的第15个月，上颌更换0.017in×0.025in不锈钢方丝在尖牙近中缘弯制的T形曲，11托槽置放结扎丝牵引钩，21-22置放滑动架，其牵引圈在远中龈端，牵引圈与颧突钉挂镍钛螺旋拉簧，拉21-22远中移动，调整牙列中线。下颌46-47至同侧上颌T形曲挂1/4in橡皮圈Ⅱ类牵引、36-37至同侧上颌T形曲挂1/4in橡皮圈Ⅱ类牵引；右上颌T形曲-11左下颌前牙靴形曲挂1/4in橡皮圈，实施斜形牵引（图19-7-115～图19-7-120）。

X线头颅定位侧位片及口腔全景片显示Ⅱ期治疗的第15个月的上下颌骨关系及牙列状况（图19-7-121，图19-7-122）。

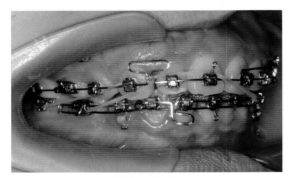

图19-7-115

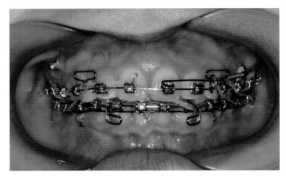

图19-7-116

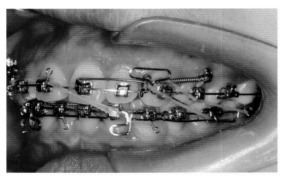

图19-7-117

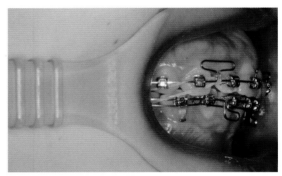

图19-7-118

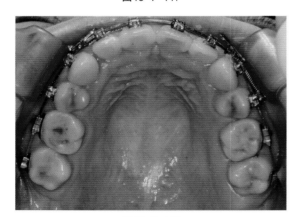

图19-7-119

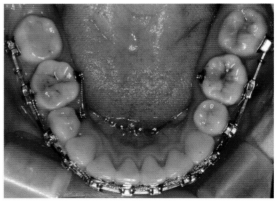

图19-7-120

220

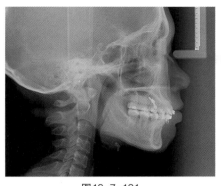

图19-7-121

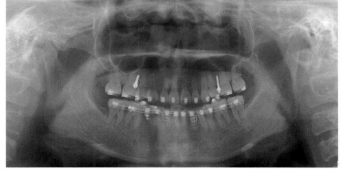

图19-7-122

13. 矫治过程-13（2021-03-05）

患者就诊时拍摄正畸标准面像（图19-7-123～图19-7-126）。

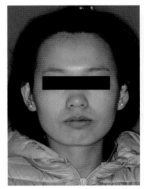

图19-7-123

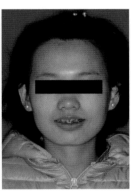

图19-7-124

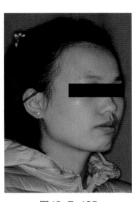

图19-7-125

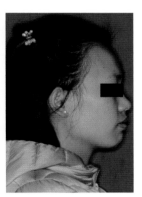

图19-7-126

Ⅱ期治疗的第17个月，牙列中线基本对齐，11-21之间出现1mm缝隙。

复诊处置：11远中穿针引线挂橡皮链至左侧T形曲，16-13的远中置放滑动架，其牵引圈置放远中龈端，牵引圈至颧突钉挂短距橡皮链。

上颌17-16至同侧下颌靴形曲挂1/4in橡皮圈Ⅲ类牵引、36-37至同侧上颌T形曲挂1/4in橡皮圈Ⅱ类牵引；右上颌T形曲-11/左下颌前牙靴形曲挂1/4in橡皮圈，实施斜形牵引（图19-7-127～图19-7-132）。

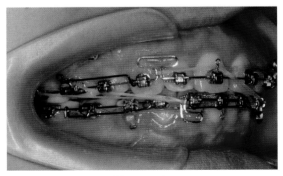

图19-7-127

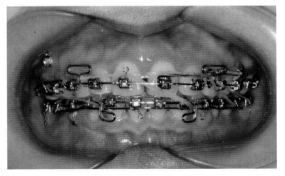

图19-7-128

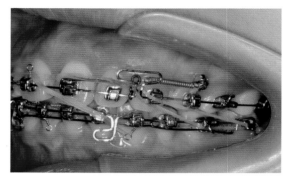
图19-7-129

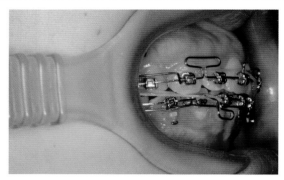
图19-7-130

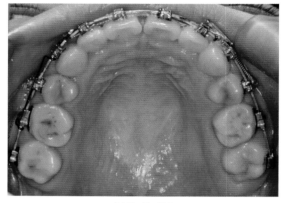
图19-7-131

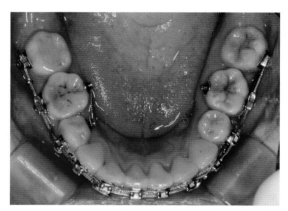
图19-7-132

14. 矫治过程-14（2021-05-08）

患者就诊时拍摄正畸标准面像（图19-7-133～图19-7-136）。

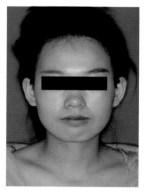
图19-7-133

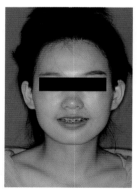
图19-7-134

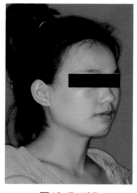
图19-7-135

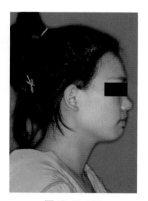
图19-7-136

Ⅱ期治疗的第19个月，牙列中线基本对齐，11-21之间缝隙0.5mm。

复诊处置：正畸主弓丝方丝11段加负转矩，两侧颊面管弓丝末端回抽加力。12-22短距橡皮链牵引关闭剩余间隙，左侧Ⅱ类、右侧Ⅲ类牵引。下颌继续使用蛤蟆弓。

上颌17-16至下颌前牙靴形曲挂1/4in橡皮圈Ⅲ类牵引、下颌36-37至上颌T形曲挂1/4in橡皮圈Ⅱ类牵引（图19-7-137～图19-7-142）。

X线头颅定位侧位片及口腔全景片显示Ⅱ期治疗的第19个月的上下颌骨关系及牙列状况（图19-7-143，图19-7-144）。

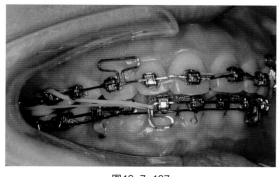

图19-7-137

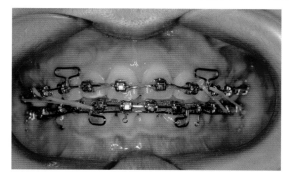

图19-7-138

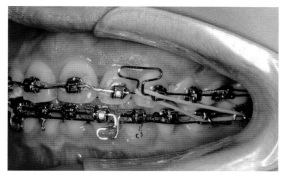

图19-7-139

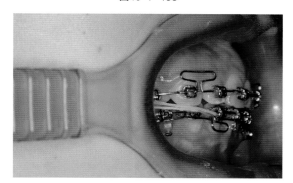

图19-7-140

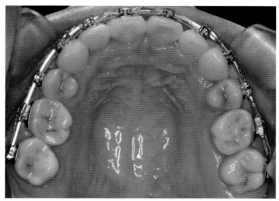

图19-7-141

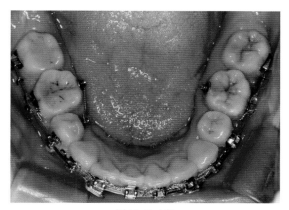

图19-7-142

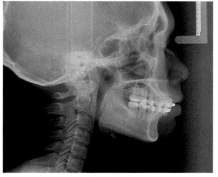

图19-7-143

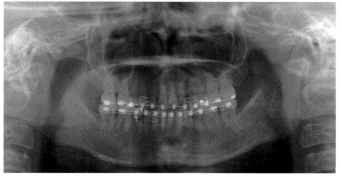

图19-7-144

15. 矫治过程-15（2021-05-17）

患者就诊时拍摄正畸标准面像（图19-7-145～图19-7-148）。

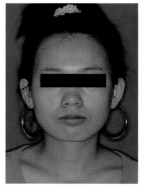
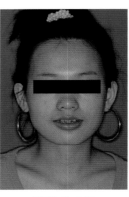
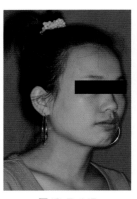
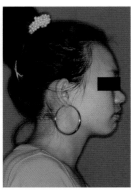

图19-7-145　　　　　　　　图19-7-146　　　　　　　　图19-7-147　　　　　　　　图19-7-148

上下颌牙齿排列整齐，中线对齐，拔牙间隙关闭，前牙覆盖、覆𬌗正常，尖牙中性关系，左侧磨牙中性关系，右侧磨牙中性偏远中关系。达到预期矫治目标（图19-7-149～图19-7-154）。拆除固定矫治器，抛光牙面（图19-7-157～图19-7-162）。然后，取牙模制作压膜+环绕式保持器，进入保持阶段。

口腔全景片、X线头颅定位侧位片及头影测量分析显示矫治结束时的上下颌骨关系及牙列状况如图19-7-155和图19-7-156a、b所示。

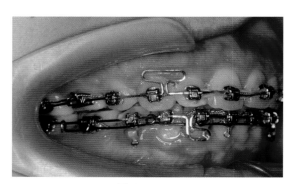
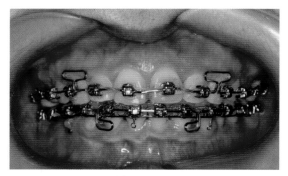

图19-7-149　　　　　　　　　　　　　　　　　图19-7-150

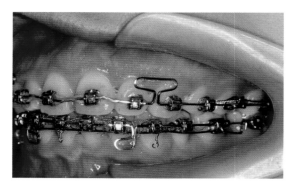
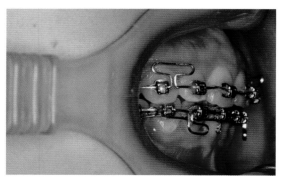

图19-7-151　　　　　　　　　　　　　　　　　图19-7-152

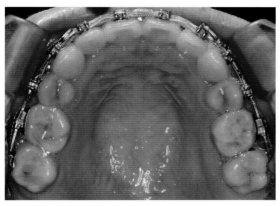
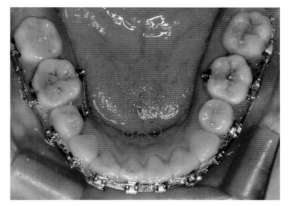

图19-7-153

图19-7-154

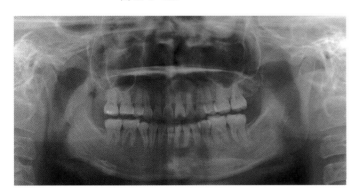
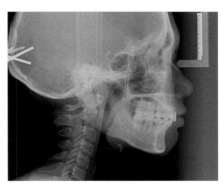

图19-7-155

图19-7-156a

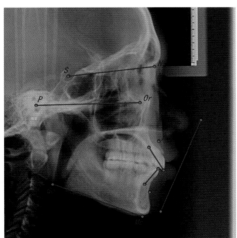

图19-7-156b

DCA头影测量精华版

一、颌骨突度（矢状向）	数据分析：
1.［83°］ SNA=86.44°	1. 上颌骨略突
2.［80°］ SNB=81.21°	2. 下颌骨尚可
3.［3°］ ANB=5.23°	3. 骨性 Ⅱ类

二、颌骨高度（垂直向）

4.［25°］ MP-FH=21.58° 　4. 骨型 低角

三、切牙唇倾度

5.［105°］ UI-SN=115.48° 　5. 上前牙唇倾

6.［92°］ LI-MP=109.89°

7.［125°］ UI-LI=107.93° 　6. 下前牙唇倾

四、侧貌（突度）

8.［75°］ Z角=65.15° 　7. 侧貌前突

9.［67°］ FMIA=48.53°

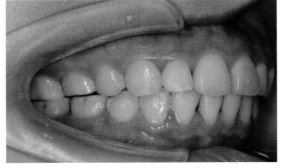
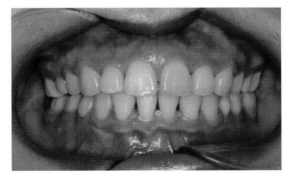

图19-7-157

图19-7-158

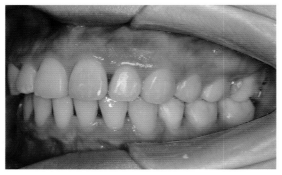
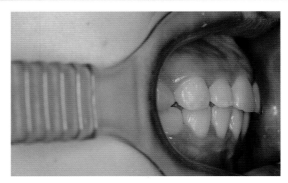

图19-7-159 图19-7-160

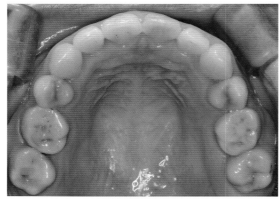
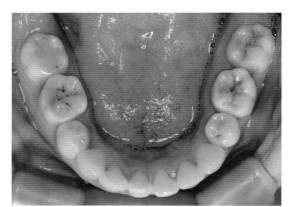

图19-7-161 图19-7-162

16. 矫治过程-16（2021-06-20）

患者就诊时拍摄正畸标准面像（图19-7-163~图19-7-166）。

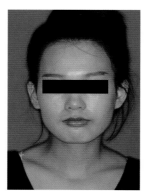
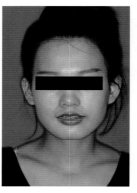
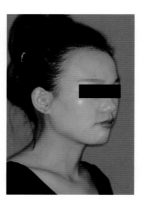
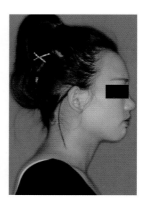

图19-7-163 图19-7-164 图19-7-165 图19-7-166

矫治结束1个月后复查，矫治结果稳定，咀嚼功能良好，上下颌牙列整齐、牙列中线对齐、左侧磨牙中性关系，右侧磨牙中性偏远中关系尖牙中性关系，前牙覆𬌗、覆盖正常（图19-7-167~图19-7-172）。

该患者佩戴环绕氏保持器的牙列状况（图19-7-173~图19-7-178）。

复诊处置：调整环绕式保持器，交代佩戴有关注意事项。

矫治前后X线头影测量重叠图如图19-7-179和图19-7-180所示。

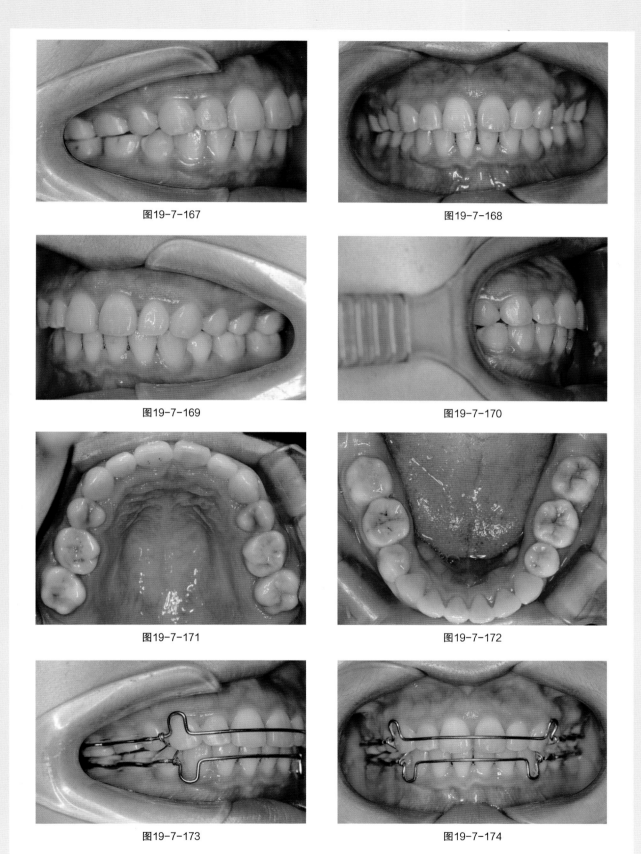

图19-7-167

图19-7-168

图19-7-169

图19-7-170

图19-7-171

图19-7-172

图19-7-173

图19-7-174

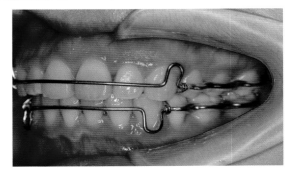

图19-7-175

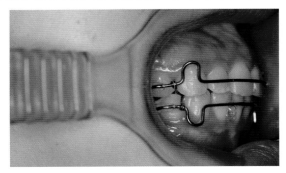

图19-7-176

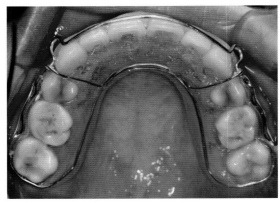

图19-7-177

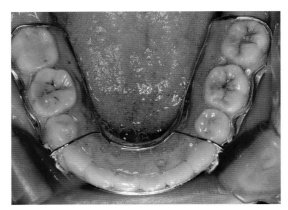

图19-7-178

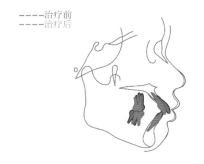

图19-7-179

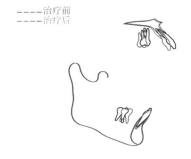

图19-7-180

（三）矫治经验与体会

患者，女性，就诊年龄22岁，二次寻求正畸治疗。安氏Ⅱ类1分类错𬌗畸形，牙列中线不齐（首次正畸治疗拔了3颗前磨牙），两侧磨牙远中关系。前牙覆𬌗过浅，深覆盖Ⅱ度。上颌磨牙支抗丢失，垂直骨面型均角。侧貌轻微前突。为了弥补该患者第一次矫治设计的不足，调整牙列中线偏斜问题，我们补偿设计拔除了45，使下颌左右侧前磨牙牙齿数目对等。另外，减数45，让下颌磨牙近中移动没有阻力，便于使远中磨牙关系调整为中性咬合关系。

上颌牙弓的问题，我们设计了颧突钉磨牙推进器推后矫治技术。同时推两侧磨牙远中移动，扩展后牙弓间隙，利用其扩展获得的间隙内收前突的牙弓、排齐牙列，减小前牙覆盖，改善侧貌。

在实施第Ⅱ期固定矫治器治疗阶段，为了让前牙整体内收，避免上前牙伸长及钟摆效应，采用了颧突钉与扁担弓高位牵引钩之间配置拉簧组合技术，内收前突的牙弓。期间还利用滑动架与颧突钉之间配置拉簧组合技术调整上颌牙列中线不齐。

矫治过程中多次应用蛤蟆弓技术压低前牙，伸长后牙，矫治覆𬌗加深，防止Ⅱ类颌间牵引过程中上颌前牙伸长，获得良好的垂直向控制。

保持器采用了环绕式保持器，在上颌颊侧设置了透明塑胶带加强固位，提高了保持器的稳定性。

八、腭侧置放磨牙推进器推后矫治Ⅱ类案例

（一）初诊

2020年9月28日，患者，女性，初诊年龄30岁。初诊时拍摄正畸标准面像（图19-8-1～图19-8-4）。

主诉：牙齿不齐，咬合关系差，前来咨询矫正。

检查：正面观，面部左右基本对称；侧貌微突。

口内检查：恒牙列，17-27，37-47；12唇倾，牙冠变色；下前牙轻度拥挤；上下中线基本对齐，双侧磨牙关系远中尖对尖，尖牙远中关系，前牙覆𬌗深，下前牙咬至上前牙腭侧牙龈，深覆盖5mm（图19-8-5～图19-8-10）。

X线检查：头颅定位侧位片、口腔全景片如图19-8-11和图19-8-12所示。

诊断：

（1）安氏Ⅱ类2分类。

（2）深覆𬌗Ⅲ度。

（3）深覆盖Ⅱ度。

（4）牙列轻度拥挤。

（5）12慢性根尖周炎。

诊断设计：非拔牙矫治，采用磨牙推进器推后，扩展后牙弓间隙，利用其间隙，内收前突的牙弓，矫治深覆盖，调整磨牙关系；若中后期需要支抗钉时，则植入支抗钉支抗。

12根尖有慢性炎症，且唇倾度较大，待其经过完善根管治疗且炎症控制后牙齿能够承受矫治力则尽最大限度内收；若治疗不彻底，12没有办法保留则遵从口腔内科意见，拔除后冠桥修复或种植牙修复。排齐整平牙弓，打开咬合；精细调整。

因患者错𬌗畸形属于闭锁性深覆𬌗，若矫治过程中出现颞下颌关节不适，则先行颞下颌关节治疗，待其稳定后继续正畸治疗、拆除矫治器，佩戴保持器维持。

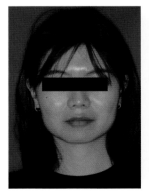 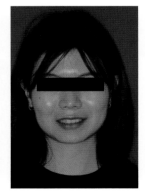 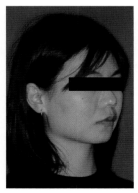 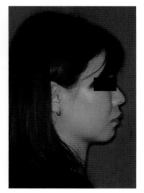

图19-8-1　　　　　　　图19-8-2　　　　　　　图19-8-3　　　　　　　图19-8-4

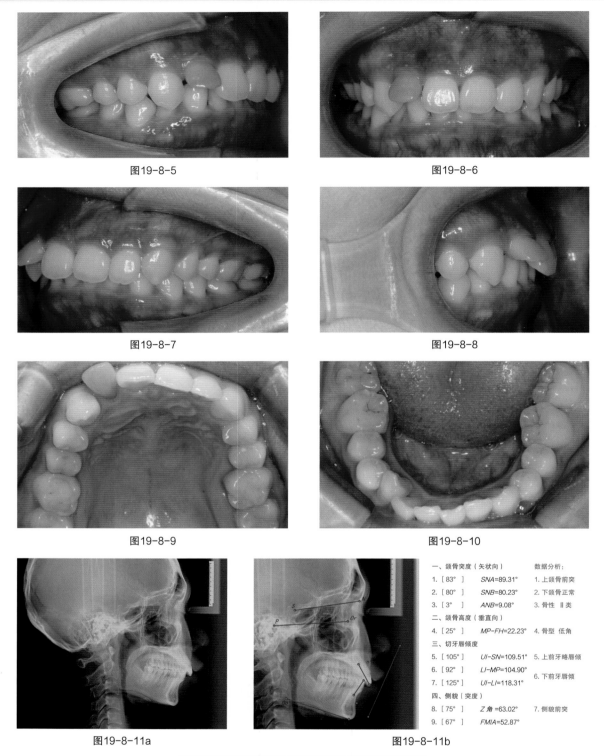

图19-8-5

图19-8-6

图19-8-7

图19-8-8

图19-8-9

图19-8-10

图19-8-11a

图19-8-11b

一、颌骨突度〔矢状向〕　　　　数据分析：

1.〔83°〕　　*SNA*=89.31°　　1. 上颌骨前突

2.〔80°〕　　*SNB*=80.23°　　2. 下颌骨正常

3.〔3°〕　　*ANB*=9.08°　　　3. 骨性Ⅱ类

二、颌骨高度〔垂直向〕

4.〔25°〕　　*MP-FH*=22.23°　4. 骨型 低角

三、切牙唇倾度

5.〔105°〕　*UI-SN*=109.51°　5. 上前牙略唇倾

6.〔92°〕　　*LI-MP*=104.90°　6. 下前牙唇倾

7.〔125°〕　*UI-LI*=118.31°

四、侧貌〔突度〕　　　　　　　7. 侧貌前突

8.〔75°〕　　*Z角*=63.02°

9.〔67°〕　　*FMIA*=52.87°

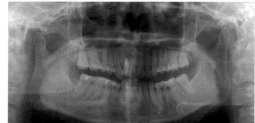

图19-8-12

（二）矫治阶段

1. 矫治过程-1（2020-10-15）

实施磨牙推进器推后矫治阶段。就诊时拍摄正畸标准面像（图19-8-13～图19-8-16）。

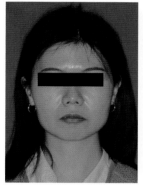
图19-8-13

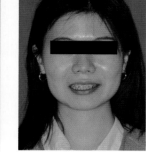
图19-8-14

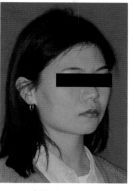
图19-8-15

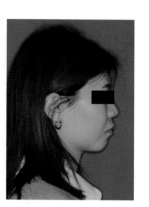
图19-8-16

上颌试戴15、25，自制个别前磨牙带环，制作固定式平导，调磨并粘接固位；16、26牙冠舌面粘接磨牙推进器推后专用颊面管，腭侧装配推后磨牙推进器矫治器并加力；上颌用0.018in澳丝弯制随形弓，12变色死髓牙不入槽，上颌两侧15-16、25-26置放螺旋推簧加力，实施双轨道推磨牙向后，扩展后牙弓间隙（图19-8-17～图19-8-22）。

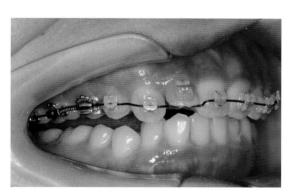
图19-8-17

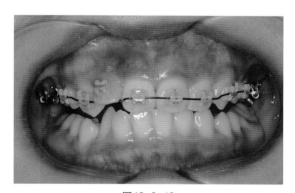
图19-8-18

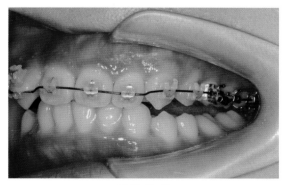
图19-8-19

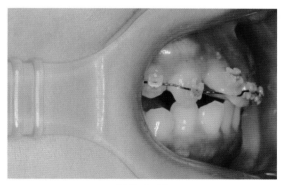
图19-8-20

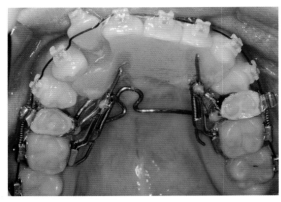

图19-8-21

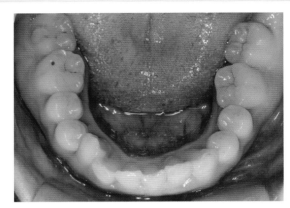

图19-8-22

2. 矫治过程-2（2020-11-23）

患者就诊时拍摄正畸标准面像（图19-8-23～图19-8-26）。

装配推磨牙向后矫治器治疗5周复诊，上颌两侧16、26已经向远中移动，各扩展间隙约1mm，达到预期推移磨牙远移速率（图19-8-27～图19-8-32）。

X线头颅定位侧位片及口腔全景片检查如图19-8-33和图19-8-34所示。

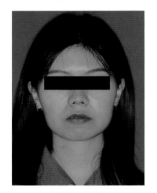

图19-8-23

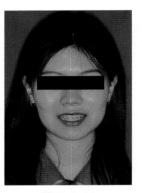

图19-8-24

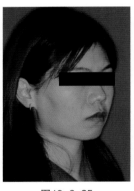

图19-8-25

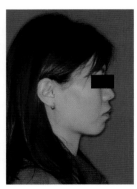

图19-8-26

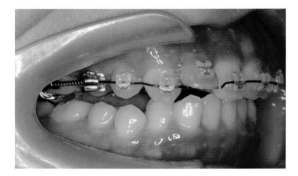

图19-8-27

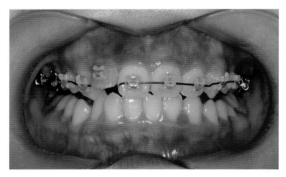

图19-8-28

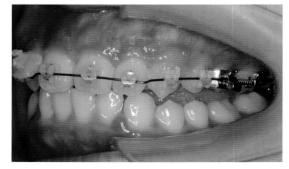

图19-8-29

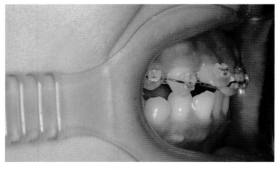

图19-8-30

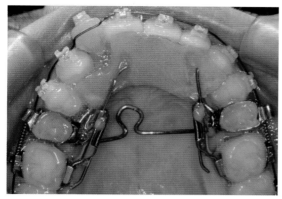

图19-8-31

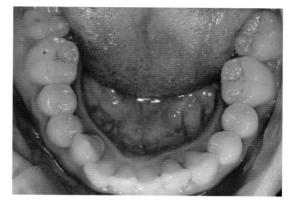

图19-8-32

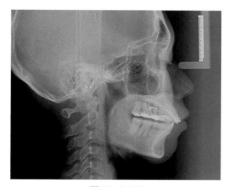

图19-8-33

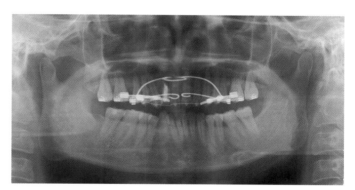

图19-8-34

3. 矫治过程-3（2020-12-25）

患者就诊时拍摄正畸标准面像（图19-8-35～图19-8-38）。

推磨牙向后矫治器治疗2个月零10天复诊，上颌两侧16、26已经向远中移动，各扩展间隙约2.5mm，磨牙顺利平稳远移，这归功于实施了双轨道推磨牙向后移动技术，以及联合平导支抗装置的配置，减少了磨牙远移路径的阻力（图19-8-39～图19-8-44）。

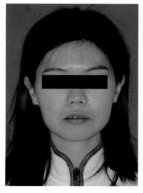

图19-8-35

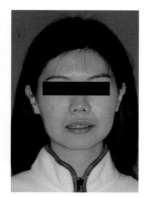

图19-8-36

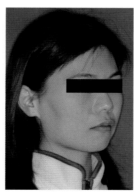

图19-8-37

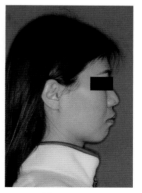

图19-8-38

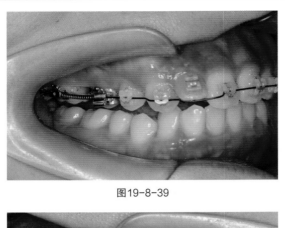
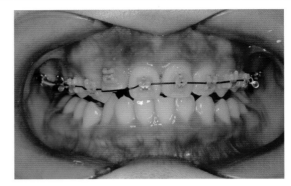

图19-8-39   图19-8-40

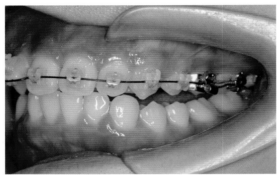
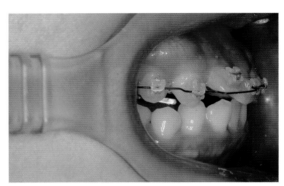

图19-8-41   图19-8-42

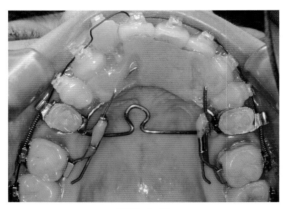
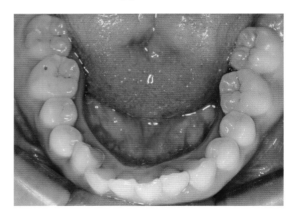

图19-8-43   图19-8-44

4. 矫治过程-4（2021-01-25）

患者就诊时拍摄正畸标准面像（图19-8-45～图19-8-48）。

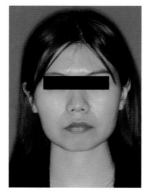
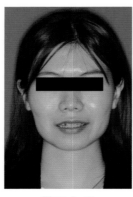
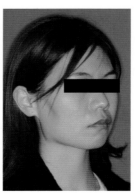
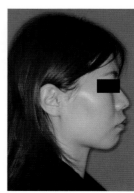

图19-8-45   图19-8-46   图19-8-47   图19-8-48

推磨牙向后矫治器治疗3个月零10天复诊，上颌两侧16、26远中移动，右侧扩展间隙4mm，左侧扩展间隙3.5mm，磨牙平稳远移，达到预期矫治目标。预约患者1周内复诊，拆除磨牙推进器及配套固定式联合平导装置，粘接下半口自锁陶瓷托槽，全口上正畸弓丝，进入第Ⅱ期矫治阶段（图19-8-49～图19-8-54）。

X线头颅定位侧位片及口腔全景片显示采用腭侧置放磨牙推进器推后技术、两侧第一磨牙冠根基本平行远移，达到较高质量的推磨牙远移效果（图19-8-55，图19-8-56）。

12因反复发炎、松动，牙体牙髓科会诊无保留价值，建议拔除，就诊前已拔除。

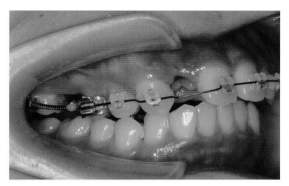

图19-8-49

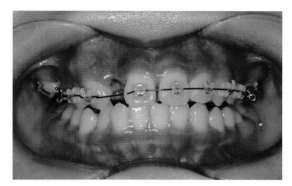

图19-8-50

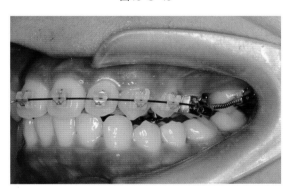

图19-8-51

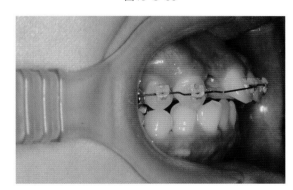

图19-8-52

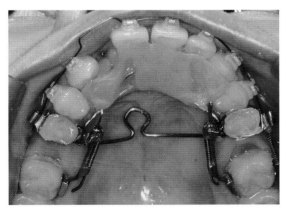

图19-8-53

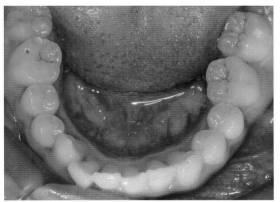

图19-8-54

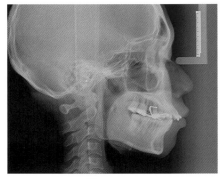

图19-8-55

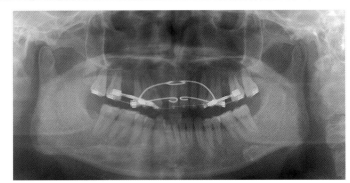

图19-8-56

5. 矫治过程-5（2021-02-01）

患者就诊时拍摄正畸标准面像（图19-8-57～图19-8-60）。

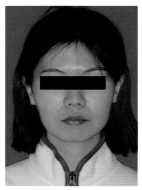

图19-8-57

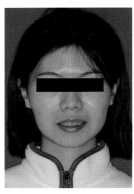

图19-8-58

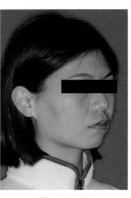

图19-8-59

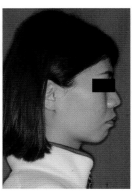

图19-8-60

进入第Ⅱ期矫治阶段，患者按预约时间复诊，拆除上颌磨牙推进器及配套固定式联合平导装置，试戴16、26磨牙带环，取模，制作16、26为基牙的大联合腭托装置。粘接下半口自锁陶瓷托槽，上颌使用0.016in澳丝排牙，下颌使用0.012in镍钛丝排牙。为了避免下颌36-37颊面管与对颌的咬合干扰，下颌34-35及44-45置放了粘接式殆垫（图19-8-61～图19-8-66）。

这次复诊，12缺牙间隙采用掩饰性义齿处理。

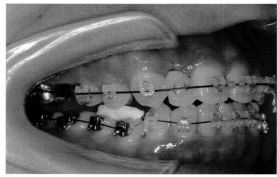

图19-8-61

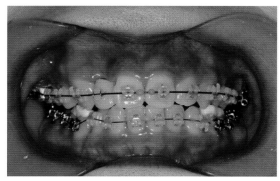

图19-8-62

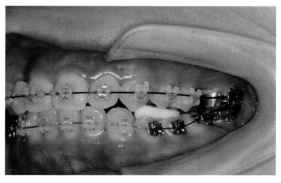 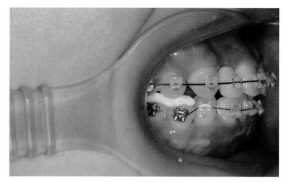

图19-8-63　　　　　　　　　　　　　图19-8-64

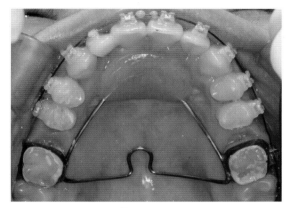 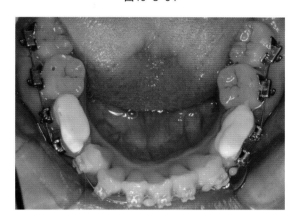

图19-8-65　　　　　　　　　　　　　图19-8-66

6. 矫治过程-6（2021-02-23）

患者就诊时拍摄正畸标准面像（图19-8-67～图19-8-70）。

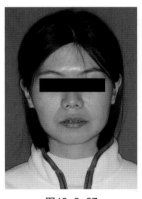 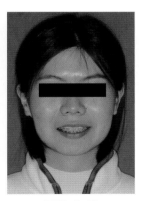 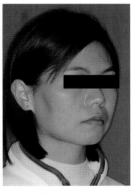 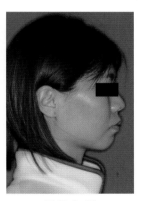

图19-8-67　　　　　　　图19-8-68　　　　　　　图19-8-69　　　　　　　图19-8-70

Ⅱ期治疗3周复诊，上下颌牙列较前排齐，下颌更换0.016in镍钛圆丝，27托槽脱落重新粘接，12掩饰性义齿松脱，重新固定；上颌联合腭托带环基牙16、26牙冠殆面蓝胶加高殆垫，下颌34-35及44-45殆垫磨除；16-15、26-25挂短距橡皮链牵引，拉上颌双侧第二前磨牙远中移动（图19-8-71～图19-8-76）。

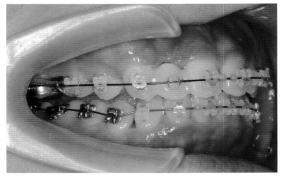

图19-8-71

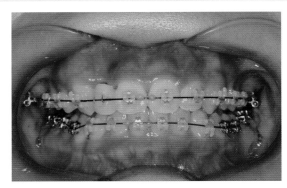

图19-8-72

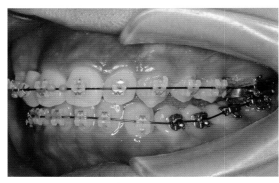

图19-8-73

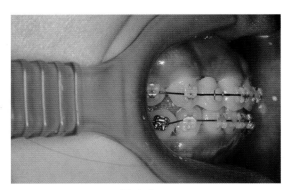

图19-8-74

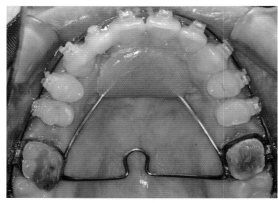

图19-8-75

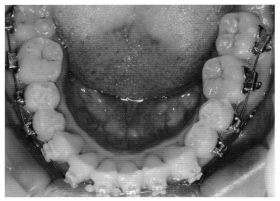

图19-8-76

7. 矫治过程-7（2021-03-26）

患者就诊时拍摄正畸标准面像（图19-8-77～图19-8-80）。

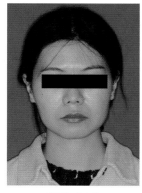

图19-8-77

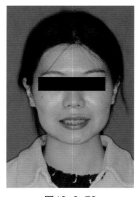

图19-8-78

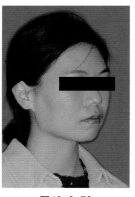

图19-8-79

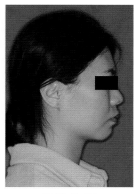

图19-8-80

Ⅱ期治疗3个月零25天复诊，上颌两侧14-15、24-25牙冠舌面粘接舌侧扣，联合腭托的TPA钢丝上，采用穿针引线技术挂橡皮链至上颌双侧第一前磨牙和第二前磨牙舌面舌侧扣处，颊侧磨牙颊面管挂短距橡皮链至第一前磨牙和第二前磨牙托槽处，向远中移动前磨牙；上颌14-13与下颌47-46挂1/4in橡皮圈，上颌24-23与下颌37-36挂1/4in橡皮圈，实施四边形颌间牵引（图19-8-81～图19-8-86）。

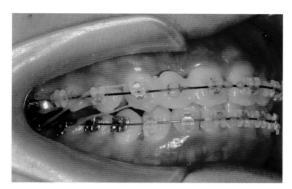

图19-8-81

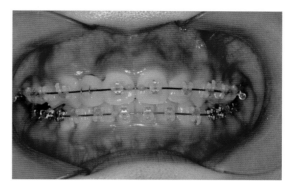

图19-8-82

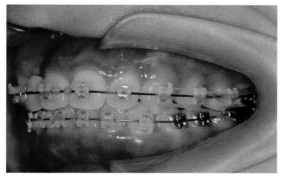

图19-8-83

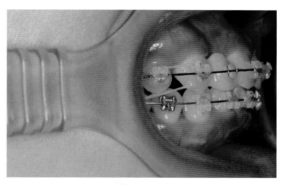

图19-8-84

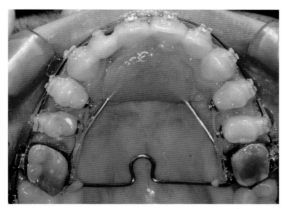

图19-8-85

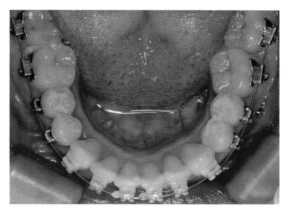

图19-8-86

8. 矫治过程-8（2021-05-04）

患者就诊时拍摄正畸标准面像（图19-8-87～图19-8-90）。

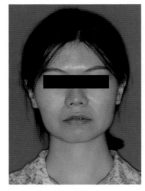 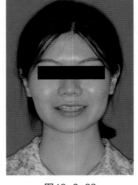 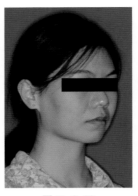 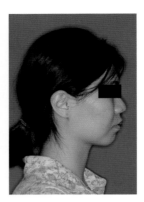

图19-8-87　　　　　　　　图19-8-88　　　　　　　　图19-8-89　　　　　　　　图19-8-90

Ⅱ期治疗4个月零3天复诊，上颌两侧14-15及24-25逐渐向远中移动，在大联合腭托靠近磨牙带环TPA钢丝上，继续采用穿针引线技术挂橡皮链至上颌双侧第一前磨牙和第二前磨牙牙冠舌面舌侧扣处，颊侧磨牙颊面管挂短距橡皮链至第一前磨牙和第二前磨牙托槽处，远中移动前磨牙。下颌更换0.016in澳丝平弓排齐牙列。

双侧13/46-47和23/36-37挂1/4in橡皮圈，实施Ⅱ类颌间弹力牵引（图19-8-91～图19-8-96）。

备注：该患者还在继续接受Ⅱ期矫治。

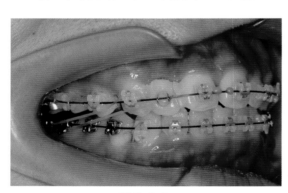 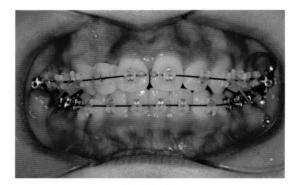

图19-8-91　　　　　　　　　　　　　　　　　　图19-8-92

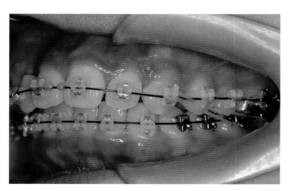 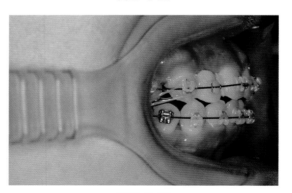

图19-8-93　　　　　　　　　　　　　　　　　　图19-8-94

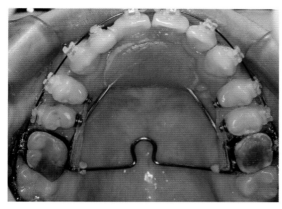

图19-8-95

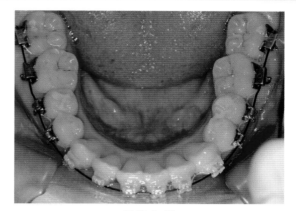

图19-8-96

（三）矫治经验与体会

1. 患者30岁，女性成人患者。直面型，上颌前牙舌倾，12变色，死髓牙，松动Ⅱ度，唇倾，深覆𬌗Ⅲ度，下颌牙列轻度拥挤，两侧磨牙远中尖对尖关系。

正畸治疗，调整磨牙关系、排齐牙列、纠正深覆𬌗等需要提供适宜空间。口腔全景片显示4颗第三磨牙缺失，上颌结节骨量充实。

2. 设计非拔牙矫治，腭侧置放双侧磨牙推进器推后矫治器，推上颌磨牙向后，扩展后牙弓间隙。该患者上颌缺失第三磨牙，且上颌结节发育良好，骨量丰满。具备推磨牙向后治疗的良好条件。

3. 腭侧装配磨牙推进器推后矫治器，使用经典联合平导支抗。联合平导还有助于垫开咬合，提供良好的磨牙远移路径。

4. 整个矫治分为两期治疗，即Ⅰ期腭侧置放磨牙推进器实施推后技术矫治阶段，Ⅱ期固定矫治器阶段。

5. 第Ⅰ期为使用腭侧磨牙推进器推后技术矫治阶段，上颌牙列粘接托槽，使用0.018in澳丝随形弓纳入托槽，加强上颌前牙支抗。

6. 第Ⅱ期治疗利用后牙弓扩展间隙，逐牙远移第二前磨牙、第一前磨牙及尖牙，通过Ⅱ类颌间牵引，整平牙弓，矫治深覆𬌗，将远中磨牙关系调整为中性关系，后牙建立尖窝相嵌的紧密咬合关系，前牙建立正常的覆𬌗、覆盖关系。12缺失牙位后期采用修复方法或种植牙技术解决。

九、拔37推前矫治严重骨性反𬌗案例

（一）初诊

2020年6月21日，患者，男性，就诊年龄14岁。由父亲带着来上海于我院就诊。初诊时拍摄正畸标准面像（图19-9-1～图19-9-4）。

主诉：因严重地包天前来就诊。

现病史：在外地某医院矫治半年余，受新冠疫情影响，该患者的主诊外籍正畸医生在国外滞留无法入境、中断矫治，因其严重骨性反𬌗错综复杂，当地矫治遇到困难，无合适医生接手进行后续治疗。经当地正畸界业内人士介绍来上海就诊。

检查：患者侧貌凹面型，面部颏点偏左，面部左右不对称，面下1/3过长。

口内检查：全牙弓反𬌗，下颌43–33代偿性舌倾，前牙反覆盖约5.4mm，两侧尖牙、磨牙超近中关系。15、16及25、26舌侧错位。16、14、26、24已装配MSE骨性扩弓装置（铸造钢托支架，4个钉孔内未见种植钉），上颌牙弓拥挤4.2mm，22舌侧位，23颊倾；下颌牙弓拥挤5mm，31、41近中舌向扭转、32、42舌侧错位（图19-9-5～图19-9-11）。

　　诊断：

　　（1）安氏Ⅲ类错𬌗畸形。

　　（2）骨性Ⅲ类（全牙弓反𬌗）。

　　（3）颜面侧貌：凹面型。

　　（4）垂直骨面型：高角。

　　（5）上下颌牙弓宽度不调（上颌牙弓狭窄）。

　　（6）上下颌牙列中度拥挤。

　　（7）"二手（外院矫治遇到困难或失败，寻求有经验的医生继续治疗者）"严重骨性反𬌗案例。

　　矫治方案：

　　方案1：严重骨性反𬌗，建议首选正颌外科手术与正畸联合治疗。

　　方案2：非手术正畸治疗。

　　（1）鉴于患者家长不赞同手术治疗，故选择正畸掩饰性治疗，拔牙矫正（择期拔除37）。

　　（2）采用磨牙推进器推前特色矫治技术，推前磨牙段向近中移动，增加上颌前颌骨的骨量，延长上颌牙弓长度。

　　（3）下颌采用骨钉技术拉整个牙列向后，缩短骨性Ⅲ类错𬌗畸形过长的下颌牙弓长度，纠正前牙反𬌗，达到上下颌牙弓矢状向长度比例协调。

　　（4）前牙反𬌗纠正后，注意后牙咬合关系的调整，采用多边形颌间牵引，力求达到尖窝相嵌的紧密咬合关系。

　　（5）因患者X线检查CBCT显示，双侧颞下颌关节升支左右不对称，颏点偏左，患者处于青春发育期，关节存在可吸收性。若矫正过程中存在关节症状，则建议先到省级口腔医院关节科处理。此点，已与患者家长进行沟通。

　　（6）前牙反𬌗解除，建立接近正常的覆𬌗、覆盖关系，上下牙列中线对齐，后牙咬合关系稳定，即达到预期矫治设计目标。结束矫治，拆除固定矫治器，及时佩戴保持器。

　　口腔全景片、X线头颅定位正侧位片及头影测量分析如图19-9-12～图19-9-14a、b所示。

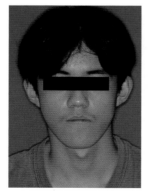

图19-9-1

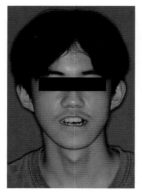

图19-9-2

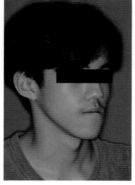

图19-9-3

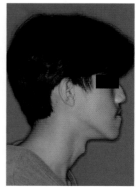

图19-9-4

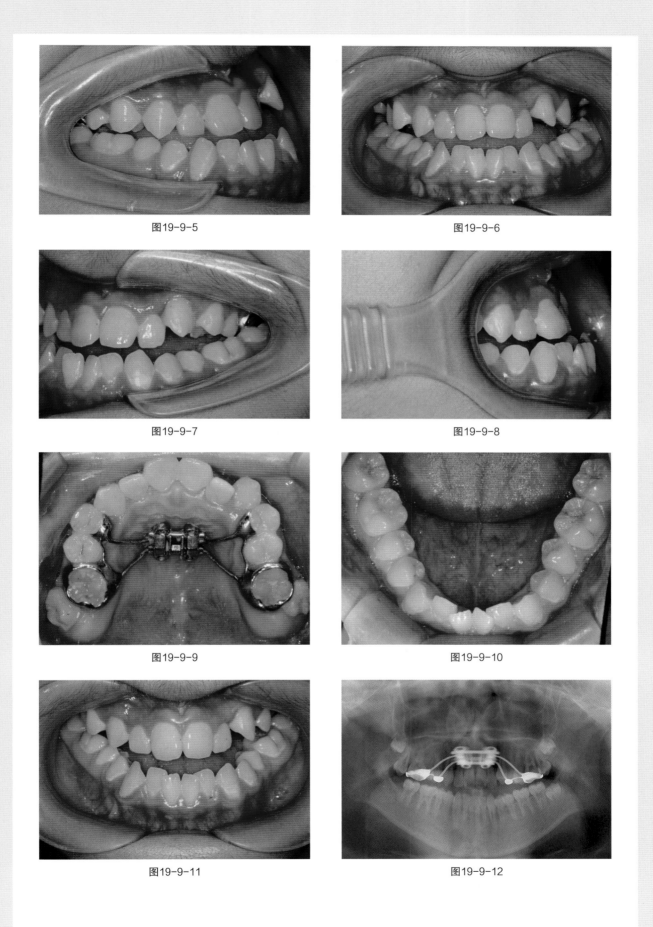

图19-9-5

图19-9-6

图19-9-7

图19-9-8

图19-9-9

图19-9-10

图19-9-11

图19-9-12

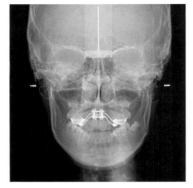

图19-9-13

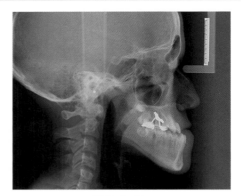

图19-9-14a

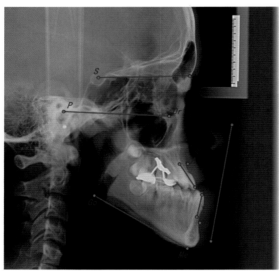

图19-9-14b

DCA头影测量精华版

一、颌骨突度（矢状向）   数据分析：

1.［83°］   SNA=87.78°   1. 上颌骨前突

2.［80°］   SNB=92.85°   2. 下颌骨发育过度

3.［3°］   ANB=-5.07°   3. 骨性 Ⅲ类

二、颌骨高度（垂直向）

4.［25°］   MP-FH=27.83°   4. 骨型 高角

三、切牙唇倾度

5.［105°］   UI-SN=121.61° 5. 上前牙唇倾

6.［92°］   LI-MP=72.24°   6. 下前牙舌倾

7.［125°］   UI-LI=134.77°

四、侧貌（突度）

8.［75°］   Z角=82.77°   7. 侧貌凹面型

9.［67°］   FMIA=79.93°

（二）矫治阶段

1. 矫治过程-1（2020-07-15）

患者就诊时拍摄正畸标准面像（图19-9-15～图19-9-18）。

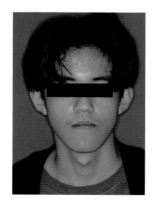

图19-9-15

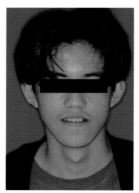

图19-9-16

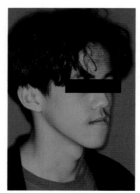

图19-9-17

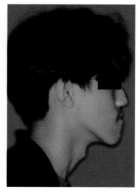

图19-9-18

装配磨牙推进器推前矫治器。笔者拆除了该患者口内MSE铸造支架，按矫治设计方案沿着上颌两侧牙列装配了磨牙推进器推前矫治器，简称推前矫治器。即在上颌第一磨牙颧骨下植入规格2.0mm×10mm不锈钢微螺钉，钉帽下用0.25mm结扎丝穿过小孔向远中交叉打结固定于第一磨牙推前专用颊面管的球栓处。构成推前矫治器的种植钉支抗体系，用其对抗，乃至抵消推前矫治器推前磨牙段向近中移动的反作用力。

为了解除前牙反殆的锁结关系、减少推前磨牙段向近中移动的阻力，在上颌两颗第一磨牙的殆面使用蓝胶制作了殆垫。下颌牙列托槽置放了0.018in澳丝弯制的随形弓，在侧切牙托槽上设置了结扎丝牵引钩。

为了防止上颌第一前磨牙在推前矫治器颊侧实施矫治力推前的过程中，发生远中舌向扭转。预先在上颌两侧第一前磨牙及侧切牙牙冠舌面粘接了舌侧扣，并用0.25mm结扎丝交叉打结拴系在一起。上颌第一前磨牙舌侧扣与下颌尖牙托槽牵引钩-侧切牙结扎丝钩之间挂1/4in橡皮圈做轻力短Ⅲ类平衡牵引（图19-9-19～图19-9-26）。X线头颅定位侧位片及口腔全景片显示推前矫治器装配状况（图19-9-27，图19-9-28）。

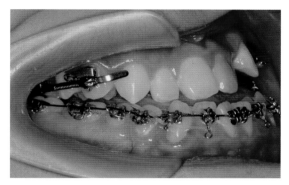

图19-9-19

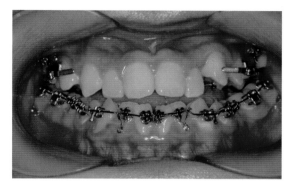

图19-9-20

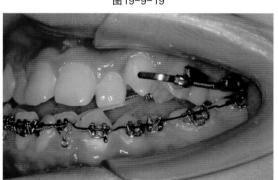

图19-9-21

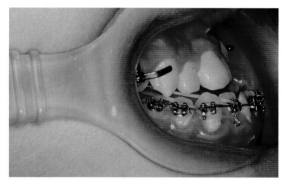

图19-9-22

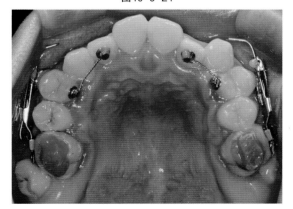

图19-9-23

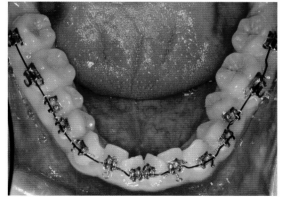

图19-9-24

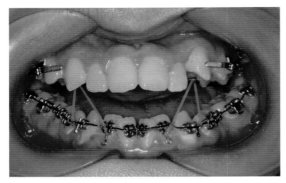
图19-9-25

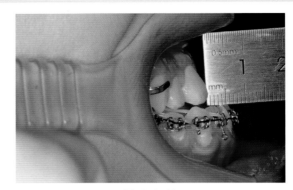
图19-9-26

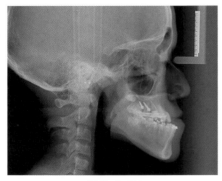
图19-8-27

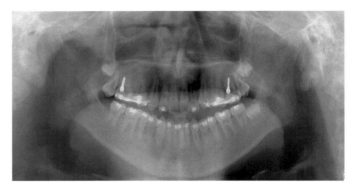
图19-8-28

　　轻力短Ⅲ类平衡牵引，即在该患者上颌两侧牙弓舌侧第一前磨牙的舌侧扣上与下颌唇侧尖牙-侧切牙托槽的牵引钩之间挂1/4in橡皮圈做颌间牵引，主要作用是对抗或抵消颊侧磨牙推进器推前造成第一前磨牙近中移动过程中远中舌向旋转的副作用。

2. 矫治过程-2（2020-08-30）

　　患者就诊时拍摄正畸标准面像（图19-9-29～图19-9-32）。

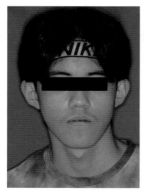
图19-9-29

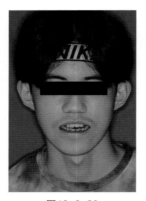
图19-9-30

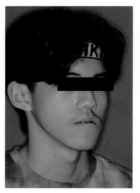
图19-9-31

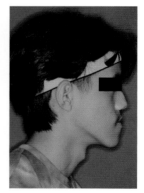
图19-9-32

　　磨牙推进器推前矫治1个半月，前牙列呈现拥挤状况，左侧推前获得1.8mm间隙。右侧获得1.5mm间隙。下颌左侧使用颊棚钉（骨钉支抗）与镍钛拉簧组合应用，拉整个下颌牙弓向远中移动，缩短过长的下牙弓（图19-9-33～图19-9-38）。

拟定下次复诊右侧下颌颊棚钉安放拉簧。

这是采用非手术方法矫治骨性反𬌗及其重要的一个环节，前提是下颌牙列具备远移空间，如果反覆盖距离小，拔除下颌第三磨牙是通常的做法。该患者下颌右侧第三磨牙已经拔除，故无须也不能再拔磨牙，保留2颗磨牙是正畸设计的基本原则。

患者下颌左侧有3颗磨牙，具备减数1颗磨牙的条件。我们选择拔除第二磨牙，这样做的目的能够给整个牙列远中移动提供较大便利，有利于解决骨性反𬌗中上下前牙弓不协调的问题。

口腔全景片显示下颌颊棚钉植入部位和拔除1颗磨牙状况（图19-9-39）。

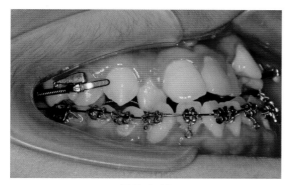

图19-8-33

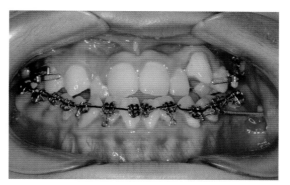

图19-8-34

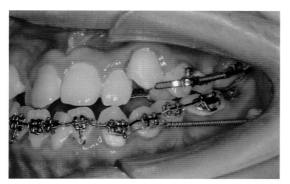

图19-8-35

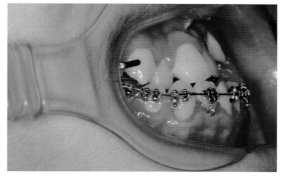

图19-8-36

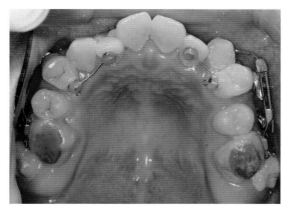

图19-9-37

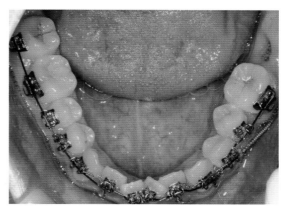

图19-9-38

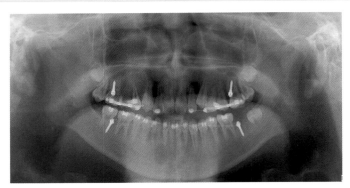

图19-9-39

3. 矫治过程-3（2020-09-20）

患者就诊时拍摄正畸标准面像（图19-9-40～图19-9-43）。

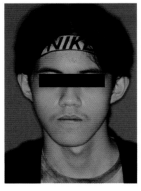

图19-9-40

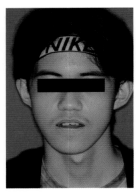

图19-9-41

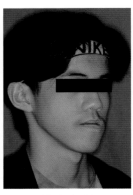

图19-9-42

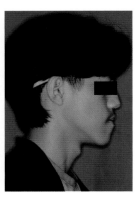

图19-9-43

磨牙推进器推前矫治2个月零5天，前牙列呈现较拥挤状况，覆盖较前改善，左侧推前获得2.5mm间隙，右侧获得1.8mm间隙。下颌两侧同时使用颊棚钉与镍钛拉簧组合应用，拉整个下颌牙弓向远中移动，缩短过长的下牙弓（图19-9-44～图19-9-49）。

X线头颅定位侧位片及口腔全景片显示下颌颊棚钉植入部位和拔除1颗磨牙状况如图19-9-50和图19-9-51所示。

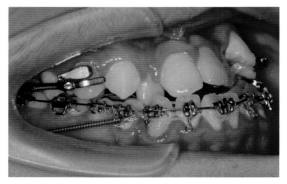

图19-9-44

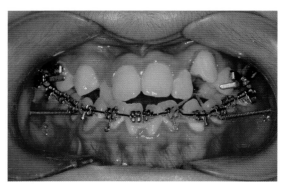

图19-9-45

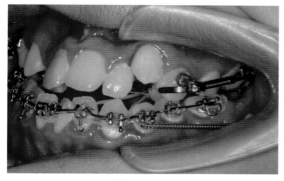

图19-9-46

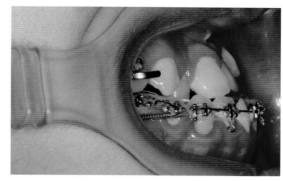

图19-9-47

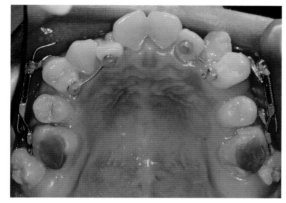

图19-9-48

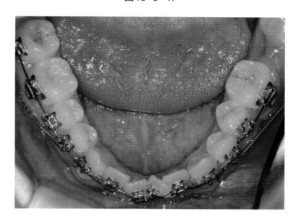

图19-9-49

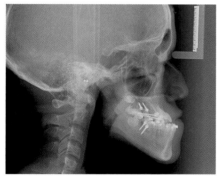

图19-9-50

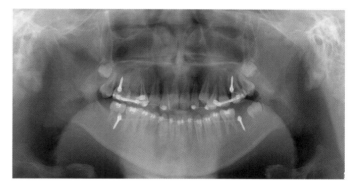

图19-9-51

4. 矫治过程-4（2020-10-11）

患者就诊时拍摄正畸标准面像（图19-9-52～图19-9-55）。

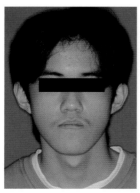

图19-9-52

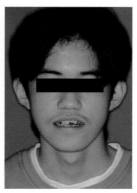

图19-9-53

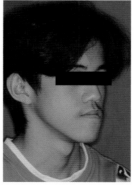

图19-9-54

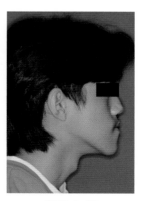

图19-9-55

复诊诊断：磨牙推进器推前矫治3个月，上颌推前磨牙段向近中移动，扩展前牙弓长度，同时下颌颊棚钉与拉簧组合拉整个牙列向远中移动，获得明显效果。前牙达到对刃关系，达到第1期矫治目标，进入第Ⅱ期固定矫治器治疗阶段（图19-9-56～图19-9-61）。

复诊处置：拆除上颌磨牙推进器及其配套附件，16、26试带环，制作固定义齿间隙保持器；上半口粘接金属托槽，安放0.012in镍钛丝排齐牙列；下颌保留随形弓，用0.8mm不锈钢丝弯制前牙区扁担弓高位牵引辅弓并结扎固定，原颊棚钉拉簧前端移至扁担弓高位牵引钩处，拉整个牙列向远中移动，结扎丝末端用树脂球保护（图19-9-64～图19-9-69）。

X线头颅定位侧位片、口腔全景片显示第Ⅰ期治疗结束时上颌推前、下颌拉后的牙列矫治状况（图19-9-62，图19-9-63）。

第Ⅰ期治疗磨牙推进器推前矫治阶段的特点——齐头推进、创造拥挤；稳扎稳打、步步为营。磨牙推进器推前矫治阶段的一个重要目标是达到前牙切对切关系即停止推进，拆除磨牙推进

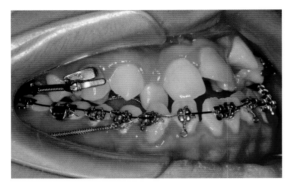

图19-9-56

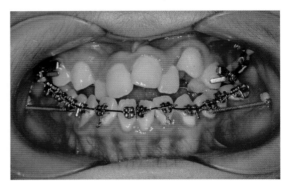

图19-9-57

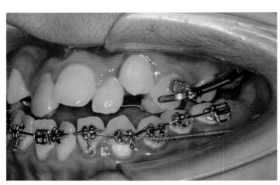

图19-9-58

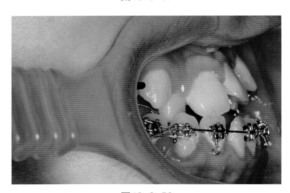

图19-9-59

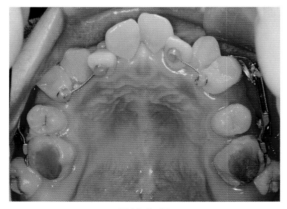

图19-9-60

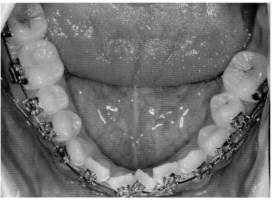

图19-9-61

器推前矫治器，立即转入第Ⅱ期固定矫治器治疗阶段。

这次复诊处理非常关键的措施是即刻装配固定义齿间隙保持器。

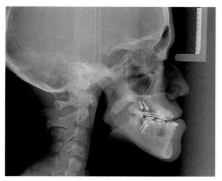

图19-9-62

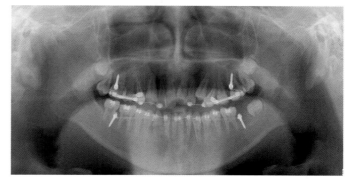

图19-9-63

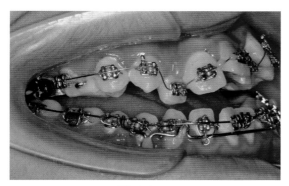

图19-9-64

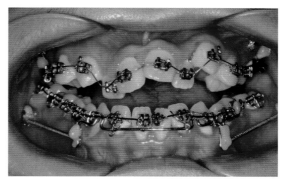

图19-9-65

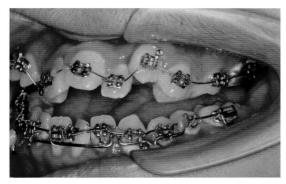

图19-9-66

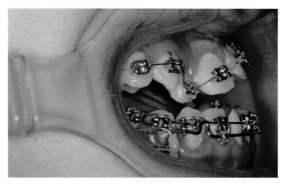

图19-9-67

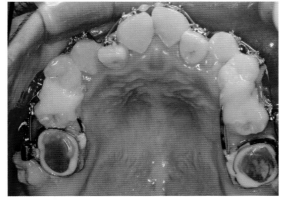

图19-9-68

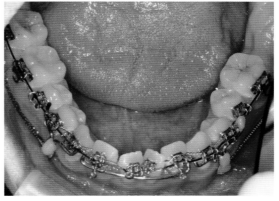

图19-9-69

5. 矫治过程-5（2020-12-27）

患者就诊时拍摄正畸标准面像（图19-9-70～图19-9-73）。

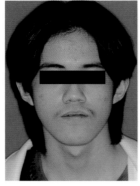
图19-9-70

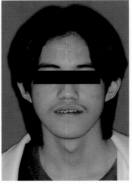
图19-9-71

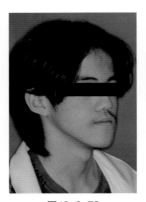
图19-9-72

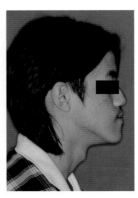
图19-9-73

Ⅱ期治疗第2个月，经使用上述镍钛丝排牙，上颌牙列已经较前排齐。这次复诊，上颌更换0.017in×0.025in镍钛方丝，附加17-14，27-24用0.012in片段镍钛丝辅助排齐；下颌更换0.012in镍钛丝，左下颊棚支抗钉用结扎丝交叉打结拴系固定于34托槽处（图19-9-74～图19-9-79）。

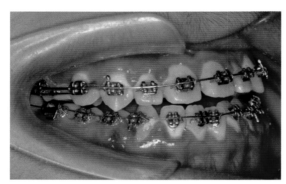
图19-9-74

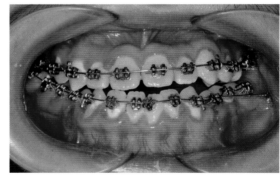
图19-9-75

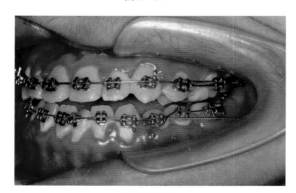
图19-9-76

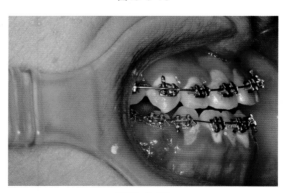
图19-9-77

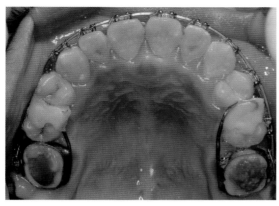

图19-9-78

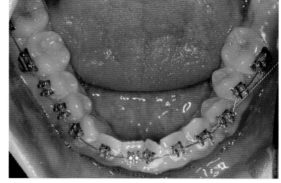

图19-9-79

6. 矫治过程-6（2021-01-24）

患者就诊时拍摄正畸标准面像（图19-9-80～图19-9-83）。

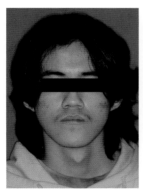
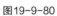

图19-9-80

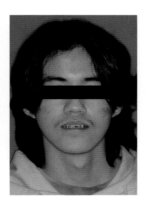

图19-9-81

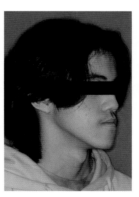

图19-9-82

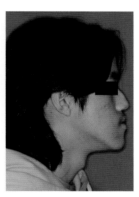

图19-9-83

Ⅱ期治疗第3个月，上颌牙列经使用镍钛方丝排牙，牙列托槽槽沟基本直线化，下颌牙列也已较前排齐。

这次复诊，拆除上下颌正畸主弓丝，下颌尖牙托槽龈端粘接游离牵引钩。上颌更换0.018in澳丝平弓，下颌更换0.016in澳丝，保留左下颊棚支抗钉固定于34托槽处的结扎丝，维持下颌远移牙列的效果。右侧后牙段16-13/46-43、左侧26-23/35-33挂1/4in橡皮圈实施Ⅲ类斜四边形牵引（图19-9-84～图19-9-89）。

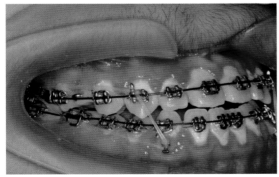

图19-9-84

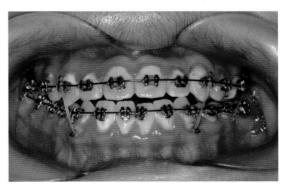

图19-9-85

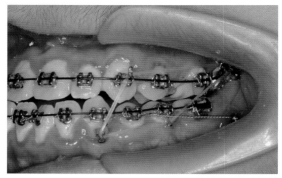

图19-9-86

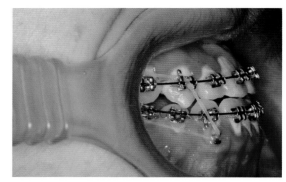

图19-9-87

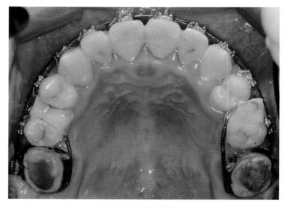

图19-9-88

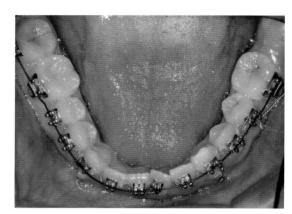

图19-9-89

7. 矫治过程-7（2021-02-28）

患者就诊时拍摄正畸标准面像（图19-9-90~图19-9-93）。

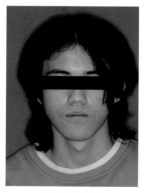

图19-9-90

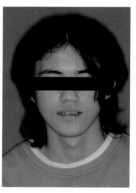

图19-9-91

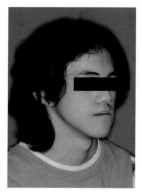

图19-9-92

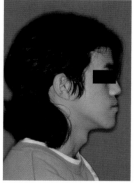

图19-9-93

Ⅱ期治疗第4个月，上下牙弓后牙段宽度协调。上颌拆除固定义齿间隙保持器，将磨牙带环舌侧连接钢丝磨短，弯制成挂钩，上颌牙弓更换0.018in澳丝弯制的平弓，下颌牙列用0.8mm不锈钢丝弯制前牙区扁担弓高位牵引辅弓，其挂钩与颊棚钉之间使用拉簧加力牵引；拉整个下颌牙列远中移动。两侧在上颌第一磨牙颊侧、舌侧挂钩与下颌尖牙处的扁担弓高位牵引钩之间，分别用1/4in橡皮圈实施复合Ⅲ类颌间弹力牵引（图19-9-94~图19-9-99）。

下颌前牙区扁担弓高位牵引辅弓：其挂钩设置在尖牙阻抗中心处或靠近尖牙的根方，通过颊棚钉与挂钩之间镍钛螺旋拉簧的牵引，实施矫治力拉下颌牙列整体远中移动，避免下颌前牙的舌倾，这对于骨性反𬌗的矫治尤为重要。

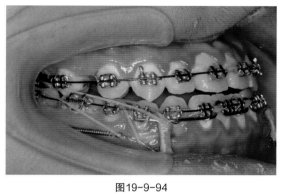

图19-9-94

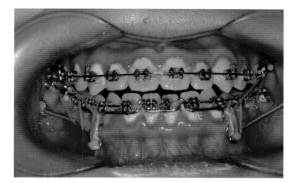

图19-9-95

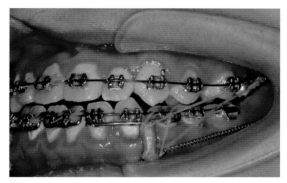

图19-9-96

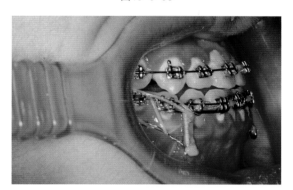

图19-9-97

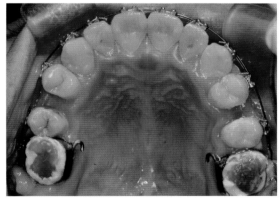

图19-9-98

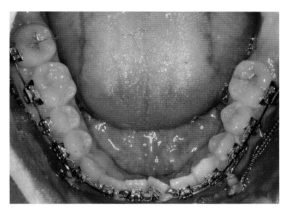

图19-9-99

8. 矫治过程-8（2021-04-04）

患者就诊时拍摄正畸标准面像（图19-9-100～图19-9-103）。

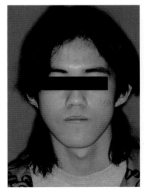

图19-9-100

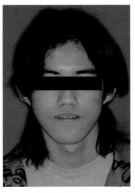

图19-9-101

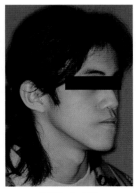

图19-9-102

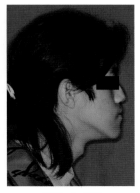

图19-9-103

Ⅱ期治疗第6个月，上下前牙建立浅覆𬌗与覆盖关系。16、26向近中移动1～1.5mm（图19-9-104～图19-9-109）。

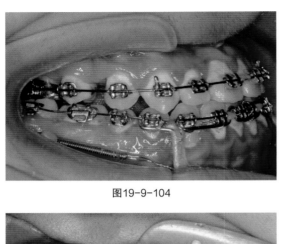
图19-9-104

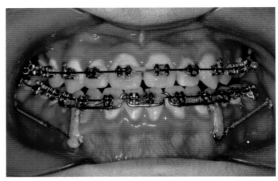
图19-9-105

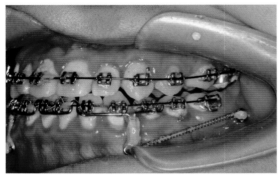
图19-9-106

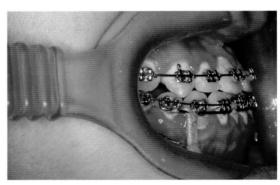
图19-9-107

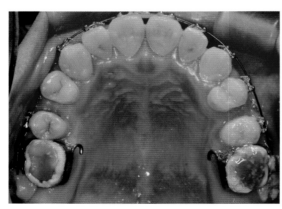
图19-9-108

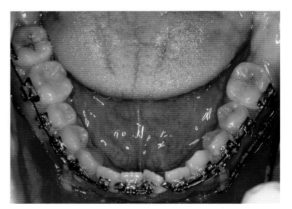
图19-9-109

复诊处置：下颌颊棚钉拉簧加力，继续实施矫治力拉下颌牙列整体远中移动。15、25牙冠舌侧粘接舌侧扣，上颌颊侧13远中至15远中、23远中至25远中用0.018in澳丝弯制滑动架；滑动架牵引钩分别置放15、25远中侧。两侧在上颌第二前磨牙远中颊侧滑动架牵引钩、上颌第二前磨牙舌侧扣与下颌尖牙处的扁担弓高位牵引钩之间，分别用1/4in橡皮圈实施复合Ⅲ类颌间弹力牵引（图19-9-110～图19-9-112）。

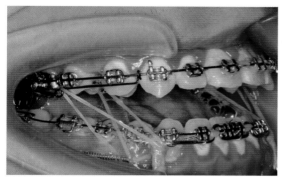

图19-9-110

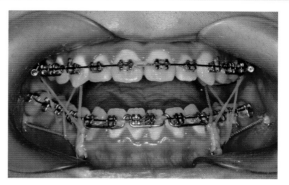

图19-9-111

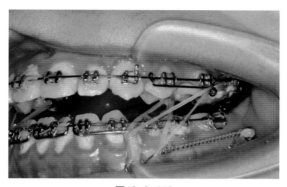

图19-9-112

X线头颅定位侧位片及口腔全景片（图19-9-113，图19-9-114）。

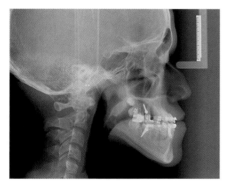

图19-9-113

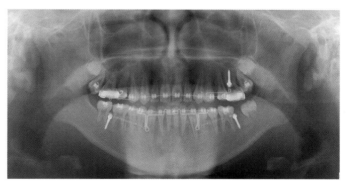

图19-9-114

9. 矫治过程-9（2021-5-15）

患者就诊时拍摄正畸标准面像（图19-9-115~图19-9-118）。

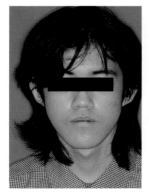

图19-9-115

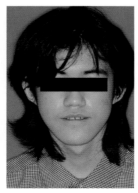

图19-9-116

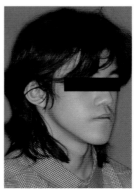

图19-9-117

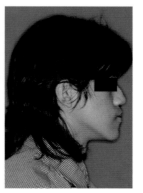

图19-9-118

Ⅱ期治疗第7个月，前牙反𬌗获得矫正，上下前牙建立覆𬌗与覆盖关系。右侧尖牙建立中性关系，左侧尖牙建立中性偏近中关系，11与21之间出现1mm缝隙。第Ⅰ期磨牙推进器推前扩展的前牙弓间隙基本被15-16、25-26近中移动所占据，获得良好的唇向扩展上牙弓长度的良好矫治效果（图19-9-119～图19-9-124）。

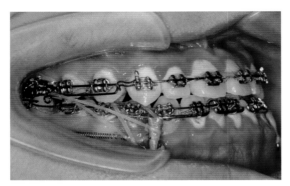
图19-9-119

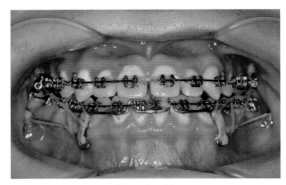
图19-9-120

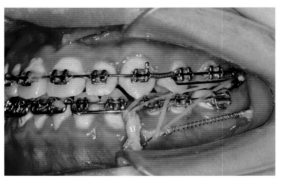
图19-9-121

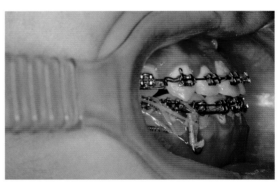
图19-9-122

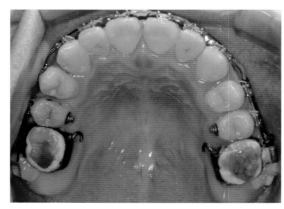
图19-9-123

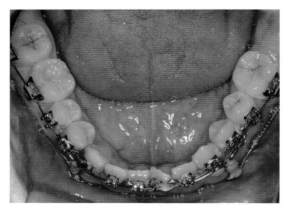
图19-9-124

复诊处置：下颌颊棚钉拉簧加力，继续实施矫治力拉下颌牙列整体远中移动。上颌前牙12-22短距橡皮链牵引关闭牙间缝隙，上颌双侧尖牙托槽至滑动架近中置放镍钛螺旋推簧；两侧继续在上颌第二前磨牙远中颊侧滑动架牵引钩、上颌第二前磨牙舌侧扣与下颌尖牙处的扁担弓高位牵引钩之间，分别用1/4in橡皮圈实施复合Ⅲ类颌间弹力牵引（图19-9-125～图19-9-127）。

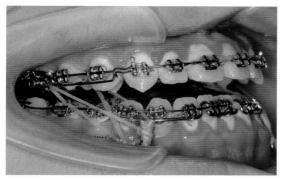
图19-9-125

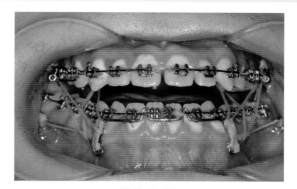
图19-9-126

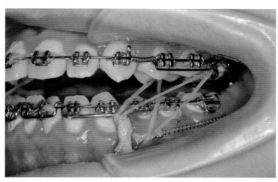
图19-9-127

复诊时拍摄X线头颅定位侧位片及口腔全景片（图19-9-128，图19-9-129）。

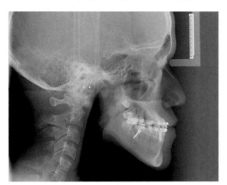
图19-9-128

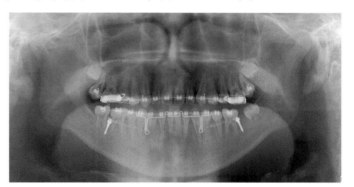
图19-9-129

10. 矫治过程-10（2021-06-20）

患者就诊时拍摄正畸标准面像（图19-9-130～图19-9-133）。

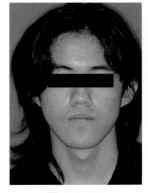
图19-9-130

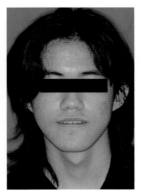
图19-9-131

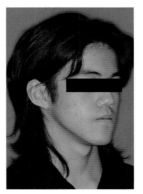
图19-9-132

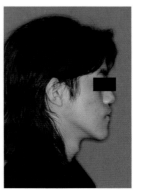
图19-9-133

Ⅱ期治疗第8个月，前牙反殆获得矫正，上下前牙建立覆殆与覆盖关系。右侧尖牙建立中性关系，左侧尖牙建立中性关系，11与21之间缝隙关闭。

复诊处置：上颌13-23采用0.25mm结扎丝紧密连续"8"字结扎，重新量身定制滑动架，其牵引圈置放远中，在滑动架近中弓丝上配置推簧，两侧继续在上颌第二前磨牙远中颊侧滑动架牵引钩、上颌第二前磨牙舌侧扣与下颌尖牙处的扁担弓高位牵引钩之间，分别用1/4in橡皮圈实施复合Ⅲ类颌间弹力牵引，分次移动前磨牙、减少下颌前牙的支抗负担，先拉14-24近中移动（图19-9-134～图19-9-142）。

X线头颅定位侧位片及口腔全景片显示治疗过程-10的牙列状况（图19-9-143，图19-9-144）。

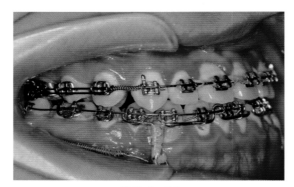

图19-9-134

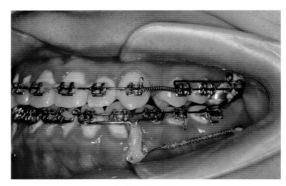

图19-9-135

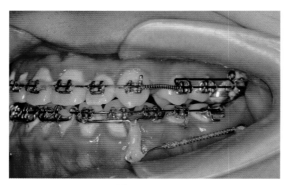

图19-9-136

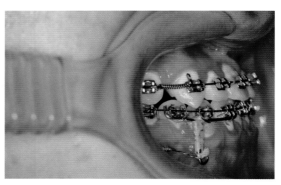

图19-9-137

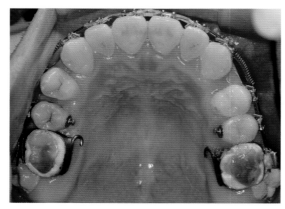

图19-9-138

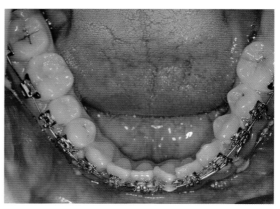

图19-9-139

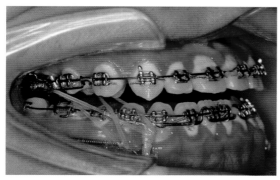

图19-9-140

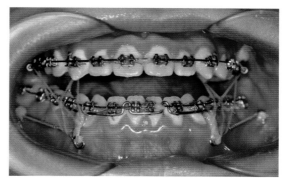

图19-9-141

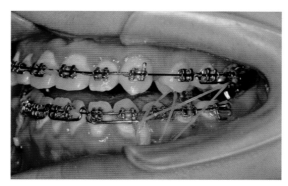

图19-9-142

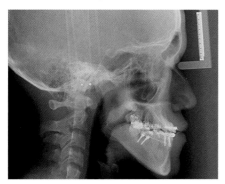

图19-9-143

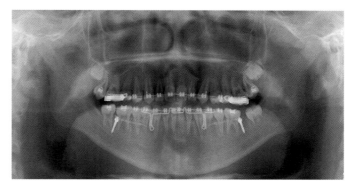

图19-9-144

（三）矫治经验与体会

这是一位"二手"严重骨性反𬌗，男性患者，就诊年龄14岁。不愿成年后接受正颌外科手术治疗，经由业内人士引荐，于2020年6月21日从外地来上海接受非手术方法矫治，经过正畸临床详细检查、X线影像学检查及头影测量分析，反复推敲，我们给该患者设计了两期矫治设计方案，第Ⅰ期为磨牙推进器特色技术矫治阶段，第Ⅱ期则为常规固定矫治器治疗阶段。

第Ⅰ期决定上颌采用正畸专利技术：磨牙推进器推前矫治器，推上颌前磨牙段向近中移动，扩展前牙弓长度，下颌两侧则植入颊棚钉通过镍钛拉簧实施拉整个下颌牙列远中移动，缩短下牙弓的长度。要实现拉下颌牙列远移的目标，需要提供后牙段相应牙槽骨的空间。为了让下颌牙列远移减少阻力，尽量缩短下颌牙弓的长度。对于达到手术范畴的骨性反𬌗患者而言，正畸设计磨牙减数通常考虑的是第一磨牙或第二磨牙。该患者下颌右侧第三磨牙已经拔除，要保留2颗磨牙，故无法设计拔除磨牙。而该患者左侧有3颗发育正常的磨牙，于是我们设计了拔除了第二磨牙。

261

对于严重程度的骨性反𬌗，实施"一推一拉"两条腿走路的综合矫治设计方案，使原本上颌牙弓短缩、下颌发育过度，导致前牙反𬌗、反覆盖的矢状向不调状况获得矫正，前牙建立接近正常的覆𬌗、覆盖关系，上下牙列中线对齐，两侧尖牙、磨牙尽可能建立中性关系，力图获得尖窝相嵌良好稳定的咬合关系。

该患者第Ⅰ期治疗，磨牙推进器推前矫治3个月，上颌推前磨牙段向近中移动，扩展前牙弓长度，同时下颌颊棚钉与拉簧组合拉整个牙列向远中移动，获得明显效果。前牙达到对刃关系，达到第Ⅰ期矫治目标，进入第Ⅱ期固定矫治器治疗阶段。

目前，该患者的第Ⅱ期治疗进入第7个月，全牙弓反𬌗获得矫正，上下前牙建立稳定的覆𬌗与覆盖关系。右侧尖牙建立中性关系，左侧尖牙建立中性偏近中关系。

虽然整个矫治尚未结束，关键的矫治环节已经顺利通过，后续的治疗按常规套路即可完成。

十、拔46推前矫治严重骨性反𬌗案例

（一）初诊

2019年10月28日，患者，女性，初诊年龄20岁。初诊时拍摄正畸标准面像（图19-10-1~图19-10-4）。

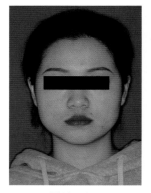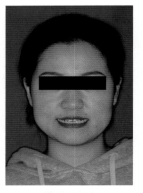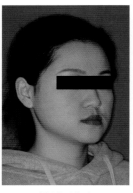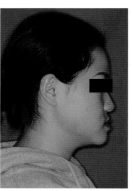

| 图19-10-1 | 图19-10-2 | 图19-10-3 | 图19-10-4 |

主诉：地包天，影响饮食及美观，要求矫治。

一般检查：面部左右稍不对称，右侧>左侧。侧面观为凹面型，面中部凹陷。口腔全景片、X线头颅定位侧位片及头影测量分析如图19-10-11和图19-10-12a、b所示。

口内检查：上颌牙列拥挤约1.5mm，下颌牙列拥挤约3mm，14-25与35-45构成反𬌗关系，双侧磨牙近中关系，ANB角-4.70°，且下颌无法后退至切对切关系。46已在外院根管治疗+烤瓷冠修复，28、38已在外院拔除，11牙根有吸收，根尖口明显；16、26龋坏；颞下颌关节有弹响史（图19-10-5~图19-10-10）。

诊断：

（1）安氏Ⅲ类错𬌗。

（2）骨性Ⅲ类。

（3）上下牙列轻度拥挤。

（4）凹面型。

矫治设计：

方案1：首选正颌手术+正畸联合治疗。

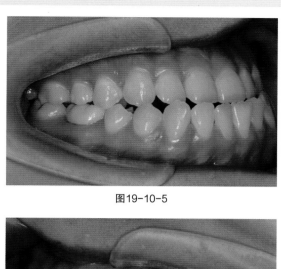

图19-10-5

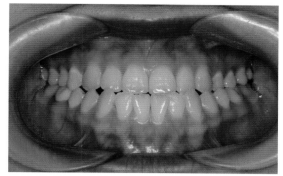

图19-10-6

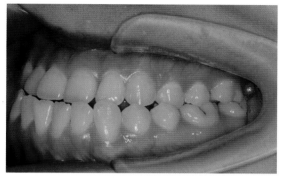

图19-10-7

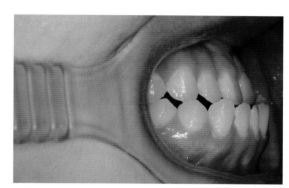

图19-10-8

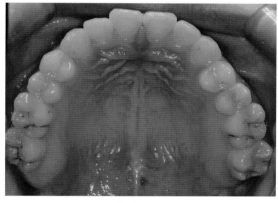

图19-10-9

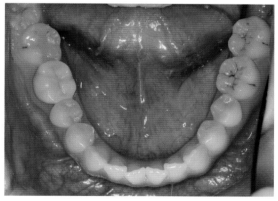

图19-10-10

　　方案2：正畸掩饰性治疗。拔牙矫治设计方案，减数磨牙46。

　　（1）上颌两侧颧突下植入规格2.0mm×1.0mm不锈钢微螺钉，装配磨牙推进器推前矫治器，推上颌前磨牙段朝近中移动，扩展前牙弓长度，纠正前牙反𬌗的矢状向不调。

　　（2）下颌两侧颊棚区植入规格2.0mm×1.0mm不锈钢微螺钉，粘接Damon Q自锁托槽，下颌牙列配置0.018in澳丝随形弓，配合颊棚钉拉下颌牙列整体后移，缩短下颌牙弓长度，解除前牙反𬌗。

　　（3）上颌磨牙推进器推前磨牙段向近中移动、与颊棚钉支抗拉整个下颌牙列远中移动，达到上下切牙呈对刃，即完成Ⅰ期矫治目标。进入Ⅱ期固定矫治器治疗阶段。此时，上颌及时制作并装配固定义齿间隙保持器，抵住推前磨牙段扩展的间隙，粘接上半口自锁托槽，唇向开展、排齐拥挤的牙列。

　　待前牙反𬌗解除、上下颌牙列排齐，换稳定弓丝，实施48、47近中平移，关闭46拔牙间隙，上颌拆除固定义齿间隙保持装置，实施磨牙近中移动，关闭推进器推前扩展间隙，尽最大努力调整前牙覆𬌗、覆盖关系，磨牙咬合关系接近正常。尽量改善面型。

（4）精细调整咬合关系，前牙覆𬌗、覆盖接近正常，后牙段磨牙关系达到尖窝相嵌交错关系，上下颌牙列中线基本接近对齐。

（5）完成矫治目标，拆除固定矫治器，佩戴个性化保持器。

注：因患者不愿接受正颌外科手术，故选择方案2。

非手术方法矫治骨性反𬌗特点是：上颌使用磨牙推进器矫治技术推前磨牙段朝近中移动、扩展前牙弓长度，简称推前。下颌颊棚区植入正畸微螺钉拉整个牙列朝远中移动、缩短下颌牙弓长度，简称拉后。上颌推前、下颌拉后是协调上下牙弓矢状向严重不调的重要原则，是非手术方法矫治骨性反𬌗的基本方针。拉后，缩短下颌牙弓长度，这是采用非手术方法矫治骨性反𬌗及其重要的一个环节，前提是下颌牙列具备远移空间，如果反覆盖距离小，磨牙完全近中关系，拔除下颌第三磨牙是通常的做法。如果反覆盖大，磨牙超近中关系，骨性反𬌗程度严重，则选择拔除下颌第二磨牙，甚至拔除第一磨牙的减数模式。

该患者下颌右侧第三磨牙已经拔除，故无须也不能再拔磨牙，保留每个象限一组磨牙中的2颗磨牙是正畸设计的基本原则。患者下颌左侧有3颗磨牙，具备减数1颗磨牙的条件。按常规选择应该拔除第二磨牙，这样做的目的是减数磨牙提供的空间较大，且较第三磨牙位置靠前，能够给整个牙列远中移动节省时间，缩短矫治疗程，有利于解决骨性反𬌗上下前牙弓的不协调。但该患者下颌第一磨牙（46）是做过根管治疗的烤瓷冠牙，本着拔坏牙、留好牙的减数原则，我们设计拔除46。

当然，非手术矫治骨性反𬌗，设计不对称减数下颌磨牙，对正畸医生驾驭磨牙三维移动的把控能力、平衡两侧磨牙移动的速率、调整磨牙尖窝相嵌的咬合关系提出了更高要求。

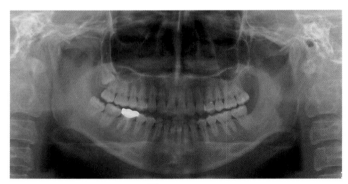

图19-10-11

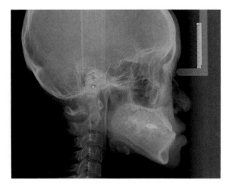

图19-10-12a

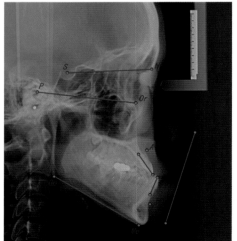

图19-10-12b

DCA头影测量精华版

一、颌骨突度（矢状向）	数据分析：
1. ［83°］ SNA=84.33°	1. 上颌骨发育尚可
2. ［80°］ SNB=86.96°	2. 下颌骨发育过度
3. ［3°］ ANB=-2.63°	3. 骨性 Ⅲ类
二、颌骨高度（垂直向）	
4. ［25°］ MP-FH=24.13°	4. 骨型 低角
三、切牙唇倾度	
5. ［105°］ UI-SN=122.15°	5. 上前牙唇倾
6. ［92°］ LI-MP=82.59°	6. 下前牙舌倾
7. ［125°］	
四、侧貌（突度）	
8. ［75°］ Z角=79.11°	7. 侧貌凹面型
9. ［67°］ FMIA=73.28°	

（二）矫治阶段

1. 实施磨牙推进器推前技术（2019-10-28）

上颌双侧颧突下第一磨牙近中缘膜龈联合处植入规格2.0mm×10mm不锈钢微螺钉，第一磨牙粘接推前专用颊面管，通过0.25mm结扎丝将种植钉帽与颊面管远中牵引球栓紧密结扎，构成推前种植钉支抗体系。接着装配推前矫治器（简称推前），即在第一前磨牙牙冠颊面粘接前磨牙延伸臂（图19-9-13~图19-9-15红色箭头处），在其远中端小孔，用0.25mm长结扎丝穿过对折打3个结，磨牙推进器插入第一磨牙专用颊面管，用一端长结扎丝穿过推进器近中端小孔，回拉压缩弹簧至原本长度的1/3~1/2，扎丝与另一端长结扎丝并拢，持针器夹住拧紧打结，留3mm末端剪断，扎丝末端塞入滑板内侧。双侧16、26垫蓝胶𬌗垫，打开前牙反𬌗锁结；12、14与22、24牙冠舌面粘接舌侧扣，用0.25mm结扎丝分左右两侧将其紧密结扎，14、24舌侧扣制作结扎丝牵引钩；下半口粘接自锁托槽，0.018in澳丝弯制随形弓，33、32与42、43分别制作结扎丝牵引钩。牵引：上颌14、24舌侧牵引钩至同侧下颌42、43和32、33牵引钩挂1/4in橡皮圈牵引（图19-10-13~图19-10-21）。

X线头颅定位侧位片及口腔全景片如图19-10-22和图19-10-23所示。

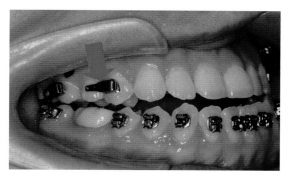

图19-10-13

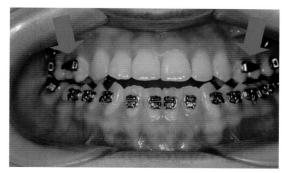

图19-10-14

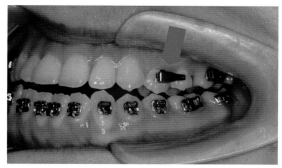

图19-10-15

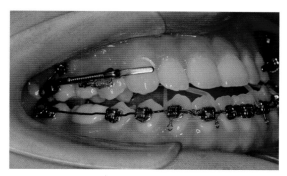

图19-10-16

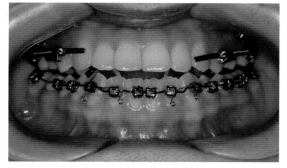

图19-10-17

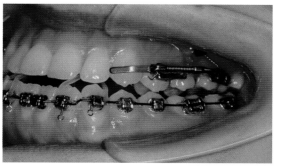

图19-10-18

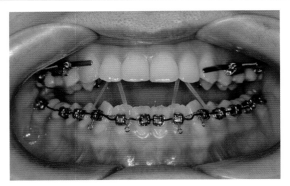

图19-10-19

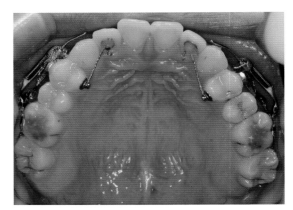

图19-10-20

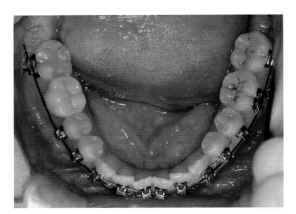

图19-10-21

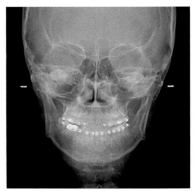

图19-10-22

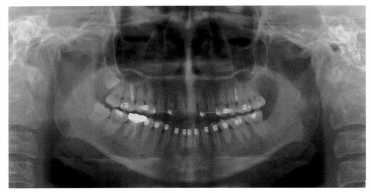

图19-10-23

2. 矫治过程-1（2019-12-02）

患者就诊时拍摄正畸标准面像（图19-10-24～图19-10-27）。

磨牙推进器推前矫治1个月零5天，上颌前牙列呈现轻度拥挤状况，前牙反覆盖状况较前减轻，下颌36烤瓷牙按照矫治设计要求已在当地拔除。

复诊处置：上颌磨牙推进器推前矫治器加力，下颌两侧颊棚区植入规格2.0mm×10mm不锈钢材质正畸支抗微螺钉，下颌前牙区弯制扁担弓高位牵引钩，扁担弓牵引钩至颊棚钉之间置放镍钛螺旋拉簧牵引，拉整个下颌牙弓朝远中移动。上颌14、24舌侧扣至下颌同侧扁担弓牵引钩之间挂1/4in橡皮圈做轻力短Ⅲ类平衡牵引（图19-10-28～图19-10-34）。

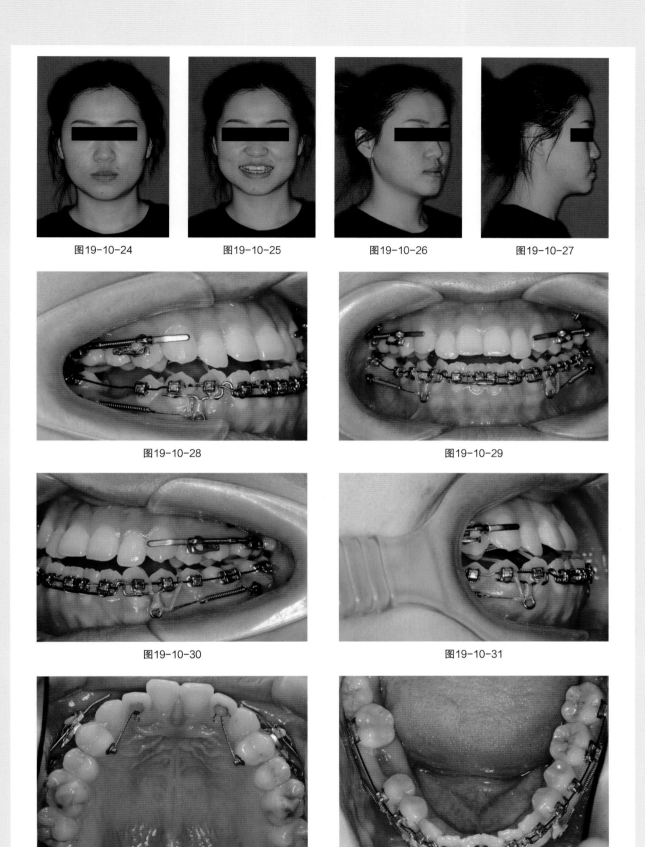

图19-10-24   图19-10-25   图19-10-26   图19-10-27

图19-10-28   图19-10-29

图19-10-30   图19-10-31

图19-10-32   图19-10-33

口腔全景片显示下颌两侧颊棚钉植入部位和拔除1颗磨牙46状况的牙列（图19-10-35）。

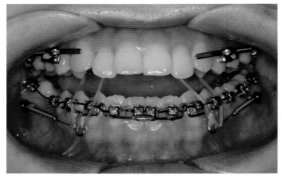
图19-10-34

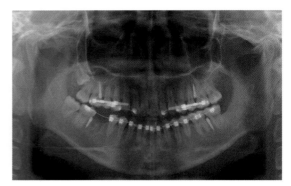
图19-10-35

3. 矫治过程-2（2020-01-06）

患者就诊时拍摄正畸标准面像（图19-10-36～图19-10-39）。

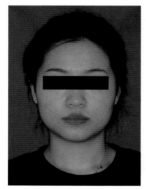
图19-10-36

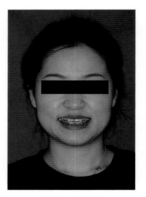
图19-10-37

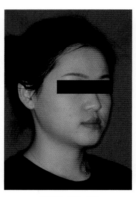
图19-10-38

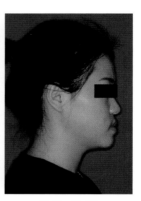
图19-10-39

磨牙推进器推前矫治2个月零9天，磨牙推进器推前磨牙段朝近中移动出现明显效果，两侧15、25近中出现约1.0mm间隙。前牙接近对刃关系。

复诊处置：上颌两侧磨牙推进器推前矫治器继续加力；下颌扁担弓牵引钩至颊棚钉之间的镍钛螺旋拉簧加大牵引力度，继续拉整个下颌牙弓朝远中移动。下颌32、42制作结扎丝牵引钩，右侧扁担弓牵引钩靠近托槽处钢丝穿针引线挂短距橡皮链至47，拉47近中移动。上颌两侧14、24舌侧扣至下颌同侧扁担弓牵引钩与侧切牙结扎丝牵引钩之间分别挂1/4in橡皮圈做轻力短Ⅲ类平衡牵引（图19-10-40～图19-10-45）。

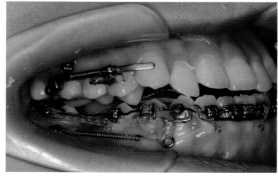
图19-10-40

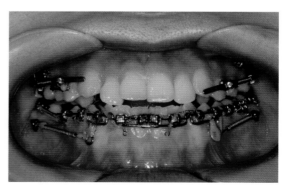
图19-10-41

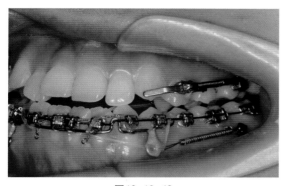

图19-10-42

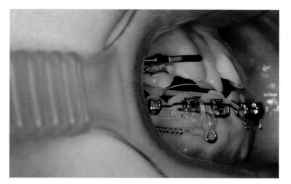

图19-10-43

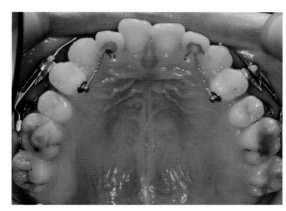

图19-10-44

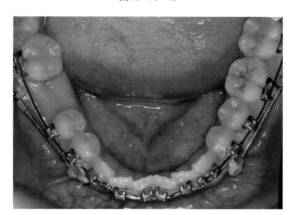

图19-10-45

4. 矫治过程-3（2020-05-13）

患者就诊时拍摄正畸标准面像（图19-10-46～图19-10-49）。

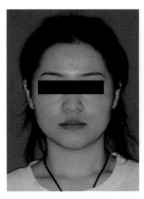

图19-10-46

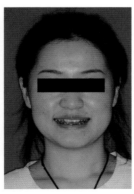

图19-10-47

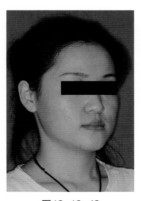

图19-10-48

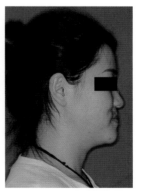

图19-10-49

磨牙推进器推前矫治6个月零15天（患者因疫情间隔4个月复诊），磨牙推进器推前磨牙段朝近中移动出现明显效果，除12近中切缘与对应侧切牙呈反𬌗状况外，前牙反𬌗已基本纠正，建立了前牙覆𬌗、覆盖关系，达到Ⅰ期矫治设计目标（图19-10-50～图19-10-55）。进入Ⅱ期固定矫治器治疗阶段。

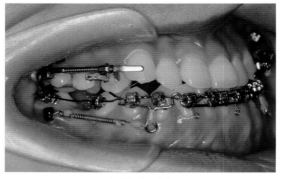
图19-10-50

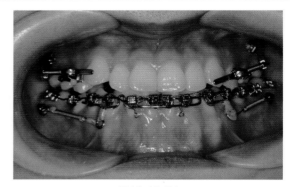
图19-10-51

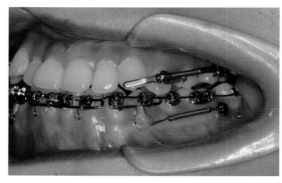
图19-10-52

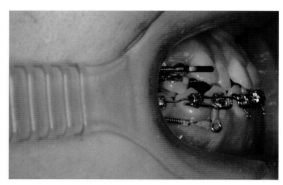
图19-10-53

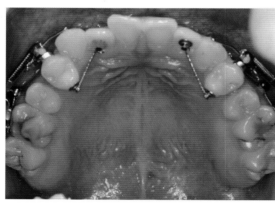
图19-10-54

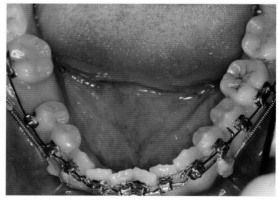
图19-10-55

　　复诊处置：拆除上颌磨牙推进器及其配套附件，16、26试戴带环，制作并及时装配固定义齿间隙保持器；双侧上颌第一磨牙殆面粘接蓝胶殆垫，打开12/42的反殆锁结关系。

　　上半口粘接金属自锁托槽，安放0.012in镍钛丝，为了尽快排齐上颌前牙拥挤的牙列，配置了正畸附件、心跳簧，下颌保留随形弓，将颊棚钉与扁担弓高位牵引钩处的拉簧加大力度，继续拉整个牙列朝远中移动（图19-10-56～图19-10-61）。

　　X线头颅定位侧位片及口腔全景片显示Ⅰ期治疗结束时上颌推前、下颌拉后的牙列矫治状况（图19-10-62，图19-10-63）。

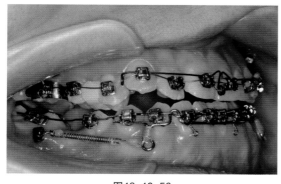

图19-10-56

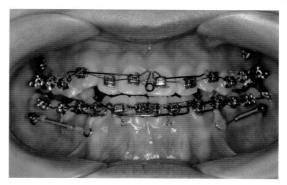

图19-10-57

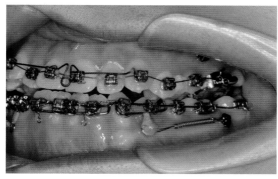

图19-10-58

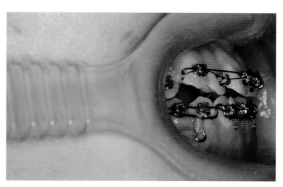

图19-10-59

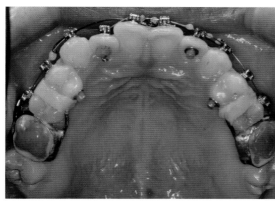

图19-10-60

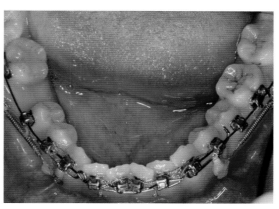

图19-10-61

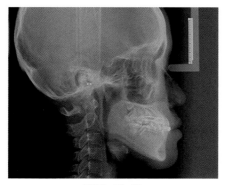

图19-10-62

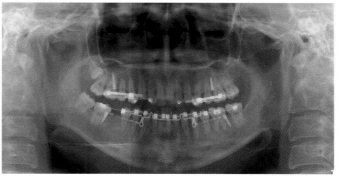

图19-10-63

5. 矫治过程-4（2020-08-25）

患者就诊时拍摄正畸标准面像（图19-10-64～图19-10-67）。

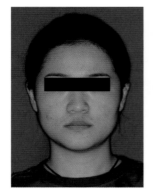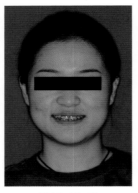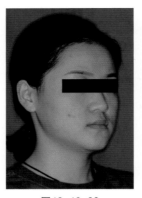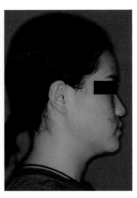

图19-10-64	图19-10-65	图19-10-66	图19-10-67

Ⅱ期治疗第3个月，经使用上述镍钛圆丝排牙，上颌牙列已经较前排齐。12/42的反𬌗已经矫正过来。

这次复诊，上颌更换0.016in镍钛丝排齐牙列；下颌更换0.012in镍钛丝，右侧47与45、44之间采用了0.25mm结扎丝保护性结扎，左侧34与36之间采用结扎丝紧密结扎，下颌两侧颊棚钉拉簧分别挂至34、44实施短距弹力牵引，实施轻力持续拉整个牙列朝远中移动（图19-10-68～图19-10-73）。

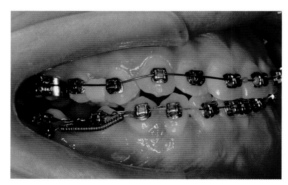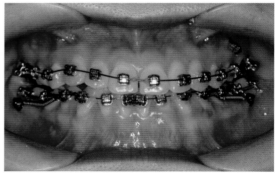

图19-10-68	图19-10-69

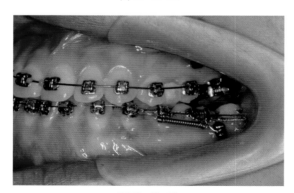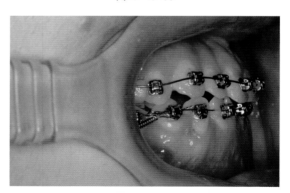

图19-10-70	图19-10-71

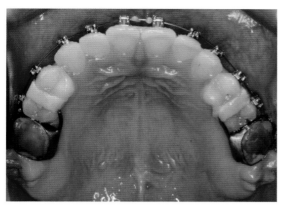

图19-10-72

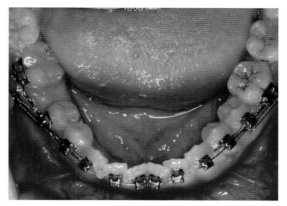

图19-10-73

6. 矫治过程-5（2020-09-28）

患者就诊时拍摄正畸标准面像（图19-10-74 ~ 图19-10-77）。

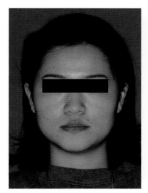

图19-10-74

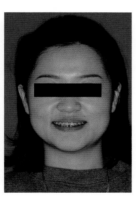

图19-10-75

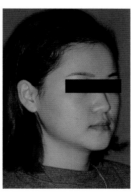

图19-10-76

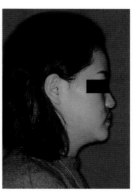

图19-10-77

Ⅱ期治疗第4个月，经使用上述镍钛圆丝排牙，上颌牙列托槽槽沟基本直线化，下颌牙列也较前排齐。

处置复诊：上颌更换稳定弓丝，附有末端停止曲的0.016in澳丝标准弓形排齐牙列；下颌更换0.016in镍钛丝，前牙列拥挤配置了正畸附件：心跳簧。下颌两侧颊棚钉拉簧分别挂至34、44实施短距弹力牵引，继续实施轻力拉整个牙列朝远中移动（图19-10-78 ~ 图19-10-83）。

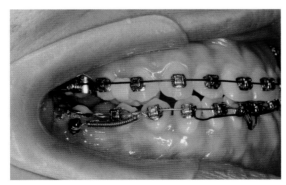

图19-10-78

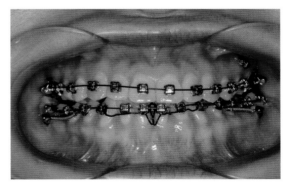

图19-10-79

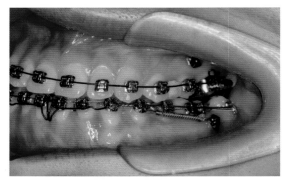

图19-10-80

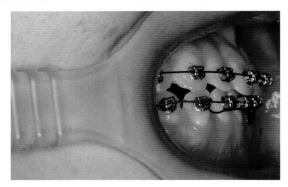

图19-10-81

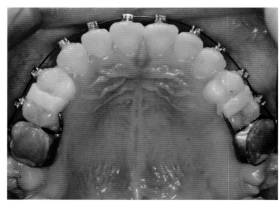

图19-10-82

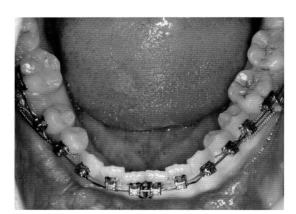

图19-10-83

7. 矫治过程-6（2020-10-26）

患者就诊时拍摄正畸标准面像（图19-10-84～图19-10-87）。

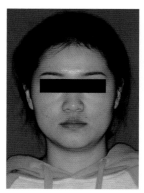

图19-10-84

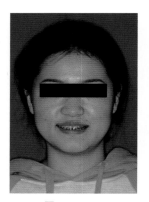

图19-10-85

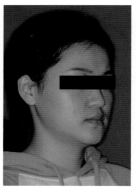

图19-10-86

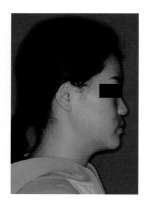

图19-10-87

Ⅱ期治疗第5个月，下颌牙列经更换0.016in镍钛圆丝排牙，也较前排齐。使用正畸附件：心跳簧，已经扩展出间隙。目前的牙列状况是前牙反𬌗已经纠正，但覆𬌗较深，上颌切牙的切缘与下颌前牙金属托槽接触。不利于下颌47近中平移（图19-10-88～图19-10-93）。

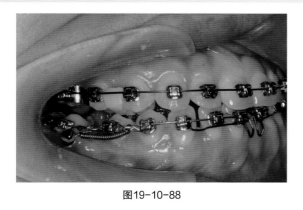

图19-10-88

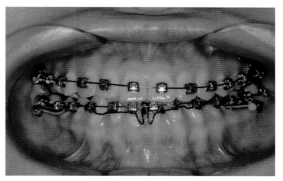

图19-10-89

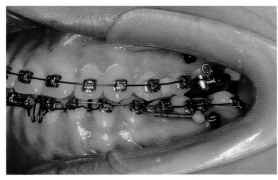

图19-10-90

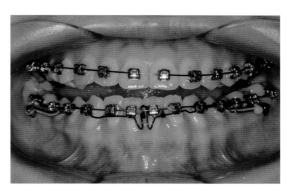

图19-10-91

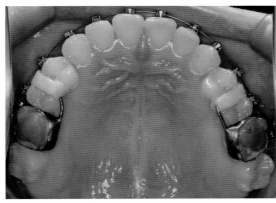

图19-10-92

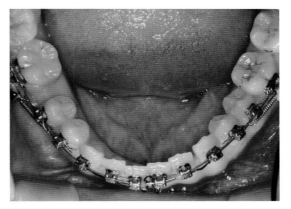

图19-10-93

　　复诊处置：上颌拆除固定义齿间隙保持器，将磨牙带环舌侧连接钢丝磨短弯制成挂钩，上颌牙弓更换0.018in澳丝弯制的平弓，下颌更换0.018in澳丝摇椅平弓，配置0.018in澳丝弯制的银丝蛤蟆弓，33、43制作结扎丝牵引钩，上颌第一磨牙带环舌侧牵引钩至下颌尖牙牵引钩挂1/4in橡皮圈（图19-10-94～图19-10-99）。

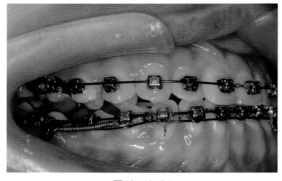

图19-10-94

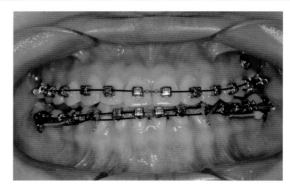

图19-10-95

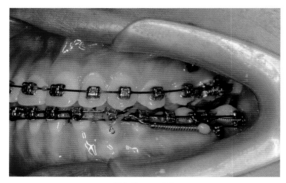

图19-10-96

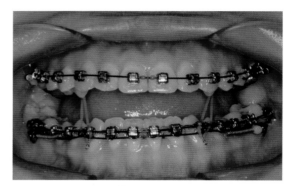

图19-10-97

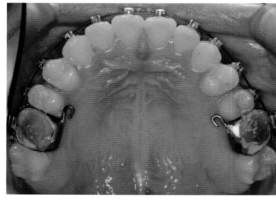

图19-10-98

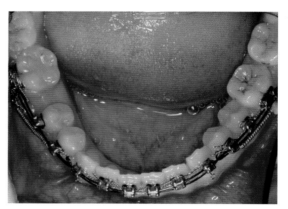

图19-10-99

8. 矫治过程-7（2020-12-14）

患者就诊时拍摄正畸标准面像（图19-10-100～图19-10-103）。

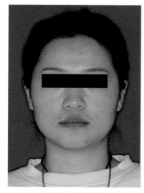

图19-10-100

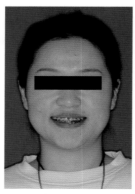

图19-10-101

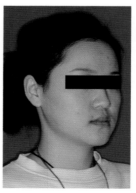

图19-10-102

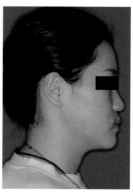

图19-10-103

　　Ⅱ期治疗第7个月，患者就诊说上颌前牙与下颌牙齿有咬合接触，检查上前牙轻度松动。

　　复诊处置：上颌牙列装配0.018in澳丝弯制的武氏弓，唇展上前牙。下颌用0.017in×0.025in不锈钢方丝在两侧尖牙近中缘弯制靴形曲加摇椅曲，配置蛤蟆弓；下颌两侧拉簧从颊棚钉至靴形曲，右侧颊棚钉至44-47挂短距橡皮链。上颌双侧打磨去掉16、26蓝胶𬌗垫。两侧上颌14、16至下颌45、24-26至35分别挂1/4in橡皮圈实施颌间弹力牵引，以期压低前牙、升高后牙、整平下颌牙弓（图19-10-104～图19-10-109）。

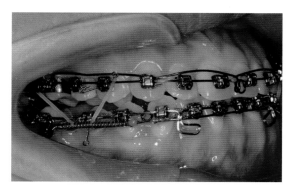

图19-10-104

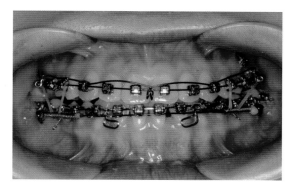

图19-10-105

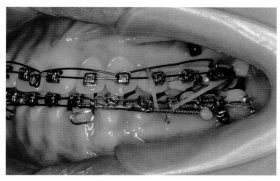

图19-10-106

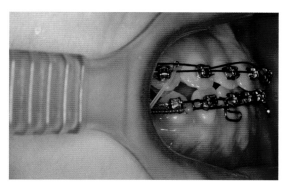

图19-10-107

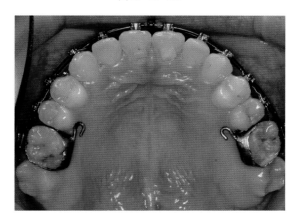

图19-10-108

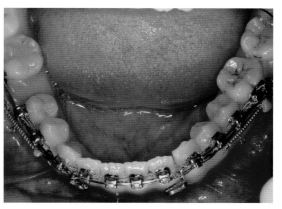

图19-10-109

9. 矫治过程-8（2021-03-29）

患者就诊时拍摄正畸标准面像（图19-10-110~图19-10-113）。

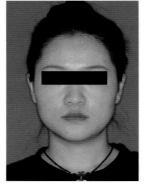
图19-10-110

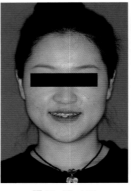
图19-10-111

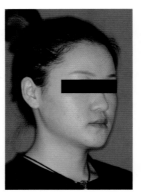
图19-10-112

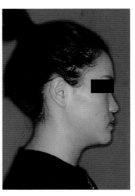
图19-10-113

Ⅱ期治疗第10个月，上下牙列明显排齐，前牙覆𬌗、覆盖接近正常，下颌牙弓基本整平，两侧后牙已经建立咬合接触关系，47已经朝近中移动较大距离，消耗拔除第一磨牙间隙几乎1/2。

复诊处置：拆除上颌原正畸主弓丝，更换0.017in×0.025in不锈钢方丝，在两侧尖牙近中缘弯制T形曲，下颌拆除蛤蟆弓，右下47至方丝靴形曲之间使用镍钛螺旋拉簧，37-44托槽"8"字紧密结扎。47-44近中反转至支抗钉挂橡皮链。右侧上颌14、16至同侧下颌方丝靴形曲，左侧上颌24-26至同侧下颌方丝靴形曲分别挂1/4in橡皮圈实施颌间Ⅲ类弹力牵引（图19-10-114~图19-10-119）。

X线头颅定位侧位片及口腔全景片显示该患者Ⅱ期治疗第10个月的牙列矫治状况（图19-10-120，图19-10-121）。

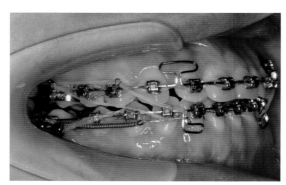
图19-10-114

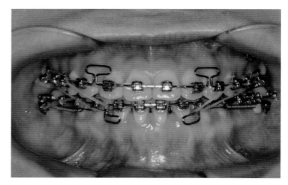
图19-10-115

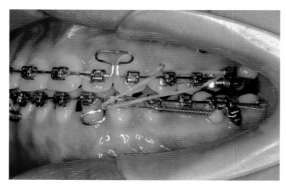
图19-10-116

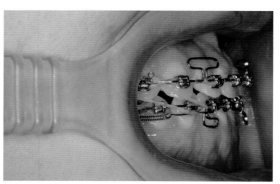
图19-10-117

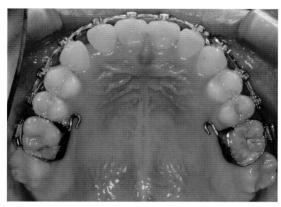

图19-10-118

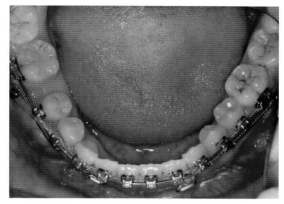

图19-10-119

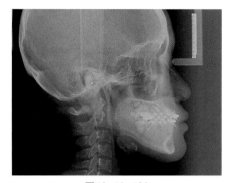

图19-10-120

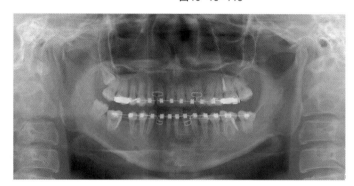

图19-10-121

10. 矫治过程-9（2021-05-17）

患者就诊时拍摄正畸标准面像（图19-10-122～图19-10-125）。

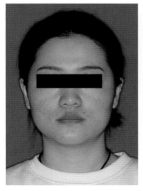

图19-10-122

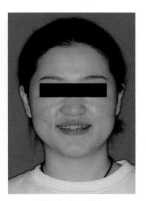

图19-10-123

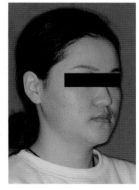

图19-10-124

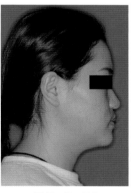

图19-10-125

Ⅱ期治疗第12个月，上下颌牙列明显排齐，上前牙切缘咬在下颌牙列托槽殆缘，覆殆较深，前牙覆盖接近正常，下颌牙弓基本整平，两侧后牙已经建立咬合接触关系，47已经朝近中移动较大距离，消耗拔除第一磨牙间隙几乎占到2/3。

复诊处置：上颌两侧第一磨牙带环更换为粘接式磨牙托槽，17、27粘接磨牙颊面管。上颌正畸主弓丝更换为0.016in镍钛丝，将17、27纳入矫治器体系。下颌48粘接磨牙颊面管，主弓丝更换为0.016in镍钛丝。两侧后牙段采用0.25mm结扎丝保护性结扎措施。下颌牙弓配置了0.016in澳丝弯制的蛤蟆弓，14、24托槽及35、45托槽安放了结扎丝牵引钩，右侧17-14/45-46，左侧25-27/35-36挂1/4in橡皮圈实施四边形颌间弹力牵引（图19-10-126～图19-10-131）。

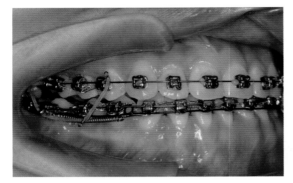

图19-10-126

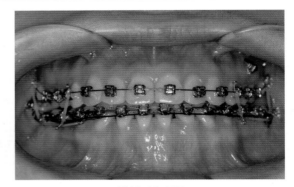

图19-10-127

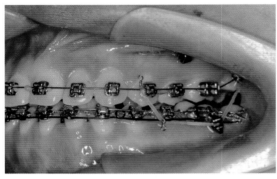

图19-10-128

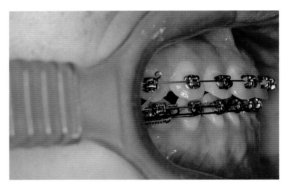

图19-10-129

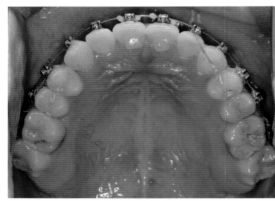

图19-10-130

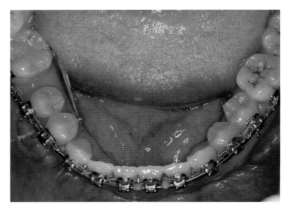

图19-10-131

X线头颅定位侧位片及口腔全景片显示该患者Ⅱ期治疗第12个月的牙列矫治状况（图19-10-132，图19-10-133）。

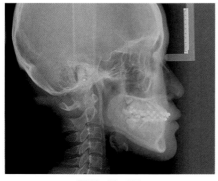

图19-10-132

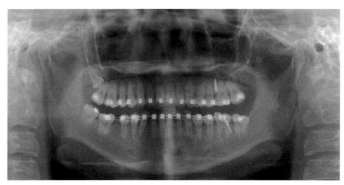

图19-10-133

11. 矫治过程-10（2021-06-28）

患者就诊时拍摄正畸标准面像（图19-10-134～图19-10-137）。

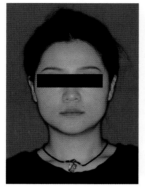
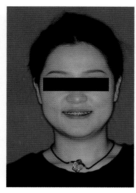
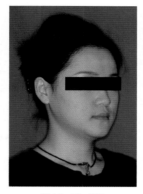
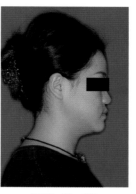

图19-10-134　　　　　　　图19-10-135　　　　　　　图19-10-136　　　　　　　图19-10-137

　　Ⅱ期治疗第13个月，上下颌牙列排列整齐，前牙覆𬌗较前改善，下颌牙弓基本整平，47已经朝近中移动较大距离，与45之间约2mm间隙。

　　复诊处置：上颌正畸主弓丝更换为0.018in澳丝，17、27颊面管近中设置停止曲，维持上颌牙弓的长度。下颌48牙冠舌侧粘接舌侧扣，44-47-48舌侧挂橡皮链，关闭间隙。下颌牙弓继续使用蛤蟆弓，右侧17-14/44-45，左侧24-27/34-36挂1/4in橡皮圈实施四边形颌间弹力牵引（图19-10-138～图19-10-143）。

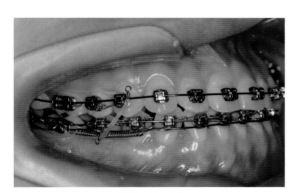

图19-10-138

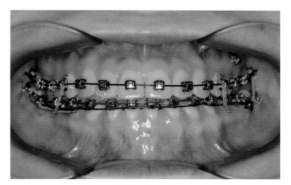

图19-10-139

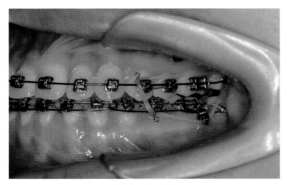

图19-10-140

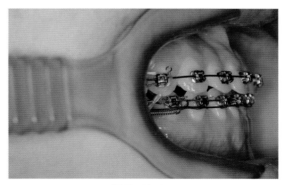

图19-10-141

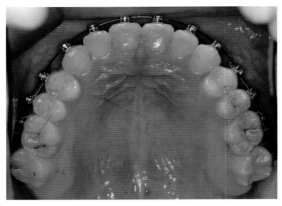

图19-10-142

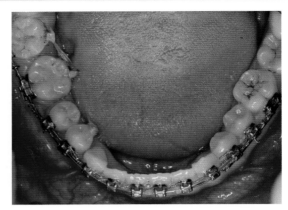

图19-10-143

（三）矫治经验与体会

这是一位患有严重骨性反𬌗的女性患者，就诊年龄20岁。不愿接受正颌外科手术治疗，经由业内人士引荐，于2019年10月28日从外地来上海接受非手术方法矫治，经过正畸临床详细检查、X线影像学检查及头影测量分析，反复推敲，我们给该患者设计了两期矫治设计方案，Ⅰ期为磨牙推进器特色技术矫治阶段，Ⅱ期则为常规固定矫治器治疗阶段。

Ⅰ期决定上颌采用笔者研发的正畸专利技术——磨牙推进器推前矫治器，推上颌前磨牙段朝近中移动，扩展前牙弓长度，下颌两侧则植入颊棚钉，通过镍钛拉簧实施拉整个下颌牙列远中移动，缩短下牙弓的长度。要实现拉下颌牙列远移的目标，需要提供后牙段相应牙槽骨的空间。为了让下颌牙列远移减少阻力，尽量缩短下颌牙弓的长度，对于达到手术范畴的骨性反𬌗患者而言，正畸设计磨牙减数通常考虑的是第一磨牙或第二磨牙。该患者下颌左侧第三磨牙已经拔除，要保留2颗磨牙，故不能再设计拔除磨牙。而该患者右侧有3颗发育正常的磨牙。其中第一磨牙做了烤瓷全冠修复，于是我们设计拔除了第一磨牙。

对于严重程度的骨性反𬌗，实施"一推一拉"两条腿走路的综合矫治设计方案，使原本上颌牙弓短缩，下颌发育过度，导致前牙反𬌗、反覆盖的矢状向不调状况获得矫正，前牙建立接近正常的覆𬌗、覆盖关系，上下牙列中线对齐，两侧尖牙、磨牙尽可能建立中性关系，力图获得尖窝相嵌良好稳定的咬合关系。

该患者的Ⅰ期治疗，采用磨牙推进器矫治技术推前矫治6个月零15天（患者因疫情间隔4个月复诊），磨牙推进器推前磨牙段朝近中移动出现明显效果，除12近中切缘与对应侧切牙呈反𬌗状况外，前牙反𬌗已基本纠正，建立了前牙覆𬌗、覆盖关系，达到Ⅰ期矫治设计目标，遂进入Ⅱ期固定矫治器治疗阶段。

目前，该患者Ⅱ期的治疗进入第13个月，上下颌牙列排列整齐，前牙反𬌗解除，前牙覆盖接近正常，咬合尚需进一步打开，下颌牙弓基本整平，两侧后牙已经基本建立咬合接触关系，47已经朝近中移动较大距离，与45之间约2mm间隙。

虽然整个矫治尚未结束，关键的矫治环节已经顺利通过，后续的治疗将47近中平移取代46，48近中平移取代47，力图使尖牙、磨牙达到中性关系，精细调整咬合关系达到预期矫治设计目标。

十一、推前矫治"二手"缺失15、25严重骨性反殆案例

（一）初诊

2016年9月20日，患者，女性，21岁。就诊时拍摄正畸标准面像（图19-11-1～图19-11-4）。

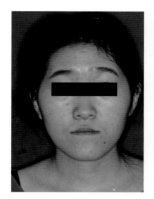 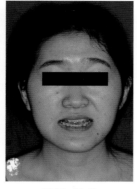 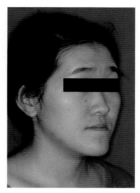 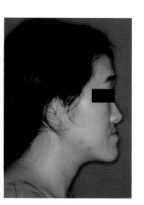

图19-11-1　　　　　　　图19-11-2　　　　　　　图19-11-3　　　　　　　图19-11-4

主述：因骨性反殆在外地某专科医院治疗1年余，反殆症状加重，无法关闭拔牙间隙，特来上海就诊，要求非手术方法矫治完成后续治疗。

检查：面部基本对称，面中1/3凹陷，面下1/3过长。恒牙列18-28；47-37。上颌15、25缺失，下颌38、48缺失，牙列散在间隙，上下牙列牙齿排列整齐，粘接金属直丝弓托槽，上下颌装配0.017in×0.025in不锈钢方丝，未见牵引。反覆盖9.2mm。双侧磨牙完全近中关系，上下尖牙近中关系，下颌中线左偏1mm（图19-11-5～图19-11-10）。

诊断：

（1）"二手"严重骨性反殆案例。

（2）安氏Ⅲ类错殆，骨性Ⅲ类错殆。

（3）15、25、38、48缺失，高角。

矫治设计：

方案1：首选正颌正畸联合治疗。

方案2：正畸掩饰性治疗通过非手术方法矫治严重骨性错殆畸形。

（1）上颌后牙段使用颧突钉支抗体系，磨牙推进器推前技术延长上牙弓长度，下颌使用颊棚钉加弹力牵引附件拉整个牙列远中移动，配合Ⅲ类牵引缩短下颌牙弓长度，关闭散在间隙，调整磨牙关系，建立前牙覆殆、覆盖关系，达到矫治骨性反殆的目的。

（2）近中移动磨牙，关闭15、25拔牙间隙。

（3）设计个性化保持器。

X线头颅定位侧位片、口腔全景片和CBCT截图如图19-11-11～图19-11-14所示。

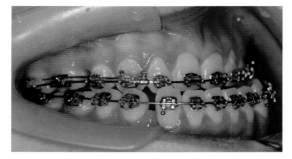

图19-11-5

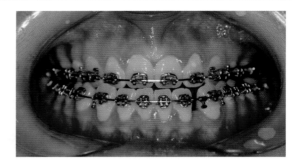

图19-11-6

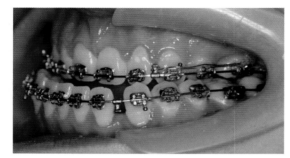

图19-11-7

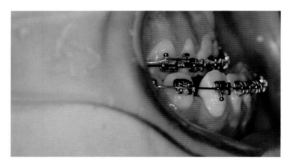

图19-11-8

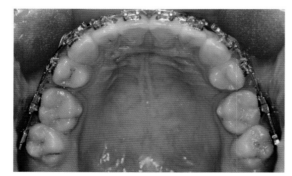

图19-11-9

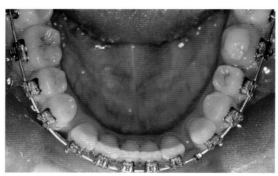

图19-11-10

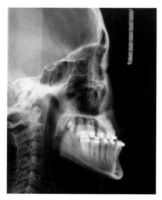

图19-11-11a

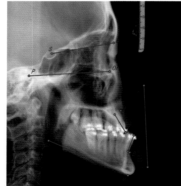

图19-11-11b

DCA头影测量精华版

一、颌骨突度（矢状向）	数据分析：
1.〔83°〕 SNA=85.98°	1. 上颌骨前突
2.〔80°〕 SNB=88.12°	2. 下颌骨发育过度
3.〔3°〕 ANB=-2.14°	3. 骨性 Ⅲ类

二、颌骨高度（垂直向）

4.〔25°〕 MP-FH=27.29°	4. 骨型 高角

三、切牙唇倾度

5.〔105°〕 UI-SN=111.18°	5. 上前牙唇倾
6.〔92°〕 LI-MP=86.66°	6. 下前牙舌倾
7.〔125°〕 UI-LI=128.70°	

四、侧貌（突度）

8.〔75°〕 Z角=89.50°	7. 侧貌凹面型
9.〔67°〕 FMIA=66.88°	

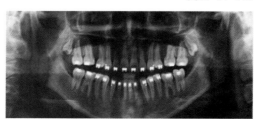

图19-11-12

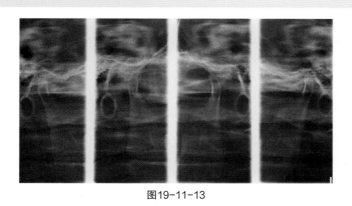

图19-11-13

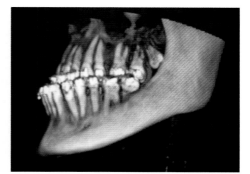

图19-11-14

正畸思维探索：这是一位"二手"严重骨性反𬌗案例，属于正颌外科手术案例，患者不愿接受手术，由外地正畸业内人士介绍来上海就诊，要求采用非手术方法进行后续矫治。她的上颌2颗第二前磨牙缺失，使原本短缩的上颌牙弓更加短缩，对于采用以掩饰性非手术的方法治疗来说，无疑是雪上加霜，陡增困难。

下前牙代偿性舌倾，反覆盖达到9.2mm，这种状况都给非手术正畸治疗设置了种种障碍。下颌2颗第三磨牙缺失。对于采用下颌磨牙减数矫治严重骨性反𬌗的设计方案，已经不能考虑减数磨牙了。

如此严重复杂、条件极为困难的"二手"骨性反𬌗案例，如何拨云见日、扭转乾坤？

坦率地说，接受该患者的治疗风险与挑战并存，我们经过认真检查、反复推敲、综合分析，制订了一个比较切合实际、稳妥渐进的矫治方案。

采用推前拉后两部曲矫治方针，即上颌牙弓实施正畸专利技术第三代磨牙推进器推前磨牙段向近中移动，扩展上颌前牙弓长度，增加前颌骨的骨量，使A点前移。下颌使用种植钉支抗技术（植入颊棚钉），通过矫形力拉整个下颌牙列朝远中移动，缩短前突的下颌牙弓长度，使B点后移。"一推一拉"分别移动上、下牙列的措施，使上下牙弓的长度由原本极不协调的状况变成基本协调，从而达到矫治前牙反𬌗的目标。

正畸医生的疑惑点是：①使用磨牙推进器推前治疗，会不会使上颌前牙的牙冠飘起来，牙根留在原地、破坏正常的牙齿生理轴倾度、失去咀嚼功能。②种植钉支抗技术拉下颌牙列远中移动、缩短下前牙的长度，会不会掉入陷阱、加重下前牙的舌倾，出现骨开窗、骨破裂等。

下面，我们通过该患者的矫治进展及矫治细节的剖析一一解析。

（二）矫治阶段

1. 磨牙推进器推前矫治阶段——装配磨牙推进器推前矫治器（图19-11-15 ~ 图19-11-20）

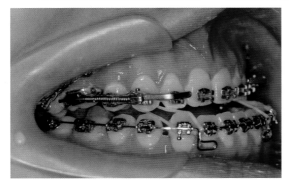

图19-11-15

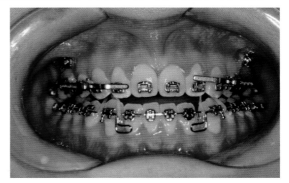

图19-11-16

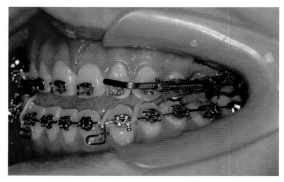

图19-11-17

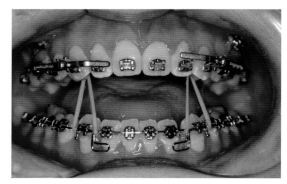

图19-11-18

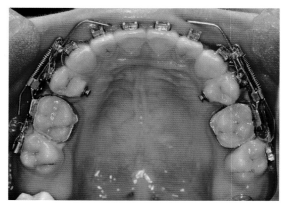

图19-11-19

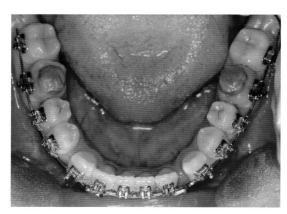

图19-11-20

笔者给该患者上颌牙弓沿着两侧牙列装配了磨牙推进器推前矫治器，简称推前矫治器。在上颌第一磨牙颧骨下植入规格2.0mm×10mm微螺钉，钉帽下用0.25mm结扎丝穿过小孔向远中交叉打结固定于第二磨牙颊面管处。构成推前矫治器的种植钉支抗体系，用其对抗乃至抵消推前矫治器推前磨牙段向近中移动的反作用力。为了解除前牙反𬌗的锁结关系、减少推前磨牙段向近中移动的阻力，在下颌两颗第一磨牙的𬌗面使用蓝胶制作了𬌗垫。下颌牙列托槽置放了0.017in×0.025in不锈钢方丝，在两侧尖牙近中弯制的靴形曲标准弓形。

因患者来自外地，为了尽可能减少不必要的复诊次数，防止颊面管意外脱落，使用磨牙带环采用银焊焊接工艺、焊接推前矫治器配套颊面管。

为了防止上颌第一前磨牙在推前矫治器颊侧实施矫治力推前的过程中，发生远中舌向扭转。在上颌第一前磨牙牙冠舌面粘接了舌侧扣，该牙舌侧扣与下颌靴形曲-尖牙托槽牵引钩之间挂1/4in橡皮圈做Ⅲ类平衡牵引。第2天该患者下颌植入了颊棚钉，使用橡皮链轻力拉牙列远移。

2. 矫治过程-1（2016-10-19）

实施推磨牙向后治疗1个月，上颌前磨牙段已经顺利朝近中移动，扩展间隙约有2mm，前牙覆盖也随之减小。这次复诊该下颌颊棚钉与尖牙之间挂上了镍钛螺旋拉簧，拉整个下颌牙列朝远中移动。该患者来上海就诊时，下颌两侧没有第三磨牙，这也为整体远移下颌牙列提供了必要的空间（图19-11-21～图19-11-26）。

该次矫治的布局是：上颌采用推前磨牙推进器继续推前磨牙段朝近中移动，扩展前牙弓的长度，下颌利用颊棚钉支抗拉整个牙列远中移动，缩短下牙弓的长度。构成"上推下拉"矫治骨性反𬌗的2支交响曲。

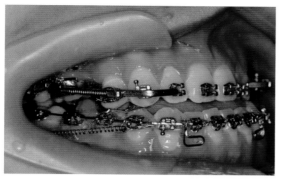

图19-11-21

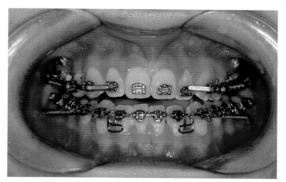

图19-11-22

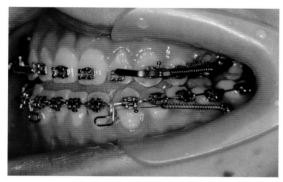

图19-11-23

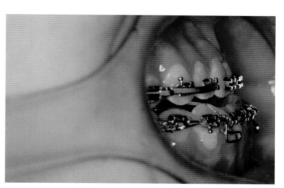

图19-11-24

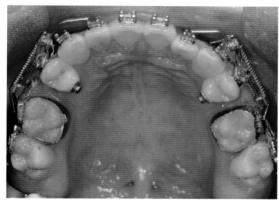

图19-11-25

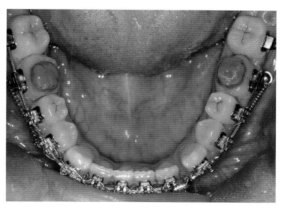

图19-11-26

3. 矫治过程-2（2016-12-23）

实施磨牙推进器推前矫治3个月，达到第Ⅰ期推前阶段治疗预期矫治目标。上颌推前磨牙段朝近中移动，创造了前牙段的拥挤，上下切牙呈对刃关系，推前扩展的间隙达到一个前磨牙的距离（图19-11-27～图19-11-32）。经过3个月的推前矫治，上颌牙弓每侧获得近8mm的间隙，这是一种超过常规非拔牙矫治推前矫治骨性反𬌗的速率。分析原因，患者原先拔除第二前磨牙、内收上颌前牙弓，关闭拔牙间隙，导致牙弓折叠压缩、上颌前牙过于直立。间隙的获得有两个方面：①经实施磨牙推进器推前磨牙段朝近中移动，开展牙弓获得间隙。②不可置疑的是，磨牙推进器推前的力量，促使原本拔除第二前磨牙、压缩内收牙弓的间隙反弹。

复诊处置：这次复诊重要的矫治措施是，拆除磨牙推进器，立即装配固定义齿间隙保持器。防止推前磨牙段朝近中移动获得的空间被前牙反弹利用。

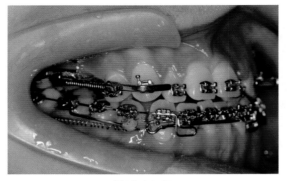

图19-11-27

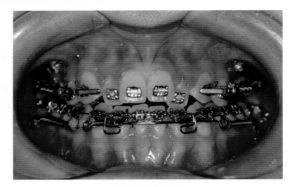

图19-11-28

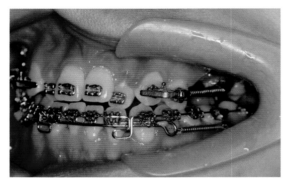

图19-11-29

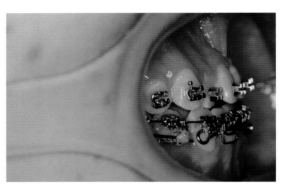

图19-11-30

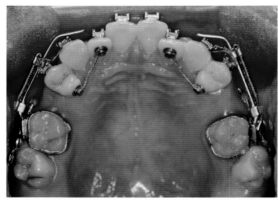

图19-11-31

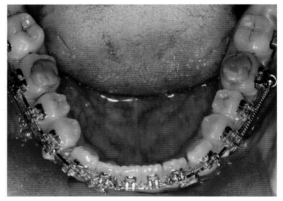

图19-11-32

在此基础上扩展前牙弓、排齐拥挤的前牙列。进入Ⅱ期正畸治疗阶段。

此阶段上颌牙列使用了0.014in镍钛丝排牙，笔者还使用了一个新颖的特色正畸扩展辅弓：心跳簧，扩展局部牙弓、为舌侧错位的侧切牙唇向移动、排齐拥挤的前牙列提供必要的空间。下颌牙列则继续使用颊棚钉支抗挂镍钛拉簧拉下颌牙列整体远中移动（图19-11-33~图19-11-38）。

心跳簧与镍钛丝结合，即硬丝与软丝的巧妙结合，可以做到边扩展牙弓边排齐拥挤的牙列，使上颌前牙区舌侧错位的侧切牙反𬌗获得矫治。

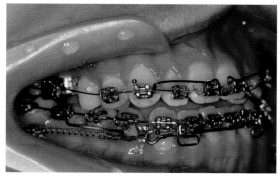

图19-11-33

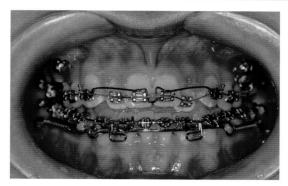

图19-11-34

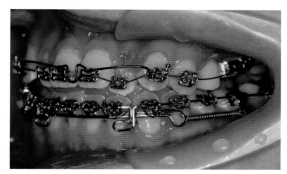

图19-11-35

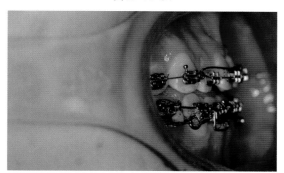

图19-11-36

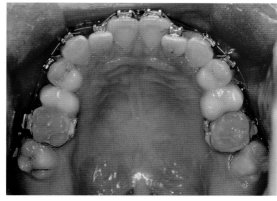

图19-11-37

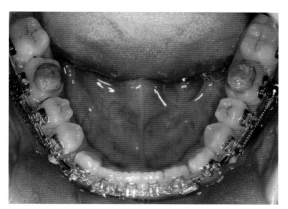

图19-11-38

4. 矫治过程-3（2017-02-14）

Ⅱ期治疗进入第2个月，经使用心跳簧与镍钛丝结合扩展前牙弓已经排齐牙列，12、22舌侧错位已唇向移动排入正常牙列，前牙反𬌗已经解除，获得良好的矫治效果（图19-11-39～图19-11-44）。

下一步治疗目标，进一步整体远中移动下颌牙列，关闭散在间隙。

上颌则需要更换稳定弓丝、拆除固定义齿保持器，通过下颌前牙支抗拉上颌第一磨牙近中移动，关闭磨牙推进器推前磨牙段扩展的间隙。

摆在正畸医生面前的困难是，已经有代偿性舌倾的下前牙，如果使用Ⅲ类颌间牵引，下前牙受力后必然会进一步舌倾，甚至出现唇侧骨板骨开窗、骨破裂，这是我们不希望看到的状况。如果利用上颌前牙作为支抗拉第一磨牙近中移动，则会使刚刚解除前牙反𬌗的牙齿产生负移动，缩短前牙弓，渐渐返回到原先的Ⅲ类错𬌗牙列状况。再现前牙反𬌗，真可谓左右为难、寸步难行。

如何破解这道正畸难题？让该动的牙齿大踏步移动，让不该动的牙齿尽量不动，或者在正畸允许的小范围内微乎其微地移动。这道题考验口腔正畸人的智慧和驾驭磨牙三维移动与调控的能力。

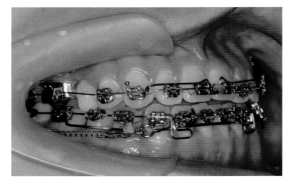

图19-11-39

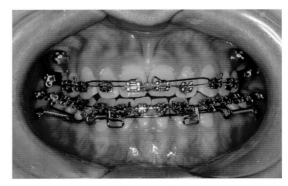

图19-11-40

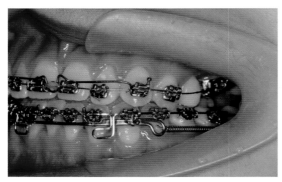

图19-11-41

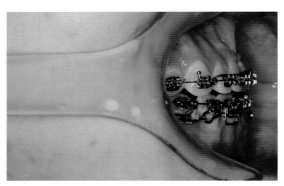

图19-11-42

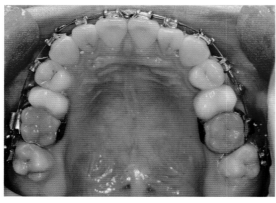

图19-11-43

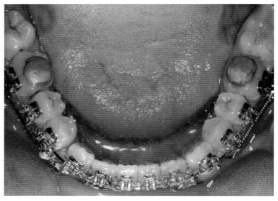

图19-11-44

5. 矫治过程-4（2017-03-14）

Ⅱ期治疗进入第3个月，我们按照矫治进程拆除了固定式义齿间隙保持器，利用其连接在磨牙带环上的钢丝支架做了个牵引钩（图19-11-49）。

为了尽可能地减少下颌前牙的舌倾，让不该动的牙齿尽量不动。笔者下颌用0.017in×0.025in不锈钢丝在两侧尖牙近中缘弯制了靴形曲，加冠唇向转矩。用适度的唇展力抵抗Ⅲ类颌间牵引可能引起的下颌前牙的负移动，并创新设计了附有前牙挡板的固定式舌弓，即在33-43的舌侧用塑胶基托做了一面墙，基托板边缘靠近前牙的切缘，并设置了2个邻间钩固位，挡住下颌前牙，使其无法向舌侧移动，最大限度地增强前牙支抗。

兵马未动粮草先行，在做了充分的下颌前牙支抗预备工作后，我们实施了复合Ⅲ类颌间牵引，即颊侧磨牙带环牵引钩、腭侧支架牵引钩同时挂1/4in橡皮圈至唇侧尖牙近中方丝靴形曲上。通过颊、舌侧两股正畸力量拉上颌第一磨牙近中移动，逐步关闭推前扩展间隙（图19-11-45～图19-11-50）。

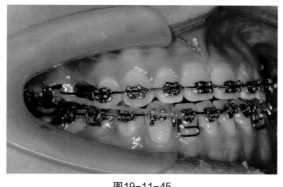

图19-11-45

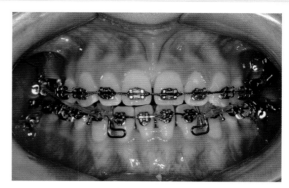

图19-11-46

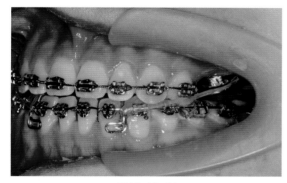

图19-11-47

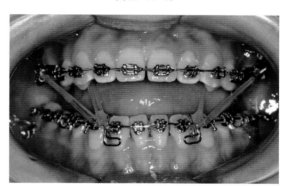

图19-11-48

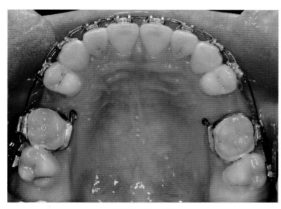

图19-11-49

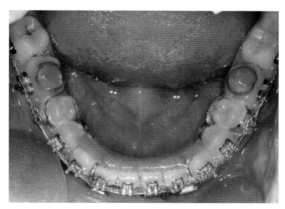

图19-11-50

6. 矫治过程-5（2017-04-25）

Ⅱ期治疗进入第4个月，上颌第一磨牙已经明显向近中移动，逐渐缩小推前磨牙向近中移动扩展间隙，前牙反𬌗解除并且建立了覆盖关系。

基于"二手"严重骨性反𬌗患者的下颌前牙代偿性舌倾的严酷现实，笔者虽然小心翼翼，仍然担心Ⅲ类颌间牵引的负移动会或多或少影响下颌前牙的舌倾问题。

于是，将上颌闲置的颧突支抗钉，移花接木，植入到第一前磨牙的腭侧，利用强有力的种植钉支抗挂上橡皮链（图19-11-55），同时在上颌前牙段装配了扁担弓，颊、舌侧实施双轨移动拉第一磨牙近中移动，这套组合拳的综合治疗措施减少了下颌前牙承受的Ⅲ类颌间牵引的负担（图19-11-51～图19-11-56）。

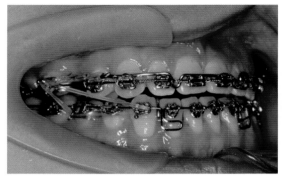

图19-11-51

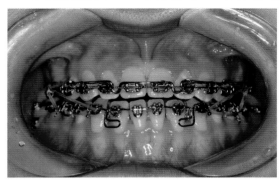

图19-11-52

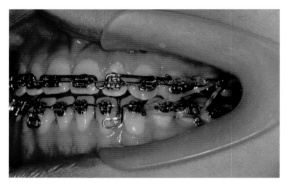

图19-11-53

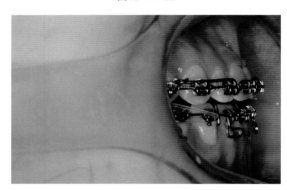

图19-11-54

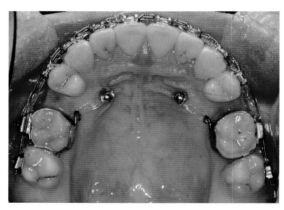

图19-11-55

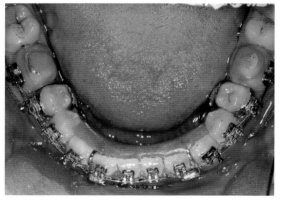

图19-11-56

7. 矫治过程-6（2017-05-25）

Ⅱ期治疗进入第5个月，我们欣喜地观察到推前磨牙推进器扩展的间隙已经大部分关闭，上颌第一磨牙和第二磨牙分别在以腭侧种植钉为支抗、橡皮链及拉簧的作用力下正在顺利近中平移（图19-11-61），患者严重骨性反𬌗已经矫治过来，两侧尖牙建立了中性关系，前牙建立了接近正常的覆𬌗、覆盖关系。下颌前牙在固定式舌弓切牙挡板的阻挡下没有发生舌倾，切牙间出现散在间隙（图19-11-57～图19-11-62）。

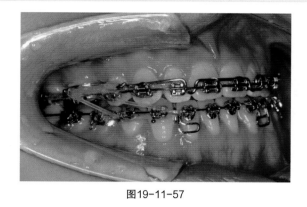

图19-11-57

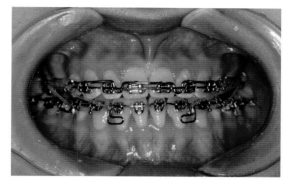

图19-11-58

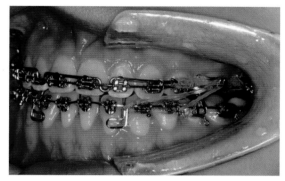

图19-11-59

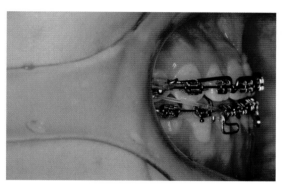

图19-11-60

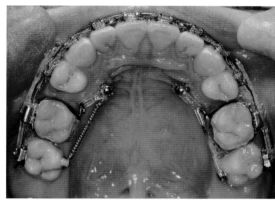

图19-11-61

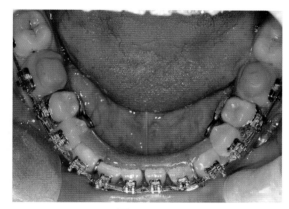

图19-11-62

8. 矫治过程-7（2017-08-14）

Ⅱ期治疗进入第8个月，推前磨牙推进器扩展的间隙已经完全关闭，右侧第一磨牙和第二磨牙虽然完成近中平移，但第一磨牙近中出现牙龈堆积现象，仔细观察发现第一磨牙和第二磨牙发生近中倾斜，其牙根偏向远中，牙冠近中殆面无咬合接触（图19-11-63~图19-11-68）。

如何使远中倾斜的磨牙牙根近中移动，上颌磨牙有3个牙根，且腭根较长和较粗，靠近上颌窦，移动起来难度较大。况且，该患者需要移动的磨牙牙根是2个连续靠在一起的第一磨牙和第二磨牙。这也是该患者矫治过程中遇到的难题。磨牙平行移动过程中的三维控制是考验正畸医生矫治水平及把控能力的重要指标。

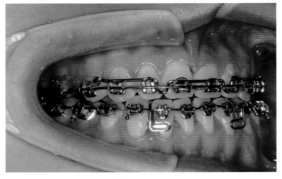

图19-11-63

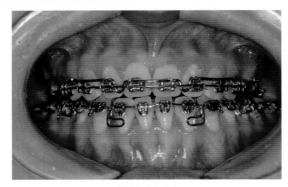

图19-11-64

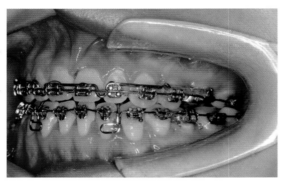

图19-11-65

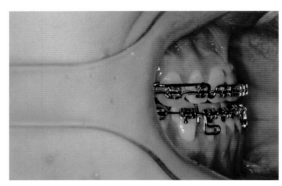

图19-11-66

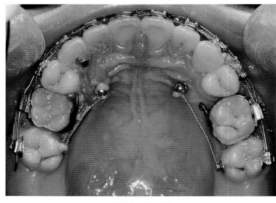

图19-11-67

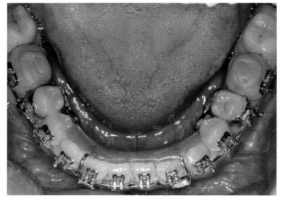

图19-11-68

逢山开路遇水架桥、见招拆招指的就是正畸医生处理复杂疑难病例的变通能力。需要具备扎实的正畸理论功底和丰富的临床经验、剑走偏锋、创新独到的正畸思维。下面我们就如何破解这道难题展开述说。

这次复诊，我们拆除了下颌固定式舌弓，更换了0.018in澳丝弯制的平弓，在两侧第一磨牙颊面管的近中弯制了停止曲。上颌使用了0.016in镍钛丝排齐牙列，在上颌第一磨牙托槽的近中粘接了一个自制高位牵引钩（利用舌侧扣与一截0.018in×0.025in不锈钢丝点焊制作），并用0.8mm的不锈钢丝弯制了扁担弓高位牵引钩。在这两个特制牵引钩之间挂橡皮链实施倾斜磨牙的控根移动（图19-11-69～图19-11-74）。显而易见，高位牵引钩的部位越过磨牙的阻抗中心，偏向磨牙的根方。

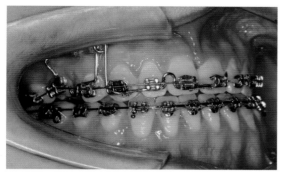

图19-11-69

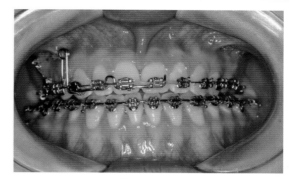

图19-11-70

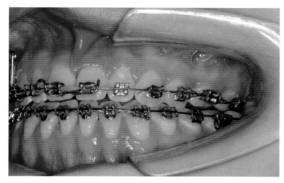

图19-11-71

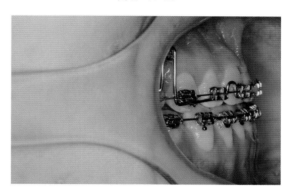

图19-11-72

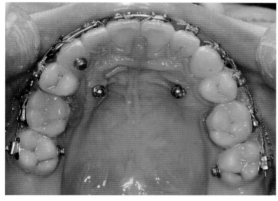

图19-11-73

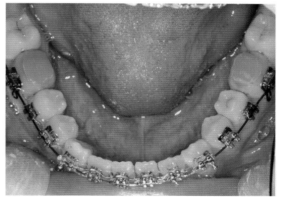

图19-11-74

9. 矫治过程-8（2017-10-17）

Ⅱ期治疗进入第10个月，我们使用的扁担弓高位牵引钩与自制磨牙高位牵引钩之间的弹力牵引、磨牙控根移动获得良好的矫治效果，上颌第一磨牙和第二磨牙的牙轴已经直立，其磨牙骀面已经与下颌相应磨牙建立密切咬合接触（图19-11-75～图19-11-80）。

图19-11-78可以清晰地看到，上述两个高位牵引钩挂橡皮链的方式已经进行了调整，即扁担弓高位牵引钩与第二磨牙牵引钩之间挂橡皮链，第一磨牙颊面的自制高位牵引钩上的橡皮链则与上颌中切牙托槽下方扁担弓的不锈钢丝连在一起。

此时，上颌磨牙牵引钩与扁担弓高位牵引钩之间挂橡皮链的方式主要是维持磨牙控根获得的效果。下颌更换了0.017in×0.025in不锈钢丝，在两侧尖牙近中缘弯制了靴形曲，加冠唇向转矩。

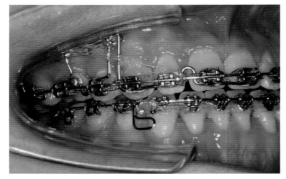

图19-11-75

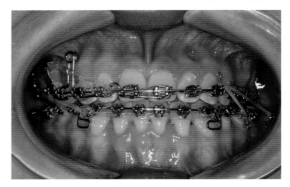

图19-11-76

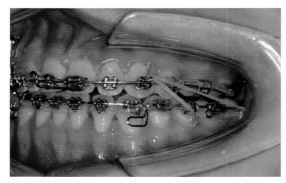

图19-11-77

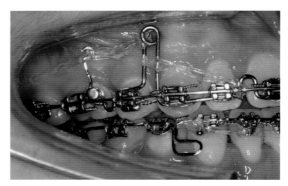

图19-11-78

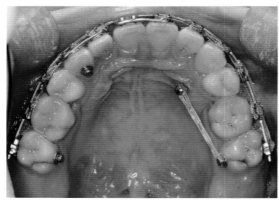

图19-11-79

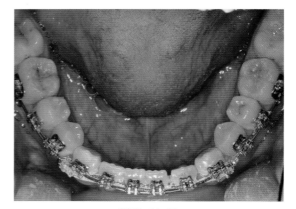

图19-11-80

10. 矫治过程-9（2017-12-26）

患者就诊时拍摄正畸标准面像（图19-11-81～图19-11-84）。

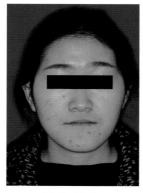

图19-11-81

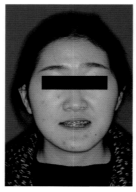

图19-11-82

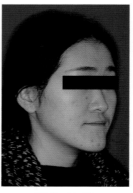

图19-11-83

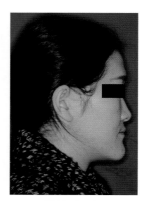

图19-11-84

Ⅱ期治疗进入第12个月，拆除了扁担弓高位牵引钩，上颌更换了在两侧尖牙近中缘弯制了T形曲的0.018in×0.025in不锈钢方丝，下颌继续使用在两侧尖牙近中缘设置了靴形曲的0.017in×0.025in不锈钢方丝。

11-21设置了结扎丝牵引钩，右侧21-T形曲（右）/下颌靴形曲（左）、左侧11-T形曲（左）/下颌靴形曲（右），挂1/4in橡皮圈实施倒三角形交叉颌间弹力牵引，右侧下颌46与上颌T形曲之间挂1/4in橡皮圈，实施Ⅱ类颌间牵引（图19-11-85～图19-11-90）。

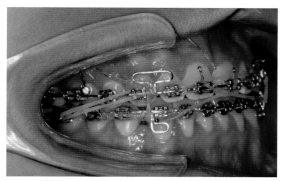

图19-11-85

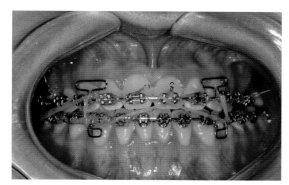

图19-11-86

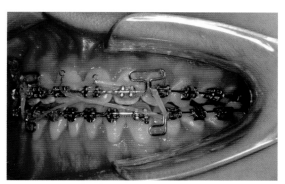

图19-11-87

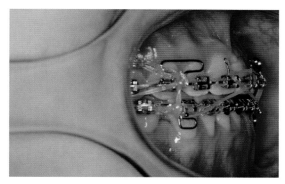

图19-11-88

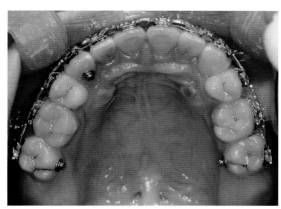

图19-11-89

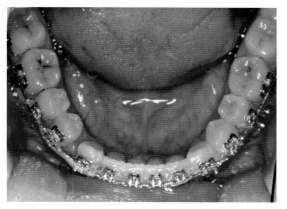

图19-11-90

11. 矫治过程-10（2018-03-19）

患者就诊时拍摄正畸标准面像（图19-11-91～图19-11-94）。

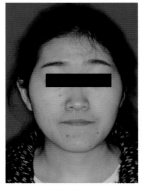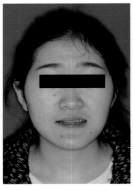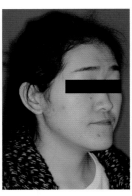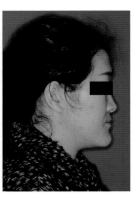

图19-11-91	图19-11-92	图19-11-93	图19-11-94

Ⅱ期治疗进入第15个月，上颌牙弓装配了附有横梁的扩弓保持器，维持上颌牙弓宽度。33-43紧密连续"8"字结扎，45-41橡皮链关闭散隙。16龈端高位牵引钩挂橡皮链至T形曲，维持磨牙控根获得的效果（图19-11-95～图19-11-100）。

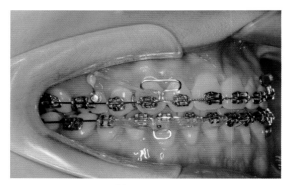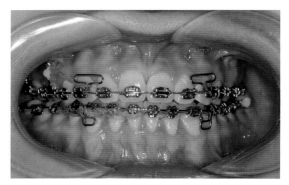

图19-11-95	图19-11-96

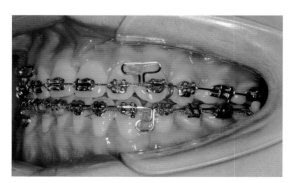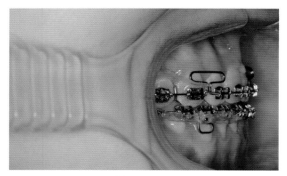

图19-11-97	图19-11-98

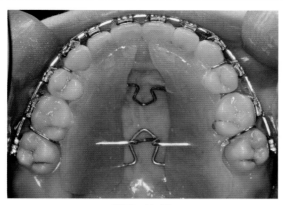

图19-11-99

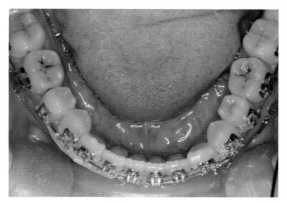

图19-11-100

复诊处置：11-21之间的正畸主弓丝方丝上设置了钳夹固定式游离牵引钩，游离牵引钩（右）-T形曲（左）/下颌靴形曲（左）、游离牵引钩（左）-T形曲（右）/下颌靴形曲（右），挂3/16in橡皮圈，实施倒三角形交叉颌间弹力牵引，右侧16龈端高位牵引钩挂橡皮链至T形曲，继续维持磨牙控根效果（图19-11-101～图19-11-106）。

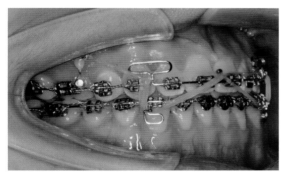

图19-11-101

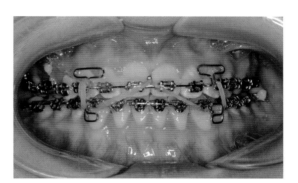

图19-11-102

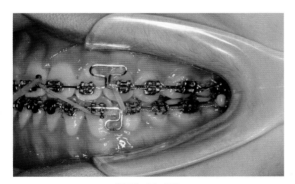

图19-11-103

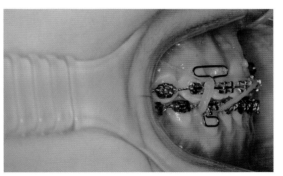

图19-11-104

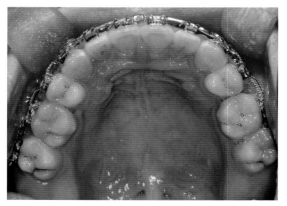

图19-11-105

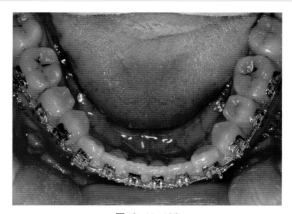

图19-11-106

12. 矫治过程-11（2018-06-04）

Ⅱ期治疗进入第18个月，该患者的矫治进程达到预期目标，推前磨牙向近中移动扩展间隙及下颌牙列散在间隙关闭，前牙建立正常的覆𬌗、覆盖关系，上下牙列中线对齐，两侧尖牙建立中性关系，磨牙则获得远中对应位置、尖窝相嵌良好的咬合关系（注：该患者上颌2颗第二前磨牙缺失）（图19-11-107~图19-11-112）。

准备结束矫治，但考虑到该患者上颌第三磨牙尚未萌出到位，恐与邻牙难以建立良好的邻接关系，需要正畸手段干预。予以医学继续观察。

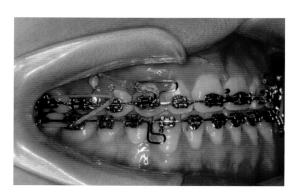

图19-11-107

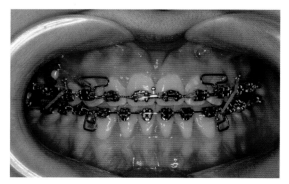

图19-11-108

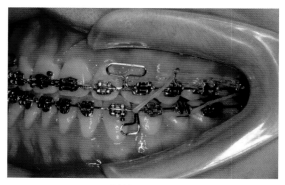

图19-11-109

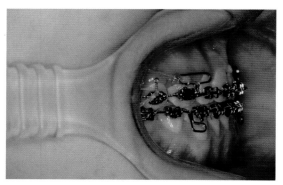

图19-11-110

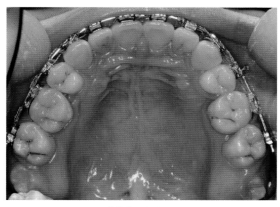

图19-11-111

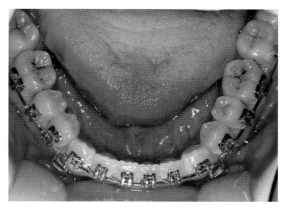

图19-11-112

13. 矫治过程-12（2018-12-03）

患者就诊时拍摄正畸标准面像（图19-11-113～图19-11-116）。

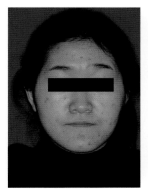

图19-11-113

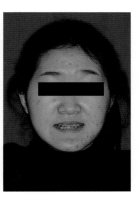

图19-11-114

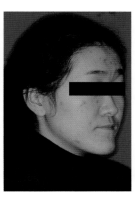

图19-11-115

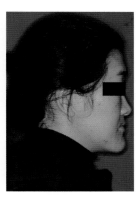

图19-11-116

Ⅱ期治疗进入第24个月，该患者的矫治达到预期目标。前牙建立正常的覆𬌗、覆盖关系，上下牙列中线对齐，两侧尖牙建立中性关系，磨牙则获得远中对应位置、尖窝相嵌良好的咬合关系。

上颌两侧第三磨牙已经萌出到位，18排入牙列较为顺利，28则借助正畸手段（使用了腭侧片段弓矫治技术）帮助其排入正常牙列（图19-11-117～图19-11-122）。

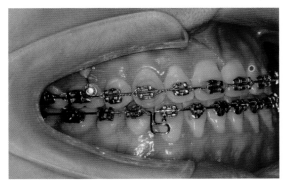

图19-11-117

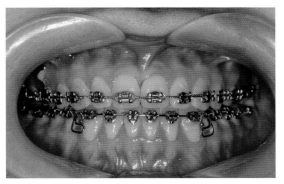

图19-11-118

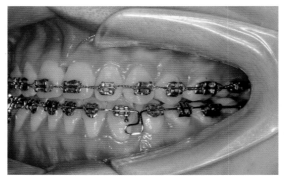
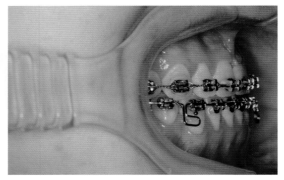

图19-11-119 图19-11-120

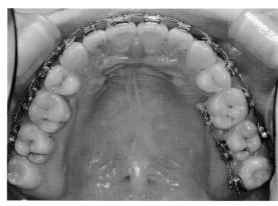
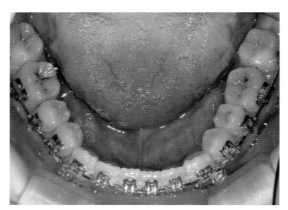

图19-11-121 图19-11-122

14. 矫治过程-13（2019-01-09）

患者就诊时拍摄正畸标准面像（图19-11-123～图19-11-126）。

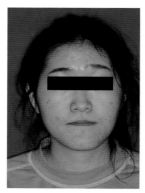
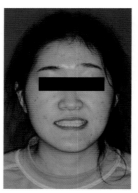
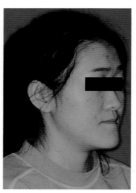
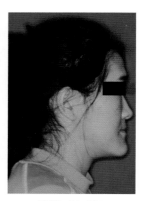

图19-11-123 图19-11-124 图19-11-125 图19-11-126

复诊检查：上下前牙中线基本对齐，前牙覆𬌗、覆盖正常，双侧尖牙中性关系，磨牙远中关系；上颌将18、28纳入牙弓并排齐，建立咬合关系。为患者省去修复15、25间隙的烦恼，后牙建立紧密咬合关系；侧貌良好，矫治疗程历经2年零3个月，达到预期矫治目标，结束主动矫治（图19-11-127～图19-11-132）。

结束矫治：上下颌拆除托槽、颊面管及矫治弓丝，清理牙面多余粘接剂，抛光牙面，清理牙结石，取藻酸盐印模，灌制石膏模型，设计个性化保持器。

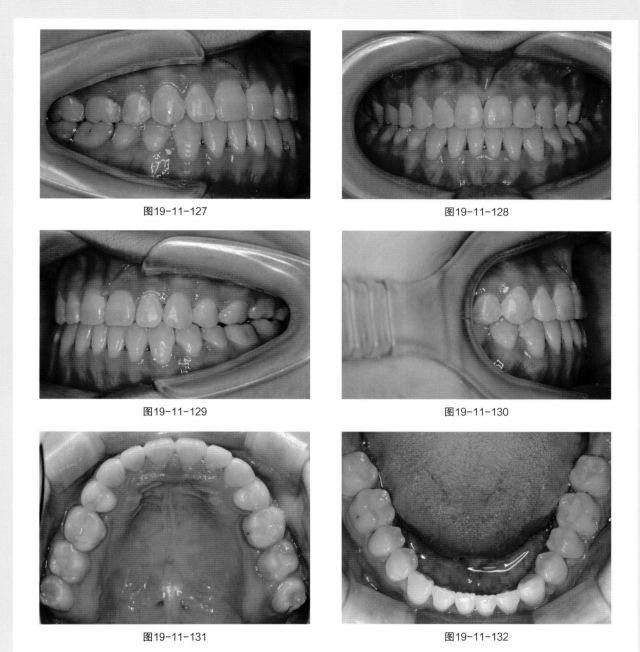

图19-11-127　　　　　　　　　　　　　　　　　　图19-11-128

图19-11-129　　　　　　　　　　　　　　　　　　图19-11-130

图19-11-131　　　　　　　　　　　　　　　　　　图19-11-132

　　口腔全景片、X线头颅定位侧位片、头影测量分析及矫治前后头影重叠图如图19-11-133～图19-11-135所示。

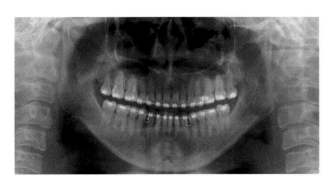

图19-11-133

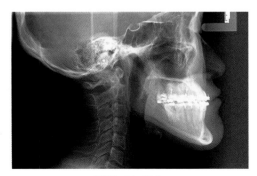

图19-11-134a

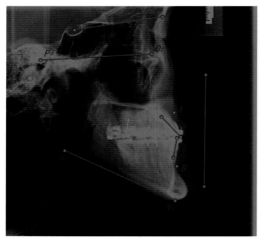

DCA头影测量精华版

一、颌骨突度（矢状向）　　　　数据分析：
1.［83°］　SNA=88.08°　　1. 上颌骨略突
2.［80°］　SNB=86.68°　　2. 下颌骨发育过度
3.［3°］　ANB=1.41°　　3. 骨性Ⅰ类
二、颌骨高度（垂直向）
4.［25°］　MP-FH=28.58°　4. 骨型 高角
三、切牙唇倾度
5.［105°］　UI-SN=124.42°　5. 上前牙唇倾
6.［92°］　LI-MP=75.02°　6. 下前牙舌倾
7.［125°］　UI-LI=126.57°
四、侧貌（突度）
8.［75°］　Z角=85.98°　　7. 侧貌尚可
9.［67°］　FMIA=76.39°

图19-11-134b

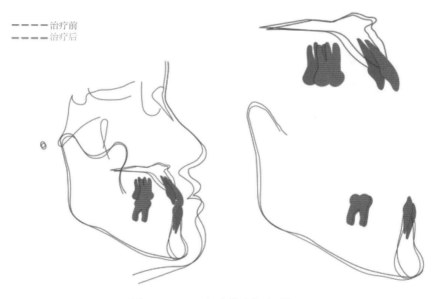

----- 治疗前
----- 治疗后

图19-11-135　矫治前后头影重叠图

（三）矫治经验与体会

这是一个极其复杂疑难的"二手"骨性反𬌗案例，属于正颌外科与正畸联合治疗案例。该患者不愿接受正颌外科手术，由外地正畸业内同行介绍前来上海就诊。

用非手术方法来处理这类案例，对于正畸医生来说，面临极大的挑战与风险，需要具备扎实的正畸专业功底和丰富的临床实战经验。

该患者严重骨性反𬌗，反覆盖9.2mm，上颌牙弓发育不足；摆在面前的状况是该患者短缩的上颌牙弓对称性地被拔除了2颗前磨牙（原因不详）；对于矫治骨性反𬌗而言，特别是严重骨性反𬌗来说，上颌前磨牙区的减数设计是个禁区，拔牙设计会使原本短缩的上颌牙弓更加短缩，导致前牙反𬌗畸形更加严重，破坏颜面侧貌形象，使原本凹陷的Ⅲ类骨面畸形状况雪上加霜。哪怕是不得已拔除了严重龋坏的一侧前磨牙，另一侧也不能因为考虑中线因素设计拔除1颗对等的前磨牙。接手此案例后，我们采用"推-拉"二字矫治方针，即推上颌牙弓朝前，使用正畸专利技术颧突钉磨牙推进器推上颌前磨牙段朝近中移动，扩展上牙弓长度；下颌则用颊棚钉拉整个牙列朝远中移动。

从正畸矫治极限轨迹图（图19-11-136）中，可以清晰地看出代表上切牙移动的"内圈"中，正畸牙移动可使上切牙前移7mm，而只能内收2mm；从代表下切牙移动的"内圈"中，正畸牙移动可使下切牙内收5mm，而只能前移3mm；该轨迹图坐标系中心代表理想牙位，最内侧的圆圈是单纯正畸的牙移动范围，需要注意的是，圆圈为椭圆形，因为切牙唇向移动和舌向移动的最大限度是不同的，上颌切牙更容易唇向移动（正畸牙移动可使上切牙前移7mm），而下颌切牙更易于舌向移动（正畸牙移动可使下切牙内收5mm）。这一点对于使用推前磨牙推进器技术矫治骨性反𬌗来说是特别有利的，采用非手术方法矫治骨性反𬌗，正是需要上颌切牙唇向移动、延长上颌牙弓的长度，下颌切牙舌向移动、缩短过长的下颌牙弓，来解决上下牙弓矢状向的不系统。

我们的矫治思路：矫治该患者的骨性反𬌗，采用上颌前推、下颌后拉这样的矫治设计方针，反覆盖9.2mm的落差由上下颌共同负担，即上牙弓朝前走一段路，下牙弓朝后走一段路。比如使用磨牙推进器推前磨牙段朝近中移动5mm，下颌采用颊棚钉支抗拉簧组合技术拉整个下颌牙弓朝远中移动4.2mm。

显而易见，这样的分担，上颌推前、下颌拉后牙齿的移动范围都在正畸矫治极限轨迹的"内圈"中。

特色技术的亮点：为了防止舌倾的下前牙在Ⅲ类弹力牵引的作用力下更加舌倾，我们创新设计了前牙区附有基托挡板的固定式舌弓，既能增加前牙支抗，又能防止下颌前牙舌倾。在上颌磨牙近中移动关闭磨牙推进器扩展的间隙后拆除。

另一特点：该患者上颌有第三磨牙，在前牙区解除反𬌗后，把第三磨牙纳入矫治器系统，在腭侧植入支抗钉，拉上颌第三磨牙朝近中移动，通过颌间弹力牵引、片段弓矫治技术调整磨牙区紧密的咬合关系，腭侧钉的使用能增强上颌前牙区的支抗和维护上颌牙列前牙段弓形的稳定性。矫治过程中仔细观察矫治牙齿的变化，谨慎操作，见招拆招，认真对待患者每一次复诊。

通过这些特殊的矫治方法与技巧，获得成功。

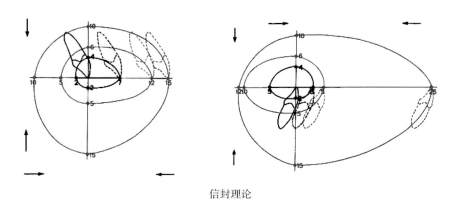

信封理论

图19-11-136 正畸矫治极限轨迹图

附录

计算机三维模型推后及推前装配操作步骤

一、装配推后磨牙推进器操作步骤

1. 准备磨牙推进器推后配套装置，常规酸蚀相关粘接牙面，采用光固化技术粘接正畸附件，包括上颌牙列中切牙至第二前磨牙唇面固定矫治器托槽，在上颌第一磨牙牙冠颊面粘接推后专用配套颊面管，颊面管靠近牙冠颈1/3处，注意磨牙平移引导杆伸向远中、宽面紧贴第二磨牙牙冠颊面，其长度达到磨牙近远中径的4/5即可。如果第二磨牙没有萌出，则可省去这一步骤。磨牙平移引导杆常规在口外采用0.018in×0.025in不锈钢方丝弯制装配。粘接推后专用配套颊面管，颊面管圆弧形朝向龈方，其近中缘管口处较窄，远中缘管口处较宽（图1~图3）。

2. 常规在上颌颧突下第一磨牙近中缘、膜龈联合处植入规格2.0mm×10mm正畸不锈钢材质微螺钉，微螺钉植入方向与牙齿拾面成55°~70°，定位在颊侧牙槽骨皮质骨与磨牙牙根之间，简称颧突钉（图4）。

接着用0.25mm结扎丝穿过微螺钉的钉帽颈部小孔，缠绕颈部一圈。然后手持结扎丝两端，交

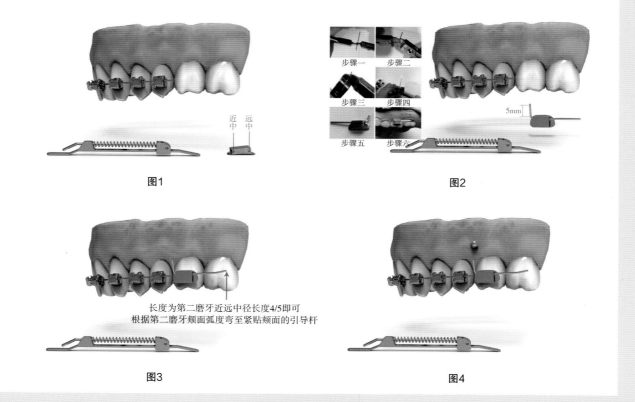

图1

图2

长度为第二磨牙近远中径长度4/5即可
根据第二磨牙颊面弧度弯至紧贴颊面的引导杆

图3

图4

叉打结至尖牙托槽远中2mm处，将结扎丝置于正畸主弓丝内侧，将尖牙与侧切牙进行连续"8"字紧密结扎，在侧切牙托槽近中缘用持针器将结扎丝夹住，绷紧成一条直线，留3~5mm结扎丝，于末端剪断，将其末端塞入主弓丝内侧（图5）。

备注：颧骨下植入微螺钉操作步骤见本书前面有关章节，如果第一磨牙植入种植钉有困难，则可变换牙位，在第一磨牙与第二磨牙之间的膜龈联合处植入正畸微螺钉，少数案例可使用规格2.0mm×12mm正畸微螺钉。

3. 用0.25mm结扎丝，穿过第一前磨牙托槽正畸主弓丝内侧，朝远中方向将第一前磨牙与第二前磨牙实施内"8"字结扎，在第二前磨牙托槽远中末端的弓丝上缠绕打结，预留30mm长度的结扎丝（图6）。

4.将推后磨牙推进器插入专用颊面管的管道内，其长轴覆盖相应固定矫治的托槽外侧，与𬌗平面平行。手持预留的一端长结扎丝，从龈方穿入磨牙推进器前端上的小孔，然后朝远中方向回拉压缩弹簧至原长的1/3~1/2，手持两端结扎丝末端交叉打结、紧密结扎后剪断，预留3mm末端，塞入滑板内侧。用持针器将磨牙推进器远中末端伸出过长的滑针朝向牙面弯折，使其与牙弓弧度保持一致，避免刺激或损伤颊部软组织。

5. 为了稳定磨牙推进器，可以在其滑板前端3~5mm处用金刚石车针磨一沟形浅槽，用0.25mm结扎丝将其结扎、连接固定在尖牙或侧切牙的托槽上。注意是适度结扎，不要扎得太紧，以免影响磨牙推进器推后矫治力的释放和疗效（图7，图8）。

6. 第三代推后磨牙推进器完成推后矫治目标的效果图，上颌第一磨牙、第二磨牙已经远中平移，第二前磨牙与第一磨牙之间扩展出3~5mm间隙（图9）。

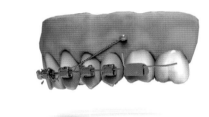
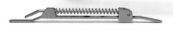

图5

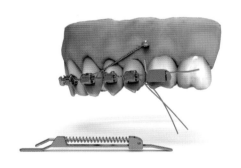

图6

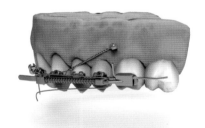

图7

折弯前（附图1）　折弯后（附图2）

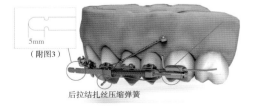

5mm
（附图3）

后拉结扎丝压缩弹簧

图8

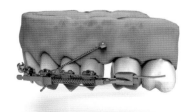

图9

二、装配推前磨牙推进器操作步骤

1. 准备磨牙推进器推前配套装置，常规酸蚀相关粘接牙面，采用光固化技术粘接正畸附件，即在上颌第一前磨牙颊面粘接前磨牙延伸臂，注意其延伸臂尖端朝向远中；推前专用磨牙颊面管粘接第一磨牙颊面，其球形牵引栓置于远中方向（图10，图11）。

2. 上颌第一磨牙近中颧突下膜龈联合处植入规格2.0mm×10mm不锈钢微螺钉，植钉方向与𬌗平面成55°～70°。用0.25mm结扎丝穿过微螺钉蘑菇头颈部预置小孔、手持双股扎丝朝远中交叉打结，直至靠近磨牙颊面管远中端球形牵引栓，将其绷紧拴系在球形牵引栓上，预留3～5mm剪断，用持针器钳喙部将扎丝末端置于贴近牙面处（图12，图13）。

3. 用一截长约60mm、直径0.25mm结扎丝穿入前磨牙延伸臂的远中预置小孔，"8"字缠绕打结或手持双股扎丝朝近中交叉打3～5个结，然后将磨牙推进器插入第一磨牙推前配套专用颊面管，注意磨牙推进器的长轴应与𬌗平面平行，其前后支撑主体轨道与牙面距离相等，如果摆放位置不合适，可用细丝钳将插栓部分进行调整。插入磨牙推进器合适后，取靠近牙龈方向的结扎丝，穿入磨牙推进器前端的牵引孔（图14，图15）。

4. 向远中方向拉紧结扎丝、压缩磨牙推进器上的推簧至原来长度的1/3～1/2，用持针器夹住两端结扎丝拧紧打结，固定磨牙推进器推簧的长度及其释放的力值，结扎丝末端靠近磨牙推进器牵引孔3～5mm处用金冠剪剪断，扎丝末端塞入磨牙推进器滑板内侧。在上颌侧切牙或尖牙处靠近龈方粘接舌侧扣，注意其位置避开磨牙推进器，即在磨牙推进器滑板的龈方（图16，图17）。

5. 在推前磨牙推进器支撑板前端3～5mm处，用金刚砂车针参照图18磨一个浅沟（这个步骤可在口外进行操作，即插入磨牙推进器之前打磨），用0.25mm结扎丝拴系打结，将其固定在侧切牙（或尖牙）处的舌侧扣上（图18，图19）。

注意适度拴系，保持一定松紧度，不要扎得太紧。否则影响磨牙推进器矫治效力的发挥。

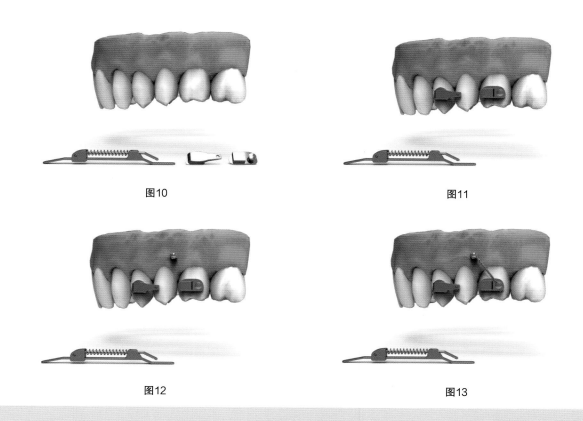

图10

图11

图12

图13

6. 推前磨牙推进器装配完毕，即实施矫治力推前磨牙段向近中移动，前牙段在磨牙推进器推挤的作用力下，会出现局部牙列拥挤现象，这是正常的状况，有利于骨量的堆集，有利于后期排齐牙列，扩展前牙弓的长度。

7. 推前磨牙推进器完成推前矫治目标的效果图，上颌前磨牙段已经向近中移动，第一前磨牙与第二前磨牙之间出现3～5mm间隙（图20）。

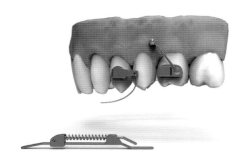

图14

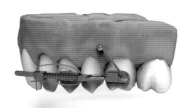

图15

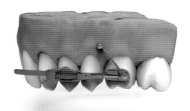

图16

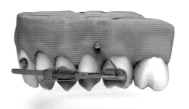

图17

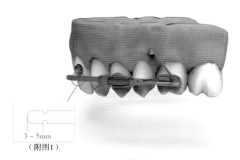

3～5mm
（附图1）

图18

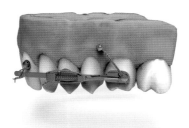

图19

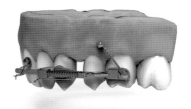

图20

参考文献

[1]武广增, 沈真祥. 实用口腔正畸矫治方法与技巧[M]. 北京: 清华大学出版社, 2004, 7.

[2]武广增. 实用口腔正畸临床应用技术图谱[M]. 北京: 清华大学出版社, 2006, 1.

[3]武广增. 临床正畸拓展牙弓方法与技巧[M]. 北京: 清华大学出版社, 2008, 4.

[4]武广增. 正畸临床矫治细节[M]. 沈阳: 辽宁科学技术出版社, 2011, 10.

[5]付民魁. 口腔正畸专科教程[M]. 北京: 人民卫生出版社, 2007, 10.

[6]武广增. 实用蛤蟆弓应用技术图谱[M]. 2版. 沈阳: 辽宁科学技术出版社, 2018, 5.

[7]武广增. 实用磨牙近中平移技术图谱[M]. 沈阳: 辽宁科学技术出版社, 2017, 8.

[8]武广增. 实用口腔正畸临床技术图谱[M]. 沈阳: 辽宁科学技术出版社, 2015, 1.

[9]武广增. 口腔正畸思路与临床操作技巧[M]. 北京: 科学技术文献出版社, 2010, 2.

[10]赵志河. 口腔正畸学[M]. 7版. 北京: 人民卫生出版社, 2020, 6.

[11]曾祥龙. 现代口腔正畸学诊疗手册[M]. 北京: 北京医科大学出版社, 2000, 6.

[12]段银钟. 口腔正畸临床技术大全[M]. 北京: 人民军医出版社, 2003, 5.

[13]段银钟. 正畸临床推磨牙远移技术[M]. 西安: 世界图书出版西安公司, 2005, 3.

[14]傅民魁, 卢海平, 罗卫红. 口腔正畸病例集[M]. 北京: 人民卫生出版社, 2009, 6.

[15]武广增. 实用正畸弓丝弯制技术图谱[M]. 2版. 沈阳: 辽宁科学技术出版社, 2020, 7.

[16]武广增. 口腔正畸特色技术临床思维[M]. 北京: 清华大学出版社, 2020, 9.

[17]张丁. 多曲唇弓矫治技术[M]. 北京: 中国中医药出版社, 2002, 6.

[18]陈启峰. 口腔正畸活动翼矫治技术: 临床病例集[M]. 福州: 福建科学技术出版社, 2012, 7.

[19]段银钟等译. 正畸学专业术语大全[M]. 北京: 人民军医出版社, 2005, 5.

[20]段银钟. 安氏 Ⅲ 类错𬌗: 正畸诊断与治疗[M]. 北京: 人民军医出版社, 2014, 3.

[21]武广增, 陈国新, 李明, 等. 推磨牙向后矫治器的研制及临床应用[J]. 临床口腔医学杂志, 2001,17(2): 115–116.

[22]武广增, 李圣辉, 吕泽锋. 后牙区减数推磨牙向远中矫治Angle Ⅱ类错𬌗9例[J]. 实用口腔医学杂志, 2006, 22(5): 730–731.